U0229913

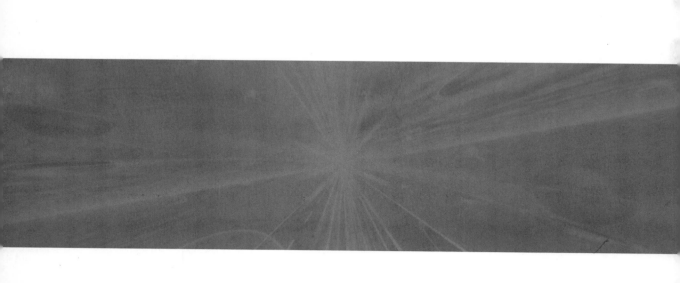

XUEYE XITONG

EXING ZHONGLIU

FEISHOUSHU ZHILIAO

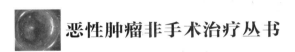

恶性肿瘤非手术治疗丛书

血液系统
恶性肿瘤非手术治疗

主　编　马梁明　朱秋娟　贡　蓉
副主编　王　涛　高志林　田卫伟
　　　　贺少龙　牛燕燕　谢云霞
编　委　(按姓氏笔画排序)
　　　　卫　芬　马梁明　王　涛　牛燕燕
　　　　田卫伟　白　波　边思成　朱秋娟
　　　　任瑞瑞　贡　蓉　张　苗　赵汀梓
　　　　段丽珍　侯翠芳　贺少龙　高志林
　　　　崔江霞　鹿育晋　程红霞　谢云霞

华中科技大学出版社
http://www.hustp.com
中国·武汉

内 容 提 要

  本书是介绍血液系统恶性肿瘤非手术治疗的专著,每种疾病包括病因和发病机制、临床表现、辅助检查、诊断、鉴别诊断、治疗、预后等内容,具有很强的实用性和参考价值,特别适合临床、教学、科研人员参考。

图书在版编目(CIP)数据

血液系统恶性肿瘤非手术治疗/马梁明,朱秋娟,贡蓉主编. —武汉:华中科技大学出版社,2015.2
ISBN 978-7-5680-0678-1

Ⅰ.①血…　Ⅱ.①马…　②朱…　③贡…　Ⅲ.①造血系统-肿瘤-诊疗　Ⅳ.①R733

中国版本图书馆 CIP 数据核字(2015)第 044270 号

血液系统恶性肿瘤非手术治疗　　　　　　　　　　马梁明　朱秋娟　贡　蓉　主编

策划编辑:居　颖　车　巍
责任编辑:孙基寿
封面设计:范翠璇
责任校对:张会军
责任监印:周治超
出版发行:华中科技大学出版社(中国·武汉)
　　　　　武昌喻家山　邮编:430074　电话:(027)81321913
录　排:华中科技大学惠友文印中心
印　刷:湖北恒泰印务有限公司
开　本:787mm×1092mm　1/16
印　张:10.25
字　数:243千字
版　次:2015 年 5 月第 1 版第 1 次印刷
定　价:46.00 元

目 录

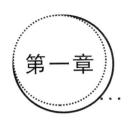

第一章　骨髓增生异常综合征及骨髓增生异常／骨髓增殖性疾病

第一节　骨髓增生异常综合征

骨髓增生异常综合征（MDS）是一类恶性造血克隆逐渐扩增导致正常造血衰竭的髓系肿瘤性疾病，表现为骨髓病态造血、细胞分化异常、外周血一系或多系细胞减少，具有转化为急性髓性白血病（AML）的高风险。经过近几十年的研究，MDS 的本质已被确认，其分型及诊断标准也经历了重大变革。随着维也纳诊断标准的出现和世界卫生组织（WHO）分型的更新，目前多指标综合诊断成为各国血液学家公认的 MDS 诊断理念。

【病因和发病机制】

骨髓增生异常综合征（MDS）的发病原因尚未明了，它可能是由于生物、化学或物理等因素引起基因突变、染色体异常使某个恶变的细胞克隆性增生所致。业已公认，诱变剂如病毒、某些药物、辐射（放疗）、工业反应剂（如苯、聚乙烯），以及环境污染等具有致癌作用，诱变剂可引起染色体的重排或基因重排，也可能只引起基因表达的改变而导致 MDS。细胞培养、细胞遗传学、分子生物学及临床研究均证实，MDS 是一种源于造血干细胞成定向造血干细胞水平的克隆性疾病，其发病原因与白血病类似。目前已经证明，至少两种淋巴细胞恶性增生性疾病、成人 T 细胞白血病及皮肤 T 细胞型淋巴瘤是由反转录病毒感染所致。也有实验证明，MDS 发病可能与反转录病毒作用和（或）细胞原癌基因突变、抑癌基因缺失或表达异常等因素有关。涉及 MDS 患者发病的常见原癌基因为 N-ras 基因。Ras 基因家族分为 H、N、K 三种，MDS 患者中最常见的为 N-ras 基因突变，发生在 12、13、61 外显子处，突变后 N-ras 基因编码蛋白表达异常，干扰了细胞正常增生和分化信号，导致细胞增生和分化异常。亦有报道 MDS 患者 p53、Rb 抑癌基因表达异常，但上述基因改变多在 MDS 晚期难治性贫血（RA）伴原始细胞过多（RAEB）、转化型 RAEB（RAEB-T）型患者中发生，在 MDS 早期、RA 伴环形铁幼粒细胞（RAS）中较少，提示用基因突变尚难解释全部 MDS 患者发病原因。

继发性 MDS 患者常有明显发病诱因，苯类芳香烃化合物、化疗药物，尤其是烷化剂、放射线均可诱导细胞基因突变而导致 MDS 或其他肿瘤发生。此外，MDS 多发生于中老年人，年龄是否可降低细胞内修复基因突变功能也可能是致病因素之一。

MDS 患者在致病因素作用下，引起患者造血干细胞损伤，用 G-6-PD 同工酶类型、X 染色体伴限制性长度片段多态性甲基化、X 染色体失活分析等方法已确定大部分 MDS 是病变发生在造血干细胞水平的克罗恩病,因而不但髓系、红系、巨核系细胞受累,淋巴细胞系也受影响,导致 T 细胞、B 细胞数量和功能异常,临床表现为免疫缺陷或自身免疫性疾病。在部分患者中,其发病可仅局限在粒细胞、红细胞、巨核细胞、巨噬祖细胞水平,仅有粒细胞、红细胞、巨核细胞、巨噬细胞等受累而无淋巴细胞受累。

MDS 发病具有阶段特性,可能与不同原癌基因和抑癌基因的变化有关。原癌基因活化包括基因过量表达、扩张、重排、易位、点突变等,抑癌基因变化包括等位基因丢失、缺失、重排、突变、表达下降等。造血干细胞在不同的增生分化阶段受不同的原癌基因和抑癌基因调控,这种调控是通过其表达产物,如生长因子、细胞表面受体、酪氨酸激酶类、三磷酸腺苷(ATP)、胞质苏氨酸或丝氨酸类、核蛋白类等完成的。这些表达产物按严格的程序直接参与细胞增生分化的各个生理步骤,如某一生理环节由于原癌基因或抑癌基因调控失常,都会引起细胞增生分化的紊乱,导致 MDS 或其他疾病。

在 MDS 发病初期,某些有原癌基因或抑癌基因变化的造血干细胞虽然伴有自身增生分化功能的某种异常,但仍可长期处于相对稳定阶段,此时患者临床病情稳定,仅有轻度贫血,白细胞、血小板计数减少。当这一异常克隆进一步恶化时,此克隆衍生而来的另一种伴有染色体畸变的亚克隆干细胞作为主要造血干细胞代替造血,染色体畸变使这一干细胞有更明显的增生分化异常,生成的各系不同阶段血细胞常不能分化成熟,中途凋亡比例增加,使外周血三系血细胞进一步减少,反馈刺激骨髓异常造血干细胞加强增生,形成骨髓过度增生,伴有病态造血表现。过度增生的异常克隆造血干细胞常有两种演变途径:一种为由于过度增生逐渐演变为造血能力衰亡,骨髓可转为增生低下,临床表现为造血功能衰竭,为 50% 以上 MDS 患者死亡原因;另一种演变为急性白血病,由 MDS 转变为急性白血病,大多为急性髓系细胞性白血病,仅极少数为急性淋巴细胞白血病,化疗效果差,常不易缓解,即使缓解,缓解期也短。

MDS 起病隐袭,以中老年男性多见,约 70% 病例发病年龄在 50 岁以上。儿童少见,但近年青少年发病率也有增加。

【临床表现】

MDS 的初发症状缺乏特异性,部分患者可无明显自觉症状。大多数患者有头晕、乏力、上腹不适和骨关节痛。多数以贫血起病,可作为就诊的首发症状,持续数月至数年。20%~60% 病例病程中伴出血倾向,程度轻重不一,表现为皮肤淤点、牙龈出血、鼻出血。重者可有消化道出血或脑出血。出血与血小板减少有关,一些患者的血小板功能也有缺陷。约 50% 患者在病程中有发热,发热与感染相关,热型不定,呼吸道感染最多,其余有败血症、肛周、会阴部感染。在未转化为急性白血病的病例中,感染和(或)出血是主要死亡原因。

患者起病很慢,大多病例不能说明具体发病时间,有的病例在血常规检查时才发现,有的出现合并症,进一步检查时才诊断。因患者的症状没有特异性,且可影响多器官,特别是心血管及神经系统,所以若不检查血象,常被误诊。

(一)症状

常见症状有头晕、疲乏、心悸、眼花、怕热、出汗等。由于血管扩张、充血、血管内膜损伤、组织缺氧、血小板质和量的异常,患者可有各种不同部位的出血,以皮肤淤斑及牙龈出血为最多,有时可有咯血、呕血、便血、月经过多等。一般出血量不大,手术后常渗血不止。

由于红细胞容量增多,血液黏度增加,血流缓慢,而致各部位栓塞。国外报道以浅静脉及深静脉的血栓与静脉炎多见,脑血管栓塞比冠状动脉栓塞多,动脉栓塞比静脉栓塞多。国内的血栓合并症比国外少,消化系统可因肝大、脾大而有上腹部发胀、饱满感,有的可合并胃和(或)十二指肠溃疡,神经-肌肉系统中最常见的为头痛、头晕、失眠,有时可有手指麻木、肢体疼痛、视力障碍、眩晕等。国外报道重者可出现癫痫、瘫痪、舞蹈症、心理障碍(幻想、记忆力减退、忧郁、失语)、昏迷等。有的患者可出现皮肤发痒,尤其是在洗澡后更明显,可能与组胺增多有关。后者国内病例并不多见。

（二）体征

MDS 最显著的体征是皮肤,特别是面颊部、鼻尖、耳、四肢末端(指、趾、掌)呈红紫色,黏膜(口、唇、舌、眼结合膜)呈红紫色,并出现血管扩张、充血等。视网膜呈深红色,且出现静脉扩张,心脏稍扩大,肝脾大,国内脾大者占 87.8%,肝大者占 79.9%,其中单纯脾大者占 11.7%,单纯肝大者占 5.8%,肝、脾同时大者 74.5%,肝、脾均不大者占 8.0%。增大程度也不相同,脾大较肝大显著,脾大约至肋下 20 cm;肝最大者达肋下 12 cm。脾质较硬,增大程度随病情进展而增加。

【辅助检查】

1.血常规 90% 以上的 MDS 患者存在贫血,贫血合并血小板减少者约占 20%,贫血合并白血病减少者约占 5%,单一白细胞或血小板减少者或单核细胞增加者各占 5%。50% 的患者在确诊时表现为全血细胞减少,而各系血细胞减少的程度不等。

红细胞的大小和形态不一,可呈大细胞或正细胞性,可见形态异常,最常见的为卵圆形红细胞,另有椭圆形、球形、泪滴状或口形,还可能有染色过浅或点彩红细胞。此外,将近 50% 的患者外周血可见核红细胞。网织红细胞通常正常或下降,偶有增加者。中性粒细胞数量减少,并可见原始及幼稚粒细胞,胞质着色不均,颗粒减少,可见核浆发育异常,此外还可见核分叶过多或巨大分叶等。单核细胞常增多,胞质多呈伪足突起,颗粒可增粗而类似早幼粒细胞,也可有 Pelger 样畸变或笔架状或佛手状核。淋巴细胞胞质嗜碱蓝染,核染色质疏松,胞体较大。血小板形态异常也较多见,如巨型血小板,血小板内颗粒缺如或增多,血小板功能也可能异常。有时外周血中尚可见小巨核细胞。

2.骨髓检查 多数患者骨髓增生为活跃至极度活跃,仅 10% 左右为增生低下。穿刺不同部位时,原始细胞比例及其形态异常程度可能存在差异,因而往往需要多次、多部位穿刺涂片。MDS 的主要细胞形态学特征即病态造血的存在,各系血细胞均有其相应表现。

（1）红细胞系统 红细胞系统比例过多(多于 60%)或过少(少于 5%),以中幼红以下阶段为主,或有环形铁幼粒细胞增多(多于 15%)。除原始红细胞外,各分化阶段的有核红细胞均可见程度不等的巨幼样变,但其巨幼样变的程度较巨幼红细胞性贫血的程度为轻。细胞核数目增多,可有核畸形,如锯齿状、核碎裂、核凹陷及芽状突起等。胞质染色不均匀,呈多嗜性或点彩状,可见 Howell-Jolly 小体或 Cabot 环等。成熟红细胞明显大小不等,可见多种形态异常,如巨大红细胞等。糖原染色(PAS)可为阳性。

（2）粒细胞系统 原始幼稚阶段的粒细胞有不同程度的增多,细胞核可分叶过少或不分叶,呈假性 Pelger-Huët 异常,核浆发育不平衡,核染色质可异常致密,聚集成块;早幼粒细胞可类似单核细胞;中幼粒细胞有双核或分叶核;中性粒细胞核可成环状,颗粒过多、过少或无,可分布不均。成熟粒细胞质呈嗜碱性,着色不均,可出现空泡。粒细胞碱性磷酸酶活性明显下降,过氧化酶活性降低。

(3)巨核细胞系统 巨核细胞数量正常或增加。该系病态造血的常见表现为淋巴样小巨核细胞,其胞体呈圆形、卵圆形或不规则形,核浆比例大,胞质少,但常有小泡状突起,多呈较强嗜碱性,胞质内多无颗粒或颗粒减少,可出现空泡。另可见单圆核、多圆核、大单圆核或多分叶巨核细胞等。

3.骨髓活体组织检查 通过骨髓活体组织检查,对MDS进行病理学诊断的主要依据为未成熟前体细胞异位现象(ALIP)。正常骨髓中的造血细胞分布规律是巨核细胞和红细胞在骨小梁间区和中央区,围绕中央血窦,巨核细胞散在紧附于窦壁,胞质可伸入血窦内;幼红细胞聚集成团形成小岛。较早期的粒细胞在近骨小梁内膜表面,较晚期幼粒细胞渐向髓腔中央移动,一般不会聚集成团。在MDS患者的骨髓中,幼红细胞岛和巨核系移向骨小梁旁区或表面,而未成熟的粒系前体细胞不在骨小梁旁区而向小梁间中央区移动,并形成细胞团簇,3～5个细胞为集丛,多于5个细胞为集簇,即ALIP,若一张切片上检测到3个或3个以上集丛或集簇者为ALIP阳性。此现象阳性者向白血病转化的概率高,但ALIP现象并非MDS所特有,也可见于巨幼红细胞性贫血、阵发性睡眠性血红蛋白尿等疾病,应注意鉴别。此外,MDS患者的骨髓组织常伴有纤维化,多为轻至中度。

4.细胞与分子遗传学检查 文献报道中MDS染色体异常的发生率各不相同,为20%～90%不等。MDS常见的染色体异常包括-7/7q-(10%)、-5/5q-(10%)、+8(10%)、20q-(5%～8%)、-Y(5%)、-13/13q-(3%)、11q-(3%)、12p-/t(12p)(3%)等,以上为非平衡性改变,-7/7q-和-5/5q-在治疗相关性MDS(t-MDS)中更为多见(分别占50%和40%);平衡性易位包括t(11;16)(q23;p13.3)及t(3;21)(q26.2;q22.1),在t-MDS中分别占3%和2%,t(1;3)(p36.3;q21.2)、t(2;11)(p21;q23)、inv(3)(q21;q26.2)及t(6;9)(p23;q34)在MDS中各占1%。值得一提的是,2008年世界卫生组织(WHO)分型指出,+8、20q-和-Y三种核型异常对于MDS的特异性尚不充足,在再生障碍性贫血等其他骨髓衰竭性疾病中也可见到,-Y可能与年龄增长相关,因此当该三种异常之一作为唯一的分子遗传学异常,而又未满足形态学诊断标准时,尚不足以推测患者为MDS。如上所述,MDS的核型异常多为非平衡性改变,包括大片段缺失、多位点破坏及染色体数量的异常等,核型分析及荧光原位杂交技术(FISH)为疑似MDS者的必检项目。

近年来,MDS基因异常的研究较以往获得较大进展。染色体片段缺失(如-5/5q-、-7/7q-及20q-)可导致某些基因(如EGR1)单倍体不足,如与Sq33缺失相关的RPS14基因单倍体不足可能与5q-综合征红系分化异常及凋亡有关,在MDS的发病机制中具有重要作用。影响DNA甲基化的基因表达异常包括DNMT3A、TET2和IDH1或IDH2突变。其中TET2突变较为多见,见于11%～26%的MDS患者及37%～44%的MDS或骨髓增殖性肿瘤(MPN)患者,TET2调节DNA甲基化的具体机制及其对预后的影响仍在进一步研究中。IDH1或IDH2突变相对较少,见于4%～11%的MDS患者,而在MDS继发AML中相对多见(8%～10%),该突变提示预后不良。EZH2和ASXL1是编码组蛋白调节物的基因。EZH2点突变包括错义突变、无义突变等,见于2%～6%MDS患者,亦是预后差的指征。ASXL1突变较EZH2多,见于11%～15%MDS患者。t-MDS的基因表达异常与原发性MDS相似,但有些改变在t-MDS中更为多见,如TP53突变见于10%～18%原发性

MDS 患者,在 t-MDS 中则占 25%～30%,RUNX1 突变和 N/KRAS 突变分别见于 15%～30% 和 10%～12% 的 t-MDS 患者。基因突变是 MDS 发生、发展及最终进展为 AML 疾病进程中的重要事件,完整的 MDS 基因表达谱及每种异常表达基因的机制和作用仍有待在今后的研究中不断完善和细化。

5.细胞培养 定向造血干细胞培养包括混合集落形成单位(CFU-MIX)、粒细胞-巨噬细胞集落形成单位(CFU-GM)、红细胞集落形成单位(CFU-E)、红细胞暴式集落形成单位(BFU-E)、巨核细胞集落形成单位(CFU-MK)等。不同亚型的 MDS 骨髓细胞培养的结果可能不同,多数 MDS 患者的定向造血干细胞集落生长减少或不生长,RA 和 RAS 型者多为集落,集簇生长正常或集落生长减少;RAEB 和 RAEB-t 型多为集簇、集落增加或集落、集簇不生长。

6.其他检查 铁蛋白检查可能对 MDS 的诊断及预后判断有参考价值。另外,MDS 患者可存在免疫系统异常,如 CD4 阳性细胞数量减少,NK 细胞数量也常下降,免疫球蛋白也可见异常,并可见自身抗体。

【诊断】

由于 MDS 异质性极大,MDS 的诊断没有金标准。先后出现了 FAB 标准(表 1-1)、WHO 标准(表 1-2、表 1-3)、英国血液学会指南和美国国立综合癌症网格指南等。2006 年底,NCCN、MDS 国际工作组(IWG)、欧洲白血病网(ELN)等代表专家在维也纳提出了 MDS 诊断标准的新建议。与维也纳标准对照不难发现,FAB 标准、WHO 标准更侧重于 MDS 的分型,并未完全解决 MDS 的诊断问题,也未能包括关于 MDS 的免疫学、细胞生物学及分子生物学的最新进展。维也纳标准着重于 MDS 的诊断,其中关于 MDS 分型采用的是 WHO 标准。

表 1-1 MDS 的 FAB 分型

FAB 分型	外 周 血	骨 髓
RA	原始细胞<1%	原始细胞<5%
RAS	原始细胞<1%	原始细胞<5%,环形铁幼粒细胞>15%
RAEB	原始细胞<5%	原始细胞占 5%～20%
RAEB-t	原始细胞≥5%	原始细胞占 20%～30%,或幼粒细胞出现 Auer 小体
CMML	原始细胞<5%,单核细胞绝对值>1×10⁹/L	原始细胞占 5%～20%

表 1-2 MDS 的 WHO 分型(2001)

疾 病	外 周 血	骨 髓
难治性贫血(RA)	贫血,无或极少原始细胞;单核细胞<1×10⁹/L;原始细胞<5%	仅红系异常增生;粒系或巨核系异常增生<10%;环形铁幼粒细胞<15%
伴环形铁幼粒细胞的难治性贫血(RARS)	贫血,无原始细胞	仅红系异常增生;粒系或巨核系异常增生<10%;环形铁幼粒细胞≥15%;原始细胞<5%

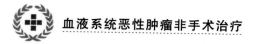

续表

疾 病	外 周 血	骨 髓
伴多系异常增生的难治性细胞减少（RCMD）	细胞减少（全血减少或两系减少）； 没有或极少原始细胞； 无 Auer 小体； 单核细胞<$1×10^9$/L	两系或更多髓系细胞系异常增生≥10%； 骨髓原始细胞<5%； 无 Auer 小体； 环铁幼粒细胞<15%
伴多系异常增生和环铁幼粒细胞的难治性贫血（RCMD-RS）	细胞减少（全血减少或两系减少）； 无或极少原始细胞； 无 Auer 小体； 单核细胞<$1×10^9$/L	两系或更多髓系细胞系异常增生≥10%； 环铁幼粒细胞≥15%； 骨髓原始细胞<5%； 无 Auer 小体
原始细胞过多的难治性贫血-1（RAEB-1）	细胞减少； 原始细胞<5%； 无 Auer 小体； 单核细胞<$1×10^9$/L	单系或多系增生异常； 原始细胞占 5%～9%； 无 Auer 小体
原始细胞过多的难治性贫血-2（RAEB-2）	细胞减少； 原始细胞占 5%～19%； Auer 小体＋/－； 单核细胞<$1×10^9$/L	单系或多系增生异常； 原始细胞占 10%～19%； Auer 小体＋/－
未分型的 MDS（u-MDS）	细胞减少； 无或极少原始细胞； 无 Auer 小体	粒系或巨核系增生异常； 原始细胞<5%； 无 Auer 小体
5q-综合征	贫血，原始细胞<5%； 血小板正常或增加； 无 Auer 小体	正常或增多的低分叶核巨核细胞； 原始细胞<5%； 单独的 del(5)异常

表 1-3　MDS 的 WHO 分型（2008 年）

WHO 类型	外 周 血	骨 髓
难治性血细胞减少伴一系发育异常（RCUD）*	一系或两系减少； 原始细胞<1%	一系发育异常，达 10% 以上； 原始细胞<5%； 环形铁幼粒细胞＜全髓有核细胞的 15%
难治性贫血（RA）		
难治性中性粒细胞减少（RN）		
难治性血小板减少（RT）		
RAS	原始细胞<1%	原始细胞<5%；环形铁幼粒细胞＞全髓有核细胞的 15%

续表

WHO 类型	外 周 血	骨 髓
难治性血细胞减少伴多系发育异常（RCMD）	血细胞减少；原始细胞<1%；无 Auer 小体；单核细胞绝对值<1×10⁹/L	2～3 系发育异常，达 10% 以上；原始细胞<5%；无 Auer 小体；环形铁幼粒细胞±15%
RAEB-1	血细胞减少；原始细胞<5%；无 Auer 小体；单核细胞绝对值<1×10⁹/L	一系或多系发育异常；原始细胞占 5%～9%；无 Auer 小体
RAEB-2	血细胞减少；原始细胞占 5%～19%，或幼稚粒细胞出现 Auer 小体；单核细胞绝对值<1×10⁹/L	一系或多系发育异常；原始细胞占 10%～19%，或幼稚粒细胞出现 Auer 小体
MDS-U	血细胞减少；原始细胞<1%	一系或多系发育异常，但不足 10%；原始细胞<5%
孤立 5q-的 MDS	贫血；血小板正常或增高；原始细胞<1%	少分叶巨核细胞正常或增多；原始细胞<5%；孤立 5q-；幼稚粒细胞无 Auer 小体

注：* RCUD 中有时可见两系血细胞减少，全血减少者应诊断为 MDS-U；

骨髓中原始细胞<5%，但在血液中为 2%～4%，诊断分型为 RAEB-1；

骨髓中原始细胞<5%，但在血液中为 1%，诊断分型为 MDS-U；

骨髓 Auer 小体阳性，血液中原始细胞<5%，骨髓原始细胞<10%，则应诊断分型为 RAEB-2。

1. FAB 标准和 WHO 标准 1982 年，FAB 协作组提出以形态学为基础的 FAB 标准（表 1-1），主要根据 MDS 患者外周血和骨髓细胞分化发育不良特征（病态造血），特别是原始细胞比例、环形铁幼粒细胞数、Auer 小体及外周血单核细胞数量，将 MDS 分为五型，即难治性贫血（RA）、环形铁幼粒细胞性难治性贫血（RAS）、难治性贫血伴原始细胞增多（RAEB）、难治性贫血伴原始细胞增多向白血病转变型（RAEB-t）、慢性粒-单核细胞性白血病（CMML）。FAB 分型使国际上第一次有了统一的 MDS 分型标准，也能较好地吻合 MDS 预后生存曲线。

1997 年，WHO 开始修订 FAB 的分型方案（表 1-2），于 2001 年发表，提出仅一系病态造血（发育异常）的形态学改变也可考虑 MDS 的可能。WHO 系统认为造血系统肿瘤分类不仅依靠形态学，还要结合细胞遗传学指标来确定疾病本质，认为骨髓原始细胞达 20% 即为急性白血病，将 RAEB-t 归为急性髓系白血病（AML），并将 CMML 归为 MDS/MPD（骨髓增殖性疾病），保留了 FAB 的 RA、RAS、RAEB，并且将 RA 或 RAS 中伴有 2 系或 3 系增生异常者单独列为难治性细胞减少伴多系异常（RCMD），将仅有 5 号染色体长臂缺失的 RA 独立为 5q-综合征，还新增加了 MDS 未能分类 MDF（u-MDS）。

2008 年,WHO 的再次修订了 MDS 的分型标准(表 1-3),增加了 1 系血细胞减少的 MDS:难治性中性粒细胞减少(RN)和难治性血小板减少(RT)。

2.维也纳标准　维也纳标准(表 1-4)提出了 MDS 最低诊断标准。MDS 首先应满足两个必要条件:持续血细胞减少和排除其他疾病。MDS 诊断满足两个必要条件和一个确定标准即可。

表 1-4　MDS 诊断标准(维也纳标准)

标　准	内　容
必要标准	1.持续(6 个月或以上)一系或多系血细胞减少:红细胞(Hb<100 g/L);中性粒细胞(ANC<1.8×10^9/L);巨核细胞(BPC<100×10^9/L) 2.排除其他可以导致血细胞减少或病态造血(发育异常)的造血及非造血系统疾病
MDS 相关标准 (确定标准)	1.病态造血(发育异常):骨髓涂片红细胞系、中性粒细系、巨核细胞系中任一系至少达 10%;环形铁幼粒细胞>15% 2.原始细胞:骨髓涂片中达 5%～19% 3.典型染色体异常(常规核型分析或 FISH) (用于符合必要标准,但未达到确定标准,但临床呈典型 MDS 表现者,如输血依赖的大细胞贫血)
辅助标准	1.流式细胞术显示骨髓细胞表型异常,提示红细胞系和(或)髓系存在单克隆细胞群 2.单克隆细胞群存在明确的分子学标志:HUMARA 分析,基因芯片谱型或点突变(如 RAS 突变) 3.骨髓和(或)循环中祖细胞的 CFU 集落形成显著和持久减少

当患者未达到确定标准,如染色体核型异常不典型、发育异常(形态学病态造血)<10%、原始细胞比例为 4%等,而临床表现高度疑似 MDS,如输血依赖的大细胞性贫血,应进行 MDS 辅助诊断标准的检测(表 1-4),符合者基本判断为伴有骨髓功能衰竭的克隆性髓系肿瘤,此类患者诊断为高度疑似的 MDS。若辅助检测未能进行,或结果呈阴性,则对患者进行随访,定期检查,以明确诊断。

【鉴别诊断】

MDS 至 RAEB 阶段诊断多无争议,主要在低危组患者常存在误诊。低危 MDS 常应与以下疾病相鉴别。

1.慢性再生障碍性贫血(CAA)　CAA 常需与 RA 鉴别。RA 的网织红细胞可正常或升高,外周血可见到有核红细胞,骨髓病态造血明显,早期细胞比例不低或增加,染色体异常,而 CAA 无上述异常。

2.阵发性睡眠性血红蛋白尿症(PNH)　PNH 也可出现全血细胞减少和病态造血,但 PNH 检测可发现 CD55$^+$、CD59$^+$ 细胞减少,Ham 试验阳性及血管内溶血的改变。

3.免疫相关性血细胞减少症(IRP)　IRP 由于自身抗体导致的全血细胞减少,也能见到病态造血,但 IRP 骨髓单个核细胞 Coombs 试验阳性,行流式细胞仪检测骨髓各系造血细胞能发现自身抗体,而且 IRP 对糖皮质激素、免疫抑制剂有较好和较快的反应。

4.巨幼细胞性贫血 MDS患者细胞病态造血可见巨幼样变,易与巨幼细胞性贫血混淆,但后者是由于叶酸、维生素 B_{12} 缺乏所致,补充后可纠正贫血,而 MDS 的叶酸、维生素 B_{12} 不低,以叶酸、维生素 B_{12} 治疗无效。

【治疗】

(一)治疗原则及目的

MDS 治疗主要解决两大问题:骨髓衰竭及并发症、AML 转化。就患者群体而言,MDS 患者自然病程和预后的差异性很大,治疗应做到个体化。根据 MDS 患者的 MDS 国际预后积分系统(IPSS)积分,同时结合患者年龄、体能状况等进行综合评定已成为共识。MDS 低危组患者的转白率很低,治疗主要目的是防止血细胞减少所致的早期死亡而不是白血病转化,治疗目的主要是改善血细胞减少和提高生活质量,以低强度治疗为主;对于高危组则争取改变自然病程,以高强度治疗(强烈化疗和造血干细胞移植)为主,以获得缓解或治愈的可能。

(二)治疗方法

依照强度,MDS 治疗总的来说可分三大类:支持治疗、低强度治疗和高强度治疗。

1.支持治疗 支持治疗包括输血、输促红细胞生成素(EPO)、输粒细胞集落刺激因子(G-CSF)或粒细胞-巨噬细胞细胞集落刺激因子(GM-CSF)。这是目前大多数高龄 MDS、低危 MDS 所采用的治疗方法。支持治疗的主要目的是控制 MDS 症状、预防感染出血和提高生活质量。

1)输血 高达80%的 MDS 患者 Hb<100 g/L。虽然慢性贫血很少是致命性的危害,但它使机体处于慢性病状态中,明显影响了患者的生活质量。除 MDS 自身疾病原因导致贫血以外,其他多种因素可加重贫血,如营养不良、出血、溶血和感染等。在改善贫血时,这些因素均应得到处理。

对于 Hb 浓度低于何种程度时给予红细胞输注支持没有确定的答案,一般在 Hb<60 g/L,伴有明显贫血症状,如头晕、心悸、食欲减退等难以耐受时输注。老年(65 岁以上)、代偿反应能力受限(如伴有心肺疾病)、需氧量增加(如感染、发热、疼痛等)、氧气严重缺乏(如失血、肺炎等),这些情况下可放宽输注阈值,不必拘泥于 Hb<60 g/L。输血以能改善患者贫血症状,缓解缺氧状态为宜,无需将血红蛋白水平纠正至正常值。

应尽量减少输血,延长输血间期,避免发生输血性血色病。但延迟输注会导致许多患者虽然保持血红蛋白水平于 70～90 g/L,但仍感乏力等。多次输血会导致同种免疫、铁超负荷等。

2)铁超负荷 每单位血中含铁 200～250 mg,长期输血者平均每日多出铁 0.4～0.5 mg/(kg·d),大概在 10～20 次输注后患者出现铁超负荷,一般 1 年后或输注红细胞 50 次后需要开始除铁治疗。

(1)建议如下 MDS 患者除铁

·预后良好的输血依赖的 MDS 患者 IPSS 低危或中危-1组,或 WHO 分型中的 RA、RARS 和 5q 综合征,并且具备以下三项者:①血清铁蛋白超过 1000 ng/mL;②拟行 allo-HSCT 者;③生存预期超过 1 年者。

·预后不良的输血依赖的高危组 MDS(IPSS 中危-2 和高危组)患者 ①血清铁蛋白超

过 1000 ng/mL，且拟行 allo-HSCT 者；②血清铁蛋白超过 1000 ng/mL，且生存预期超过 1 年者。

· 输血依赖患者　ICT 开始于有铁致器官损伤证据，或血清铁蛋白超过 1000 ng/mL，空腹转铁蛋白超过 0.5（不计算输注的红细胞量）。

（2）治疗　铁超负荷的评价主要应用血清铁蛋白测定，容易检测，能间接反映机体铁负荷。血清铁蛋白水平大于 2500 $\mu g/L$，与心力衰竭显著相关，MDS 铁蛋白达到 1000 $\mu g/L$ 者总生存率下降，必须进行除铁治疗，一般治疗目标是将铁蛋白降至 1000 $\mu g/L$ 以下。

· 去铁胺（deferrioxamine）　去铁胺剂量 20～60 mg/(kg·d)，由静脉输注，通过尿、大便排泄铁，能有效地将铁储存量降至正常或接近正常水平。去铁胺是目前唯一有证据证明能逆转铁超负荷所致的心力衰竭的药物。每 3 个月测定铁蛋白水平，每年评价肝铁含量。去铁胺有眼、耳及骨毒性，每年应进行眼科检查和听力测试。10 岁后每年评估心肌铁含量。

· 去铁酮（deferiprone）　去铁酮剂量 50～100 mg/(kg·d)，口服，通过尿排泄铁，去心肌铁作用更强，而去铁胺去肝铁更优，故可以联合使用去铁胺和去铁酮。去铁酮有致粒细胞缺乏症的风险，建议每周检测血象，进行白细胞分类计数。去铁酮还可引起胃肠道反应、关节症状和短暂的氨基转移酶（ALT）升高。用药后最初 3～6 个月，每月测定 ALT，之后每 6 个月测定一次。每 3 个月测定铁蛋白水平，每年评价肝铁含量。10 岁后每年评估心肌铁含量。在 75 mg/(kg·d) 的剂量以下，所有患者达不到负铁平衡。

3）血小板输注　MDS 患者常有血小板减少，25%～45%MDS 患者的血小板减少需要治疗，而且血小板功能异常很常见，表现为出血时间延长、血小板聚集异常及出现与血小板数量无关的出血等，这增加了 MDS 的出血风险，血小板减少所致出血是 MDS 患者的主要死亡原因之一。

活动性出血可能发展为大出血，应输注浓缩血小板。已发生严重出血、内脏（如胃肠道）出血、血尿，或伴有头痛、呕吐、颅内压增高的症状，颅内出血时，应立即输注浓缩血小板，尽量使血小板数上升至 $50\times10^9/L$，达到止血效果。应每 2～3 日输一次，直至出血停止。

输注浓缩血小板或单采血小板，拟行异基因造血干细胞移植者应输注经照射后的血小板。

尚无证据表明：促血小板生成的细胞因子（如 IL-11）能减少血小板的输注量；反复多次输注血小板效果将逐渐减退，甚至无效。最好能选择人类白细胞抗原（HLA）匹配的浓缩血小板输注；采用单采血小板能明显延迟血小板无效输注情况的发生。

4）中性粒细胞减少　MDS 中超过 35% 的患者存在中性粒细胞减少，但仅 10% 左右出现现症感染或反复感染，故不推荐 MDS 患者常规使用抗生素进行预防性治疗。对于严重中性粒细胞减少的患者，可考虑给予小剂量 G-CSF，以使中性粒细胞达到 $1\times10^9/L$。使用 G-CSF 或 GM-CSF，能使超过 75% 的 MDS 患者中性粒细胞升高，但中性粒细胞绝对值小于 $250/\mu L$ 的患者对 G-CSF 或 GM-CSF 反应较差。尚没有证据表明常规使用 G-CSF 或 GM-CSF 能提高中性粒细胞减少的 MDS 患者的生存期。

5）促红系生成治疗（ESAs）　促红细胞生成素（EPO）是低危 MDS 患者、输血依赖者主要的初始治疗。非选择性病例有效率在 15%～30%，而选择组在 40%～70%，但经 EPO 治疗能脱离输血的 MDS 很少。

可给予 EPO 10000 U/d,加用 G-CSF 可以增加红系反应。联合 G-CSF 治疗[G-CSF 剂量从 75 μg/d 开始,每周加倍,并保持白细胞维持在(6~10)×10⁹/L],持续 6 周。对无反应者,可加重 EPO 用量,继续治疗 6 周;对治疗有反应者,一旦取得最大疗效,逐渐减少 G-CSF、EPO 的用量,直至用最小的剂量维持原疗效。

2.低强度治疗 包括 DNA 甲基化抑制剂、组蛋白乙酰化抑制剂、免疫调节治疗、信号转导途径抑制剂、单克隆抗体和免疫抑制剂。低强度治疗是近年来新开发和探索的方法。

1)表观基因组修饰

(1)阿扎胞苷(AZA)和地西他滨(DAC) AZA 和 DAC 通过 DNA 甲基化酶抑制 DNA 甲基化。目前认为 DNA 过度甲基化是 MDS 的发病机制之一。包括 p15、p16、降钙素基因等在内的抑癌基因在 MDS 患者中由于过度甲基化而失活,并造成细胞周期失常、细胞增殖能力增强、凋亡和分化能力减弱,从而容易形成肿瘤克隆。

AZA 具有剂量相关的双重效应,高浓度时具有细胞毒作用,低浓度时具有去甲基化作用。它用于治疗 MDS 的作用机制如下:解除抑癌基因的过度甲基化;直接对异常增生的造血干细胞的细胞毒作用。

FDA 已于 2004 年批准以 AZA 75 mg/m²,皮下注射 7 日,每 4 周为 1 个疗程,共 4 次,治疗各型 MDS,尤其是年龄小于 75 岁,且不适合化疗或干细胞移植的高危 MDS 患者。多变量预后分析表明,AZA 对 MDS 疗效的因素与患者年龄、输血史、FAB 亚型、IPSS 积分无相关性,而与 AZA 第 1 个疗程后白细胞有无减低有关。75%~90% 的患者在第 4~6 个疗程后才显效,提示该种治疗应以维持 4~6 个周期为佳。有资料表明,5 日的短疗程较 7 日长疗程效果相似而骨髓抑制作用更小。随机对低危组 MDS 对照研究 AZA 4 周 6 个疗程 3 组方案:AZA 5-2-2[75 mg/(m²·d),连用 5 日,停 2 日,再用 2 日]、或 AZA 5-2-5[50 mg/(m²·d),连用 5 日,停 2 日,再用 5 日]或 AZA 5[75 mg/(m²·d),连用 5 日],血液学改善分别为 44%(22/50)、45%(23/51)和 56%(28/50),脱离输血比例分别为 50%(12/24)、55%(12/22)和 64%(16/25),FAB 低危组 MDS 输血脱离比例为 53%(9/17)、50%(6/12)和 61%(11/18)。3 组间的不良反应也相当,AZA 的新方案值得临床进一步探索。

(2)地西他滨(Decitabine,DAC) DAC 是甲基化转移酶抑制剂,它通过磷酸化后直接掺入 DNA,抑制 DNA 甲基化转移酶,引起 DNA 低甲基化和细胞分化或凋亡而发挥抗肿瘤作用,是治疗骨髓增生异常综合征的新突破。DAC 高浓度时具有细胞毒作用,低浓度时具有去甲基化作用,抑制 DNA 甲基化的活性是 5-氮杂胞苷的 30 倍。2006 年,FDA 批准地西他滨用于 MDS 患者的治疗,包括初治和治疗过的 MDS,所有 FAB 亚型的原发和继发性 MDS,以及 IPSS 评分为中危以上的 MDS 患者。与支持治疗比较,DAC 组转白和死亡时间延长。目前认为减小剂量也能达到 DNA 全面去甲基化,如 20 mg/(m²·d),应用 5 日,反应率高于 3 日方案[45 mg/(m²·d),每 8 h 一次,静脉滴注,时间在 3 h 以上,连续治疗 3 日(总剂量 135 mg/m²)]。Steensma 等报道,在门诊以 5 日方案治疗 MDS,入组 99 例,17 例完全缓解(CR),15 例骨髓 CR,总有效率(OS)为 51%。在 33 例评价了细胞遗传学反应患者中,17 例(52%)有反应[11 例 CR,6 例部分缓解(PR)],这说明 DAC 的 5 日方案是有效的和安全的。

(3)组蛋白乙酰化抑制剂治疗 MDS 研究最广泛的是丙戊酸钠,但需要达到毫摩尔浓度才能起到抑制组蛋白乙酰化作用,疗效尚不满意。目前的组蛋白乙酰化抑制剂主要是抑制由Ⅰ类和Ⅱ类蛋白组成的酶,但尚没有证据表明人类白血病中存在Ⅰ类和Ⅱ类HDAC异常。

2)免疫调节治疗　免疫调节药物(IMiDs)治疗的基础是观察到这类药物有细胞因子调节和改变骨髓微环境的作用。另外,发现MDS患者骨髓中微血管密度高、新生血管形成增多,且MDS的早期髓系细胞可以见到血管内皮生长因子(VEGF)受体表达增高。

(1)沙立度胺　沙立度胺是第一个可供评价的IMiDs。大宗的临床研究以沙立度胺每日200 mg初始,以后每周递增50 mg,每日剂量100～400 mg,血液学改善以红系为主(超过10%),疗效持久,但中性粒细胞和血小板改善罕见。沙立度胺长期应用耐受性差,多数患者因不良反应,如乏力、便秘、神经毒性和嗜睡,以及疾病进展而退出应用。现沙立度胺已很少应用于MDS治疗。

(2)沙立度胺衍生物CC5013(Lenalidomide,来那度胺)　来那度胺避免沙立度胺的神经毒性,同时保留了很好的免疫调节作用,它能抑制TNF-α等炎症因子,具有血管新生作用,它的促T细胞、NK细胞活化的作用比沙立度胺强。

来那度胺治疗MDS特别是伴5q-的输血依赖性MDS患者有效。来那度胺疗效与患者的年龄、病程、FAB分型、IPSS评分、既往治疗无关,而与细胞遗传学类型明显相关。5q-组、核型正常组、其他染色体异常组红系有效率分别为83%、57%、12%。

来那度胺主要不良反应是中性粒细胞和血小板减少,这也是其剂量限制性毒性,但治疗早期对骨髓抑制是必要的,多变量分析显示治疗开始的8周内血小板下降50%以上,或因骨髓抑制而需终止治疗是脱离输血的独立变量。使用G-CSF在5q-患者存在增加7-或7q-改变的风险,值得关注。

总的来说,来那度胺致脱离输血作用是持久的,5q-综合征、红细胞输注量少于4 U/8周、IPSS低危、年龄小于70岁、ECOG积分较低,这些提示较为良性疾病的特征与较长治疗反应时间有关。细胞遗传学反应对长期存活预见性更强,细胞遗传学CR或PR者较NR或NE者生存明显延长,白血病转化风险下降,来那度胺可能改变自然病程。

3)免疫抑制治疗(IST)　超过50%MDS患者发现有T细胞寡克隆增生,CD8+细胞毒性,而T细胞可以抑制造血,但该克隆产生机制尚不清楚。使用抗胸腺细胞免疫球蛋白(ATG)联合环孢素(CsA)治疗MDS的Ⅱ期报告显示,1/3的MDS患者获得造血改善,多数是低危患者。多变量分析显示年轻(小于60岁)、输注周期短(少于6个月)和HLA-DR15阳性是独立预后因素。单用CsA治疗低危MDS的成功报道也有不少。

MDS是恶性血液肿瘤,故以免疫抑制治疗MDS应注意它向白血病转化进展的危险,已有报道MDS在使用IST后出现疾病进展和白血病转化,须谨慎行之。

4)其他药物　三氧化二砷(ATO)可以与蛋白质中巯基共价结合,诱导细胞凋亡,抗血管新生。已完成的三个小样本Ⅱ期临床试验表明,主要反应是红系改善,有效率在20%～25%,基本没有CR和PR者。ATO起效慢,有3～4级骨髓抑制毒性,且需频繁检测电解质和心电图,尚不清楚是否有特定亚型MDS可从中受益。

5)新药　不到20%的MDS存在RAS基因突变,RAS基因编码的GTPase是细胞信号转导和增殖的主要介导分子,法尼基转移酶是RAS-GTPase翻译修饰的限速酶,目前开发了针对法尼基转移酶的单克隆抑制性抗体(Zarnestra、Sarasar)。已完成的Zarnestra对98

例进展期 MDS 患者和老年 AML 患者的 Ⅱ 期临床试验有效率为 44%，CR 为 21%，治疗相关死亡率为 7%，主要不良反应为腹泻和低钾。法尼基转移酶单克隆抑制性抗体可能是进展期 MDS 和老年 AML 的治疗药物。

格列卫治疗存在 5q33 易位伴嗜酸细胞增多的 CMML 有效，作用靶点可能是血小板衍生生长因子受体。

此外，还有谷胱甘肽转移酶抑制剂、VEGF 拮抗剂、p38MAP 激酶抑制剂等在探索中。

3.高强度治疗　高强度治疗包括细胞毒性药物（化疗）及异基因造血干细胞移植，主要用于年轻 MDS 患者及高危或进展的 MDS 治疗中。

1）化疗　细胞毒化疗药物清除 MDS 恶性克隆，恢复正常多克隆造血，是高危组 MDS 患者较常用的治疗方法。根据化疗药物剂量不同将化疗分为标准剂量/大剂量强化疗和小剂量化疗两种。

标准剂量或大剂量强化疗方案通常由 Ara-C 联合蒽环类抗生素、拓扑异构酶抑制剂或氟达拉滨中的一种或两种以上组成。虽然不同化疗方案诱导缓解率报道不同（15%～64%），但要低于初治 AML 患者的诱导缓解率。标准剂量与大剂量化疗相比，虽然大剂量化疗在诱导缓解率上有所提升，但治疗相关病死率较高（可高达 20% 以上）。在延长生存期上，有研究认为高剂量 IA、T(topotecan)A 方案更优。

有研究根据患者年龄大于 60 岁、机体状况差、骨髓增生低下三种危险因素分别将化疗剂量减低为标准量的 80%（有一种危险因素）、60%（有两种及以上危险因素）。结果显示标准剂量化疗组与 80% 剂量组和 60% 剂量组之间的完全缓解率无统计学差异。60 岁以上组与 60 岁以下组总的生存期和无病生存期均无统计学差异，提示患者应根据个体化原则采用合适剂量，以降低早期病死率而不影响缓解率和生存率。

由于 MDS 多见于老年人群，机体状况较差或常伴有诸如慢性肺病、心血管病及糖尿病等不适于强化疗的因素，因此小剂量化疗为这些患者延长生存期，改善生活质量提供了一种治疗方法。

2）异基因造血干细胞移植（Allo-HSCT）　Allo-HSCT 是目前唯一能治愈 MDS 的方法，造血干细胞移植（HSCT）的无病生存（DFS）率在 29%～40%，非复发死亡率在 37%～50%，复发率达 23%～48%，由于移植相关死亡和复发，超过 50% 的 MDS 移植患者不能从中受益。降低预处理强度可以减少毒性，减少移植相关死亡，但对减少复发仍没什么好办法。目前研究者重点关注如何减少 MDS 患者的移植相关死亡率和降低复发率。

【预后】

（1）MDS 的预后评分方法很多，现在较公认的仍是 1997 年 MDS 国际工作组提出的 MDS 国际预后积分系统（IPSS）。根据 800 多名仅输血支持的 MDS 患者自然转归分析，发现细胞遗传学异常、骨髓中原始细胞数量及血细胞减少程度是影响 MDS 患者 AML 转化和生存期的独立预后因素。评分如下：低危 0 分；中危-1(Int-1)0.5～1.0 分；中危-2(Int-2)1.5～2.0 分；高危≥2.5 分（表 1-5）。此预后积分系统的提出有助于 MDS 治疗研究的标准化，允许对发表的不同研究资料进行比较，并对 MDS 患者选择 Allo-HSCT 和其他治疗提出建议。

表 1-5　MDS 的国际预后积分系统(IPSS)

预后变量	标准	积分
骨髓原始细胞	<5%	0
	5%～10%	0.5
	11%～20%	0.5
	20%～30%	2.0
染色体核型	好(正常,-Y,5q-,20q-)	0
	中等(其余核型)	0.5
	差(复杂核型,-7,7q-)	1.0
血细胞减少	没有或一系	0
	二系或三系	0.5

注:血细胞减少:中性粒细胞$<0.5\times10^9$/L,血红蛋白<100 g/L,血小板$<100\times10^9$/L。

(2)WHO 分型预后积分系统(WPSS)是 2005 年德国学者基于 WHO 分型标准提出的(表 1-6)。

表 1-6　WPSS 预后积分系统

项目	标准	积分
WHO 分型	RA,RAS,5q-	0
	RCMD,RCMD-RS	1.0
	RAEB Ⅰ	2.0
	RAEB Ⅱ	3.0
染色体核型	好[正常,-Y,del(5q),del(20q)]	0
	中度(其余异常)	1.0
	差[复杂(33 个异常)或 7 号染色体异常]	2.0
输血	无	0
	依赖	1.0

第二节　骨髓增生异常综合征/骨髓增殖性肿瘤

骨髓增生异常综合征/骨髓增殖性肿瘤(MDS/MPN)属于克隆性髓细胞肿瘤,在最初诊断时就具有支持 MDS 的临床、实验室和形态学特点,同时并存一些符合 MPN 的特点。

该病于 2001 年被 WHO 首次纳入造血和淋巴组织肿瘤分类中,其中包括慢性粒单核细胞白血病(CMML)、非典型慢性粒细胞白血病(aCML)、青少年粒单核细胞白血病(JMML)及不可归类的 MDS/MPD(MDS/MPD-U)。2008 年第四版 WHO 造血和淋巴组织肿瘤分类将骨髓增殖性疾病(MPD)更名为骨髓增殖性肿瘤(MPN),相应地,MDS/MPD 也就更名为 MDS/MPN,并将难治性贫血伴环形铁幼粒细胞及血小板增多症(RARS-T)列为 MDS/MPN-U 暂定类。

一、慢性粒单核细胞白血病

慢性粒单核细胞白血病（CMML）较为罕见，多见于老年患者，治疗反应率低，预后差。发病率约低于 $1/（10 万）$，60 岁以上人群中为 $3/（10 万）$，中位发病年龄为 70 岁。

【病因和发病机制】

CMML 病因学尚不明确，可能与髓细胞增殖、成熟及存活异常有关，通常 Ph 染色体及 BCR/ABL 融合基因阴性，暂未发现其特异性遗传学异常。

【临床表现】

CMML 临床表现包括骨髓衰竭和全身症状。

患者因骨髓增生异常而发生血细胞减少，可表现为乏力、心悸、苍白、低热、感染或出血等。表现在骨髓增殖性上的特点为异常单核细胞增生，可出现细胞浸润特征，如皮肤、腺体、齿龈、骨等髓外浸润，出现淋巴结增大、肝大、脾大，甚至巨脾。

【辅助检查】

1. 血常规　多数表现为贫血和白细胞增高，主要是粒细胞和单核细胞增高，外周血单核细胞绝对数大于 $10 \times 10^9/L$，可出现幼稚单核细胞。粒细胞常出现成熟粒细胞增多，有或无粒系发育异常，可见未成熟的粒细胞，部分患者也可以出现粒细胞减少。多数患者血小板降低。

2. 骨髓检查　增生程度从明显活跃到增生低下表现不一。粒细胞和单核细胞增多。原始粒细胞多大于 5%，原幼单核细胞也大于 5%，但二者之和小于 20%。红系及巨核系增生减低。三系均有不同程度的病态造血，其中红系的典型表现为巨幼样变、核碎裂、花瓣样核、多核红细胞，成熟红细胞嗜碱性点彩。粒系病态造血表现为颗粒减少、核分叶过少（P-H 畸形）、胞质中出现空泡等。巨核系典型的病态造血为小巨核细胞、淋巴样巨核细胞、单圆核巨核细胞、多圆核巨核细胞。

3. 骨髓染色体核型分析　20%～35% 的 CMML 患者初诊时合并染色体核型异常，常见的核型异常包括 7 号染色体单倍体、8 号染色体三体和复杂核型（3 个或 3 个以上核型异常）。

CMML 患者 JAK2-V617F 基因突变率为 10% 左右。其他常出现突变的基因包括 NRAS、RUNX1 和 TET2 等。

【诊断】

2008 年 WHO 制定的诊断标准如下。①持续外周血单核细胞增多（达到 $1 \times 10^9/L$）。②Ph 染色体阴性或 BCR/ABL 融合基因阴性。③无 PDGFRA 或者 PDGFRB 重排（合并嗜酸细胞增多时需要排除这些基因重排）。④外周血和骨髓原始细胞小于 20%（含原粒、原单、幼稚单核细胞）。⑤至少具有下列特征之一：a. 一系以上病态造血；b. 造血干细胞中一种获得性克隆性遗传性异常或者分子学异常；c. 单核细胞增多持续超过 3 个月，不伴有其他原因（如感染、炎症或其他肿瘤）。

CMML 分型：① CMML-1：原始细胞比例在外周血小于 5%，在骨髓小于 10%。②CMML-2：原始细胞比例在外周血占 5%～19%。在骨髓占 10%～19%，或者可见到

Auer 小体。

【鉴别诊断】

(1)骨髓增生异常综合征(MDS)　CMML 曾作为 MDS 的分类之一,两者临床表现及实验室结果相似,但 CMML 的外周血单核细胞增多不小于 $1×10^9/L$,部分 CMML 具有 MPN 特征。

(2)慢性粒细胞白血病(CML)　具有骨髓增殖性疾病的特点,多有巨脾,白细胞明显升高,骨髓增生程度多为活跃至极度活跃,以粒系为主,其他系均受抑制。具有特异性的 Ph 染色体阳性,BCR/ABL 融合基因阳性。

(3)其他 MDS/MPN 疾病。

【治疗】

目前的治疗方法主要有支持治疗、细胞毒性药物化疗、去甲基化药物、异基因造血干细胞移植和新型治疗靶点药物治疗。

1. 支持治疗　本病老年人多见,多有明显病态造血,多数不能耐受化疗,故支持治疗显得尤为重要。根据贫血症状及血红蛋白值,定期输注浓缩红细胞。血小板计数小于 $20×10^9$ 伴出血症状时,进行血小板输注,血小板计数小于 $10×10^9/L$ 时,进行预防性血小板输注。加强感染预防,及感染发生后的抗感染治疗。

2. 细胞毒性药物化疗　用于治疗 CMML 的细胞毒性药物包括羟基脲、小剂量阿糖胞苷和依托泊苷、拓扑替康等。

(1)羟基脲　羟基脲用量为每日 $1～4\ g$,它可使白细胞维持在 $(5～10)×10^9/L$ 水平。目前认为羟基脲的反应率高于依托泊苷,且中位数生存期相对较长,疗效优于依托泊苷。

(2)拓扑替康联合阿糖胞苷　拓扑替康是一种半合成的水溶性喜树碱衍生物,具有独特的拓扑异构酶Ⅱ抑制作用,且与阿糖胞苷具有协同作用。拓扑替康的不良反应有黏膜炎、腹泻、神经病变等。其心脏毒性较小,骨髓抑制作用轻,适用于老年患者。拓扑替康 $1.25\ mg/m^2$ 连续治疗 5 日,4～8 周为 1 个疗程,联合阿糖胞苷 $1000\ mg/m^2$,患者 CR 率为 44%,中位数生存期为 11 个月,病死率降至 7%。

3. 去甲基化治疗　去甲基化药物具有抑制脱氧核糖核酸甲基转移酶活性和基因组 DNA 去甲基化双重作用。目前常用的对 CMML 患者有效的去甲基化药物有阿扎胞苷和地西他滨。

(1)阿扎胞苷　阿扎胞苷是一种具有核糖核酸及 DNA 作用机制的胞核苷类似物。阿扎胞苷起效慢,患者必须行多个疗程后才能达到优化的治疗效果。阿扎胞苷 $75\ mg/m^2$,连用 7 日;或者 $100\ mg/m^2$,连用 5 日。每 4 周为 1 个疗程,总反应率为 42%[11% 完全缓解、3% 部分缓解、28% 血液学改善(HI)]。

(2)地西他滨　地西他滨为目前最强的 DNA 甲基化转移酶抑制剂,可逆转 DNA 甲基化过程,诱导肿瘤细胞向正常细胞分化或诱导肿瘤细胞凋亡;而异常的 DNA 甲基化和 CMML 的发生有关,地西他滨对 CMML 异常基因有去甲基化作用。地西他滨每疗程总剂量为 $135\ mg/m^2$,6 周为 1 个疗程,CR 率为 10%,PR 率为 16%,HI 率为 11%,病情稳定的患者占 37%,2 年生存率为 25%。主要不良反应为骨髓抑制及感染。

4. 异基因造血干细胞移植　Allo-HSCT 对 CMML 是最有效,并且是唯一能达到长期缓解的治疗方案，一般适用于小于 55 岁的患者，患者可获得长期无病生存期（生存率大于 30％）。CMML 的发病率较低，发病年龄较大，并且部分患者存在并发症，有较高的移植相关病死率，因此降低剂量、预处理可能是更好的选择，可降低移植相关病死率。

5．新型治疗靶点药物治疗 主要包括 RNA 剪接分子酶抑制剂、组蛋白去乙酰化酶抑制剂和法尼基转移酶抑制剂。

FD-895 和 pladienolide B 是最新研究的剪接分子酶抑制剂，治疗靶点是 SF3BI 剪接因子。两者能诱发患者白血病细胞早期 mRNA 剪接抑制和细胞凋亡。剪接分子突变为 CMML 的治疗提供了一个有效的目标，并且为发展 SF3BI 抑制剂提供了理论基础。

组蛋白去乙酰化酶抑制剂和法尼基转移酶抑制剂，其治疗 CMML 的经验比较少，疗效不确切，不良反应太大，患者不能耐受，临床上难以推广。

【预后】

CMML 患者生存期为 1～100 个月，大部分病例一般生存时间为 20～40 个月，有 15％～30％的病例转化为急性白血病。临床上与血液学参数，如脾大、严重贫血和白细胞增多的程度等，被认为是疾病的重要预后因素。其中，外周血与骨髓的原幼细胞百分数是预测生存期的最重要因素。CMML-1 患者的平均生存时间约为 18 个月，而 CMML-2 的平均生存时间仅为 12 个月。

二、非典型慢性粒细胞白血病

非典型慢性粒细胞白血病（aCML）是一种粒细胞增多症，伴有粒系病态造血和外周血幼稚粒细胞出现，典型特征为 Ph 染色体及 BCR/ABL 融合基因阴性，具有骨髓和髓外增殖特征。发病率约为 1/（100 万）或更少。

【病因和发病机制】

aCML 病因及发病机制目前尚不清楚，可能与酪氨酸激酶融合蛋白有关。研究发现在骨髓增生异常征/骨髓增殖性肿瘤的部分患者中至少发现了包括 FDGFβR 和定位于染色体 8p11 的成胶原细胞生长因子受体 1（FGFR1）在内的染色体的易位，这些易位结果可激活酪氨酸蛋白激酶，从而抑制细胞的凋亡，使细胞的增殖与凋亡失去平衡，导致白血病的发生。

【临床表现】

aCML 患者的临床表现无特殊，起病缓慢，多表现为与贫血、血小板减少和脾大相关的症状，如疲乏、无力、出血、左上腹胀满等。脾大多不明显，为轻度增大。

【辅助检查】

1．血常规 外周血血常规主要表现为白细胞增高、血红蛋白及血小板减少。白细胞多为（10～70）×10^9/L，比 CML 低。

2．骨髓检查 骨髓增生多明显活跃，以粒系为主，病态造血现象明显。粒细胞可见 Pelger-Huet 样畸形，核分叶少或不分叶，核染色质异常聚集成块，颗粒减少或缺如；可伴有红系及巨核系病态造血现象，部分骨髓活组织检查显示骨髓纤维化。

3．骨髓染色体核型分析 aCML 患者 Ph 染色体及 BCR/ABL 融合基因阴性，缺乏特征性细胞遗传学异常。最常见的染色体异常为+8,其他可出现的染色体异常有 t(8;9)(p22;p24)、t(12;22)(p13;q11)、t(1;9)(p32;q34)、t(6;8)(p23;q22)、20q-、+13、+14 等。部分患者可出现 ETV6-JAK2 融合基因突变。

【诊断】

2008 年 WHO 制定的诊断标准如下。

①外周血白细胞计数大于等于 13×10^9/L(由成熟和幼稚中性粒细胞增多所致)。②粒系病态造血明显。③Ph 染色体及 BCR/ABL 融合基因阴性,无 PDGFRA 或 PDCFRB 的基因重排。④中性粒细胞的前体细胞(早幼粒、中幼粒、晚幼粒细胞)大于等于白细胞计数的10%。⑤无或轻微嗜碱性粒细胞增多小于 2%。⑥无或轻微单核细胞绝对数增多小于10%。⑦骨髓增生,粒系增生有病态造血,红系和巨核系有或无病态造血。⑧外周血和骨髓中原始细胞小于 20%。

【鉴别诊断】

1. 慢性粒细胞白血病　慢性粒细胞白血病多有巨脾,白细胞明显升高,骨髓增生程度多为活跃至极度活跃,以粒系为主,其他系均受抑制。具有特异性的 Ph 染色体阳性,BCR/ABL 融合基因阳性。而 aCML 多为轻度脾大,白细胞水平较前者低,无 Ph 染色体及 BCR/ABL 融合基因。

2. 类白血病反应　类白血病反应常病发于严重感染、恶性肿瘤等基础疾病,并有相关基础疾病的临床表现,粒细胞胞质中常有中毒颗粒和空泡,嗜酸性及嗜碱性粒细胞不增多。NAP 反应为强阳性。Ph 染色体及 BCR/ABL 融合基因阴性。血小板及血红蛋白大致正常,原发疾病控制后,白细胞恢复正常。

【治疗】

目前没有有效治疗药物,治疗没有统一的标准。应用羟基脲、白消安和干扰素可控制白细胞升高及症状性脾大,效果差;AML 样方案化疗同样不能取得较好疗效;接受骨髓移植的患者可以改善预后,所以有合适供者又适合移植的患者应该考虑异基因造血干细胞移植,其余患者则可纳入临床研究。

【预后】

aCML 通常预后不良,中位数生存期为 11~14 个月,有转为急性白血病的倾向,输血依赖和脾大是急性白血病转化的预测因素。高龄(65 岁以上)、贫血(Hb<100 g/L)、白细胞(WBC>50×10^9/L)是 aCML 患者预后不良的独立因素。

三、青少年粒单核细胞白血病

青少年粒单核细胞白血病(JMML)是一种少见的儿童慢性粒细胞白血病,是起源于多能造血干细胞异常的克隆性疾病,兼有骨髓增生异常综合征及骨髓增殖性疾病的特征,治疗反应及预后差。在 0~14 岁儿童中发病率约为 1.2/(10 万),占儿童白血病的 2%~3%,占儿童骨髓增殖性疾病的 20%~30%,60% 患儿在 2 岁以内发病,男性多于女性,男女发病比例约为 2:1。

【病因和发病机制】

JMML分子发病机制的研究表明,80％的病例涉及RAS信号转导通路的基因突变,其中PTPN11、RAS、1型神经纤维瘤病(NF1)和CBL基因体细胞突变发生率分别达到35％、25％、10％和10％。大量人体和动物实验研究表明,RAS信号转导路径异常活化在JMML发病机制方面起关键作用。与JMML发病密切相关的其他基因包括CBL、SPRED1和转录中间因子1γ。JMML分子发病机制复杂,而且同一患者往往并不同时存在上述RAS信号转导路径相关基因的突变。

【临床表现】

JMML患儿多于2岁内起病,可急可缓,临床主要表现为发热、咳嗽、面色苍白、皮肤病变、出血及腹胀等。病初患儿常有呼吸道感染,皮肤浸润较多,40％～50％有皮肤浸润,是常见而且重要的特征,多表现为斑丘疹、黄色瘤及牛奶-咖啡斑等,对激素治疗无反应,皮肤活体组织检查常表现为单核细胞浸润表皮、深层真皮。最重要的是骨髓增殖性疾病的表现,可见肝脾大及淋巴结增大,且脾大明显。

【实验室检查】

1. 血常规 外周血血常规主要表现为白细胞及单核细胞增高,血红蛋白及血小板减少,出现幼稚细胞。白细胞计数大于$10×10^9/L$,70％患者外周血白细胞计数大于$25×10^9/L$,单核细胞绝对计数大于$1×10^9/L$;外周血涂片可见髓系前体细胞及幼红细胞,如原始及早幼粒细胞、晚幼粒细胞。外周血中原始细胞比例一般在5％～20％之间,同时可见嗜酸细胞、嗜碱细胞及有核红细胞。血红蛋白中度减低,血小板可正常或减少,半数在$50×10^9/L$以下。约50％的患儿胎儿血红蛋白(HbF)升高可作为诊断的重要参考依据。

2. 骨髓检查 骨髓穿刺涂片检查诊断JMML的价值不如外周血检查,但它是与其他造血系恶性肿瘤鉴别的重要检查手段。一般表现为有核细胞增生极度活跃,常见粒细胞系增生极度活跃,部分可表现为幼红细胞增生明显活跃;单核细胞在骨髓片中占5％～10％,个别患者大于30％,原始细胞小于20％,无Auer小体;骨髓病态造血少见,偶可见中性粒细胞假性Pelger-Huet样畸形、胞质中颗粒增多及幼红细胞巨幼样变等病态造血改变;骨髓巨核细胞数减少,巨核细胞病态造血少见。

3. 骨髓染色体核型分析 仅有30％的病例存在核型异常,如检出7号染色体单体,高度支持JMML诊断。排除Ph染色体也是JMML必要诊断条件之一。RAS信号路径相关基因突变及类型的分子生物学检测在JMML诊断和鉴别诊断方面极为重要。而JAK基因突变的检测有助于与其他MPN的鉴别。

【诊断】

2007年国际JMML工作小组JMML修订诊断标准,将诊断标准分为以下三类。

一类(必须同时符合下述所有标准):脾大;外周血单核细胞绝对计数大于$1.0×10^9/L$;骨髓或外周血幼稚细胞比例小于0.20;BCR/ABL融合基因阴性或Ph染色体阴性;年龄小于13岁。

二类(必须至少具有下述诊断标准中1项):RAS或PTPN11基因体细胞突变;符合1型神经纤维瘤病(NF1)诊断标准或存在NF1基因突变;7号染色体单体。

三类(必须具有下述诊断标准中 2 项):外周血白细胞大于 $10\times10^9/L$;外周血出现髓系幼稚细胞;血红蛋白 F 升高;除 7 号染色体外,单体的其他克隆性细胞遗传学遗传;粒细胞-巨噬细胞集落刺激因子高敏感性。

【鉴别诊断】

1.病毒感染　JMML 除外周血单核细胞比例升高外,也可出现髓系幼稚细胞,但比例一般小于 0.20,而病毒感染,尤其是巨细胞病毒感染等也可具有类似的临床表现。病毒感染多为良性临床过程,病毒血清学检查有助于二者的鉴别。

2.原发免疫性血小板减少症(ITP)　ITP 急性型多见于儿童,发病前 1～3 周常有上呼吸道及其他病毒感染史。出血征象明显。骨髓巨核细胞数量轻度增加或正常,巨核细胞发育成熟障碍,表现为巨核细胞体积变小、胞质内颗粒减少、幼稚巨核细胞增加、产板巨核细胞显著减少(小于 30%);红系、粒系、单核系正常。JMML 常存在血小板减少,往往伴有贫血、脾大,甚至为中重度贫血,而 ITP 如无显著出血表现则无贫血,脾一般不大。

【治疗】

1.化疗　JMML 对常规化疗、增强化疗疗效很差,长期生存率不足 10%,可应用 6-MP 或 6-TG 化疗降低白细胞,含 Ara-C 维持型治疗方案可能使脾缩小,但所有药物反应时间均短暂。增强化疗不能改善预后,但可增加治疗相关的不良反应。另外,干扰素 α、依托泊苷、维 A 酸、环磷酰胺、氟达拉宾试验性用于治疗 JMML,但疗效均不肯定。

2.异基因造血干细胞移植　异基因造血干细胞移植是唯一能改善 JMML 预后的治疗方法,造血干细胞移植后无病生存率为 24%～54%,亲属供者与无关供者移植临床疗效无明显差异,异基因移植 5 年复发率高达 50%,是 JMML 移植后失败的主要原因。对于移植复发者,行第 2 次移植,效果与第 1 次移植相似。

3.靶向治疗　目前新型靶向治疗药物的研究有了较大进展,这些药物通过抑制 RAS 信号通路相关蛋白,靶向治疗 JMML。目前研究的药物有法尼基转移酶抑制剂、唑来膦酸、雷帕霉素等。

(1)法尼基转移酶抑制剂　法尼基转移酶抑制剂是一种靶向 Ras 家族及其下游信号通路的新型抗肿瘤药物,通过抑制胞质内 Ras 蛋白法尼酰基化,阻止 Ras 蛋白转移至细胞膜而发挥抗肿瘤作用。目前主要有三种 FTIs 正进行临床试验,包括 SCH66336、R115777 和 BMS214662。美国儿童癌症组织对 47 例 JMML 患儿做了 R115777 二期临床试验,发现 58% 患儿对 R115777 具有反应,未出现严重不良反应。

(2)唑来膦酸　唑来膦酸是一种特异性地作用于骨的二碳磷酸盐化合物,具有影响骨代谢及抗肿瘤效应,可以抑制蛋白法尼基化及香叶酰化作用,从而抑制 RAS 活性。体外研究表明,唑来膦酸能抑制 JMML 患儿粒细胞-巨噬细胞集落形成,并呈剂量依赖性。目前该药仍处于基础研究中。

(3)雷帕霉素　雷帕霉素又称西罗莫司,属于三烯大环内酯类化合物,是体内雷帕霉素靶蛋白(target of Rapamycin,TOR)的靶向抑制剂。TOR 是真核生物中高度保守的一种大分子色氨酸/苏氨酸蛋白激酶,是 RAS 信号转导通路的重要分子。体外研究表明,它能在一定程度上抑制 JMML 患儿粒细胞-巨噬细胞集落自发性增长特性。

【预后】

JMML 的病程差别较大,约 30%的患儿病程进展迅速,在诊断后约 1 年内死亡,中位数生存期 5 个月至 4 年。本病大多数患儿死于器官浸润造成的器官衰竭等,20%~30%的患儿转变为急性白血病,尤其以转变为 AML 的 M_4 及 M_5 多见。患儿若不治疗,只有 5%的生存率,而异基因造血干细胞移植治疗有 50%的生存率。患儿的预后主要取决于诊断时的临床表现及对治疗的反应等,总体来说预后较差。目前较公认的提示预后不良的因素如下:①诊断时年龄大于 2 岁;②血小板计数小于 $33×10^9/L$;③胎儿血红蛋白明显升高(大于 15%)。

第三节   MDS/MPN-U 及 RARS-T

骨髓增生异常综合征/骨髓增殖性肿瘤不能分类(MDS/MPN-U)发病率较低,预后较差,平均生存时间为 21 个月。

暂定类-难治性贫血可出现环形铁幼粒细胞血小板增多(RARS-T),具有 MDS 的临床和形态学特征,伴有显著的血小板增多及环形铁幼粒细胞增多。

【病因和发病机制】

目前研究提示,暂定类-难治性贫血出现环形铁幼粒细胞血小板增多(RARS-T)可能是一种同时具有骨髓病态造血和骨髓增殖性肿瘤特征的髓系肿瘤,其可能的发病机制为体细胞经过 JAK2、MPL 或者其他未知基因突变从 RARS 发展而来。

【临床表现】

RARS-T 患者临床经过与 RARS 患者类似,多数有贫血症状,如乏力、倦怠,可出现中性粒细胞减少,及由此引发的感染。

【实验室检查】

1.血象 外周血血常规主要表现为血红蛋白较少,白细胞正常或减少,血小板计数为 $450×10^9/L$ 以上,此为诊断的重要依据。

2.骨髓象 骨髓有核细胞增生活跃,红系病态造血(如核出芽、碎裂、多核、核多分叶等),环形铁幼粒细胞大于 15%,原始细胞小于 5%,骨髓中出现巨大的非典型巨核细胞。

3.骨髓染色体核型分析 无特异性染色体异常,部分患者可检测到 JAK2 或 MPL 突变。

【诊断】

1.MDS/MPN-U 的 2008 版 WHO 诊断标准

(1)有 MDS 分类(难治性贫血(RA)、有环形铁幼粒细胞的难治性贫血(RAS)、多系病态造血的难治性血细胞减少(RCMD)、原始细胞过多难治性贫血(RAEB))中的一种临床和形态学特点,外周血和骨髓原始细胞小于 20%。

(2)有明显骨髓增殖性表现,如血小板为 600×109/L 且有巨核细胞增生或白细胞大于

等于 $13×10^9/L$,有或无明显脾大。

(3)无 CMPN 或 MDS 病史,无近期未用能引起骨髓增生异常或骨髓增殖样变化的细胞毒药物或生长因子,无 Ph 染色体、BCR-ABL 融合基因、5q-、t(3;3)(q21;q26)或 inv(3)(q21;q26)。

(4)骨髓增生异常或骨髓增殖样变化特点不能归入 MDS、CMPN、MDS/MPN 任何类型中。

2.RARS-T 的 2008 版 WHO 诊断标准

(1)RA 伴有红系病态造血和环形铁幼粒细胞大于 15%。

(2)BM 原始细胞小于 5%。

(3)血小板计数大于等于 $450×10^9/L$。

(4)骨髓中出现巨大的非典型巨核细胞,与 BCR/ABL1- 的 MPN 中所见的类似。

(5)不出现 del(5q)、t(3;3)(q21;q26)、inv(3)(q21;q26)等异常。

【鉴别诊断】

1.原发性血小板增多症　这是造血干细胞克隆性疾病,其特征为骨髓巨核细胞异常增生伴血小板持续增多,50%～70%患者有 JAK2/V617F 基因突变,其骨髓象无粒红系造血异常为鉴别要点。

2.RARS　两者区别在于 RARS-T 巨核系异常造血及血小板增多。

【治疗】

目前尚无统一规范有效的治疗方法。支持治疗主要为红细胞输注,粒细胞减少及缺乏的患者应预防感染,铁负荷过重者应进行除铁治疗。此类患者应用羟基脲有加重贫血风险,采用 MDS 样治疗,如雷利度胺治疗,可能有效。

【预后】

RARS-T 患者中位数生存期为 42～71 个月,总体预后差,有进展为 AML 的风险。

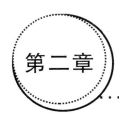

第二章 骨髓增生性疾病

骨髓增生性疾病是一组异质性疾病，为一种造血干细胞起源的克隆性骨髓增殖性异常，且存在向急性髓系白血病转化的倾向，其特点是在外周血中（有别于急性白血病）一系或多系血细胞增殖过度。此类患者存在血栓和出血性事件的风险。因为他们有潜在的异常，因此也存在容易患继发急性白血病的潜在风险。据法国、美国、英国（FAB）的分类，慢性骨髓增生性疾病包括四种疾病：慢性粒细胞白血病（CML）、真性红细胞增多症（PV）、原发性血小板增多症（PT）、病因不明的髓外化生（AMM，又被称为骨髓纤维化（MF））。2002年，WHO 提出了对这些疾病的另一种分类模式，增加慢性中性粒细胞白血病（CNL）和慢性嗜酸性粒细胞白血病（CEL）、嗜酸性粒细胞增多综合征（HES）。系统性肥大细胞增多症（SM）因有许多与骨髓增生性疾病相同的特点，部分学者认为也应归属于这一群体。2008 年修订后 WHO 关于 MPN 的分类标准确定它包括如下疾病：慢性粒细胞白血病，BCR-ABL 阳性（CML）、真性红细胞增多症（PV）、原发性血小板增多症（PT）、原发性骨髓纤维化（PMF）、慢性中性粒细胞白血病（CNL）、慢性嗜酸性粒细胞白血病，非特指性（CEL-NOS）、骨髓增殖性肿瘤，不能分类（MPN-U），以及肥大细胞增生症。

患者可能会存在些许非特异性症状及体征，如易疲劳、食欲下降、体重减轻、腹部不适、继发于脾大的早饱现象、出血、血栓形成、关节疼痛、继发性痛风性关节炎等，甚至可以出现因脾梗死和脾周围炎导致的左上腹和左肩疼痛。

本组疾病的发病、临床表现、病情转归有某些共同特征：①病变发生在多能造血干细胞；②各病以骨髓某系细胞恶性增殖为主，同时均有不同程度的累及其他造血细胞的表现；③各病症之间可共同存在或相互转化，如真性红细胞增多症可转变为骨髓纤维化；④细胞增生还可发生于脾、肝、淋巴结等髓外组织，即髓外化生。

第一节　慢性粒细胞白血病

慢性粒细胞白血病（CML）是一种骨髓增殖性肿瘤，起源于异常骨髓多能干细胞，且总是伴有 Ph 染色体阳性，分子学对应为 BCR-ABL 融合基因。病程发生较慢，临床症状轻微，可有明显脾大，甚至巨脾，周围血的中性粒细胞显著增多。未经治疗的 CML 自然病程为两个或三个阶段：初始为慢性期（CP），随后为加速期（AP）、急性变期（BP）；大多数患者因急性变而死亡。

【病因和发病机制】

CML 的病因不详，某些病例与辐射有关。95% 以上慢粒患者中可发现有 Ph1 染色体，即 t(9;22)(q34;q11),Ph1 染色体是 9 号染色体上的原癌基因 c-ABL 与 22 号染色体上的 BCR 基因(断裂点簇集区)发生易位融合,融合的 ABL/BCR 基因转录成一段 8.5 kb 的融合 mRNA 所致;编码生成的融合蛋白称 P210,具有增强的酪氨酸蛋白激酶的活性,导致粒细胞转化和增殖,目前认为它在慢粒的形成及恶性表型方面起重要作用。

【病理及分期】

CML 慢性期时白血病细胞侵袭性很小,主要局限于造血组织内增殖,包括血液、骨髓及脾,肝也可受累。根据其典型的疾病发展过程,可分为慢性期、加速期和急性变期。

【临床表现】

CML 占白血病的 15%～25%,各种年龄均可发病,以中年人最多见,起病隐袭。20%～40%的患者无症状,常在体格检查时发现白细胞数量异常才确诊。就诊时常见症状包括乏力、体重减轻、盗汗、脾大和贫血等。脾大有时可达脐或脐以下,质地坚实、平滑、无压痛。如果发生脾梗死则压痛明显,并有摩擦音。治疗后病情缓解时,脾往往缩小,但病变发展会再度肿大。约 50%患者有肝大。部分患者有胸骨中下段压痛。当白细胞显著增高时可有眼底静脉充血及出血。白细胞计数极度增高时(如高于 $200×10^9/L$)可发生白细胞淤滞症,表现为呼吸窘迫、头晕、语言不清、中枢神经系统出血、阴茎异常勃起等。慢性期一般为 1～4 年,以后逐渐进入加速期和急性变期。进入加速期后患者常有发热、虚弱、体重下降,脾进行性肿大,胸骨和骨骼疼痛,出现贫血和出血,加速期可维持数月到数年。急性变期为慢粒白血病的终末期,临床表现与急性白血病类似,可出现髓外白血病的临床表现。多数病例的急性变为急性粒细胞白血病,20%～30%为急性淋巴细胞白血病,偶有单核细胞、巨核细胞及红细胞等类型的急性变。急性变预后极差,往往在数月内死亡。

【辅助检查】

1. 血常规 白细胞可增至 $(12～1000)×10^9/L$,晚期增高明显,白细胞常达 $100×10^9/L$ 以上。主要为成熟阶段的中性粒细胞系且以中幼粒细胞至杆状核粒细胞的百分比最高。无明显发育异常,原始细胞通常小于 2%白细胞。绝对性嗜酸性粒细胞增多。血涂片中性粒细胞显著增多,可见各阶段粒细胞,以中性中幼、晚幼和杆状核粒细胞居多。疾病早期血小板多在正常水平,部分患者增多;晚期血小板逐渐减少,并可出现贫血。

2. 骨髓检查 骨髓增生明显至极度活跃,以粒细胞为主,粒细胞与红细胞比例可增至 $(10～50):1$,其中中性中幼、晚幼及杆状粒细胞明显增多。原粒细胞不超过 10%。嗜酸性粒细胞、嗜碱性粒细胞增多。红系细胞相对减少。巨核细胞正常或增多,晚期减少,偶见 Gaucher 样细胞(是吞噬细胞吞噬大量粒细胞膜而形成的)。

3. 中性粒细胞碱性磷酸酶(NAP)测定 NAP 活性降低或呈阴性反应。治疗有效时 NAP 活性可以恢复,疾病复发时又下降;合并细菌性感染时可稍升高。

4. 细胞遗传学及分子生物学改变 90%～95%的 CML 患者有特征性的 t(9;22)(q34;q11.2)易位,形成 Ph 染色体[del(22q)]。这种易位使得 22 号染色体上的 BCR 基因序列与 9 号染色体上 ABL1 基因序列融合。其余病例或是在 9 号与 22 号染色体之外还累及第 3 甚至累及第 4 条染色体的变异易位,或者是有常规细胞遗传学分析不能发现的 9q34 与 22q11.2 的隐匿易位。Ph 染色体可见于粒细胞、红细胞、单核细胞及巨核细胞等中。PCR

查 BCR/ABL 融合基因灵敏度达 $1/10^6$，对微小残留病灶的检测很有帮助。CML 急性变过程中，尚可出现其他染色体畸变，如+8、额外的 Ph 染色体或 17 号染色体长臂的等臂染色体等。

5.血液生化检查　血清及尿中尿酸浓度增高，主要是化疗后大量白细胞破坏所致。血清维生素 B_{12} 浓度及维生素 B_{12} 结合力显著增加，且与白血病细胞增多程度成正比。其原因与白血病粒细胞和正常粒细胞产生过多的运输维生素 B_{12} 的钴胺传递蛋白Ⅰ、Ⅲ有关。

【诊断】

根据脾大、白细胞增高、NAP 积分偏低或为零分、Ph 染色体和（或）BCR/ABL 基因阳性可作出诊断。对于临床上符合 CML 条件而 Ph 阴性者，应进一步做 BCR/ABL 融合基因检测。

确诊为 CML 后还需做分期诊断。

1.慢性期　慢性期无临床症状或有低热、乏力、多汗、体重减轻和脾大等。白细胞计数增多，主要为中性中幼、晚幼和杆状粒细胞，原始细胞小于 10%。嗜酸性粒细胞和嗜碱性粒细胞增多，可出现少量幼红细胞。骨髓增生活跃，以粒系为主，中晚幼粒细胞和杆状核粒细胞增多，原始细胞小于 10%。CFU-GM 培养集落和集簇比正常的明显增加。

2.加速期　具有下列之二者，可考虑本期：①不明原因的发热，贫血和出血加重，可伴骨骼疼痛；②脾进行性肿大；③非药物引起的血小板减少或增加；④原始细胞在血或骨髓中占 10%～20%；⑤嗜碱性粒细胞在外周血中大于 20%；⑥骨髓中有明显的胶原纤维增生；⑦出现 Ph 以外的染色体畸变；⑧抗慢粒白血病的化疗药物治疗无效；⑨CFU-GM 培养集簇增多，集簇和集落的比值增高。

3.急性变期　急性变期为加速期的临床症状进一步恶化，如具有下列之一即可诊断为急性变期：①原始细胞或原淋巴细胞＋幼淋巴细胞，或原单＋幼单在血或骨髓中＞20%；②外周血中原始细胞＋早幼粒细胞＞30%；③骨髓中原始细胞＋早幼粒细胞＞50%；④有髓外原始细胞浸润的临床表现和病理证据。

【鉴别诊断】

1.Ph 染色体阳性的其他白血病　Ph 染色体虽为慢粒白血病标记染色体，但在 2% 急粒白血病、5% 儿童急淋白血病及 20% 成人急淋白血病中也可出现，应注意鉴别。

2.其他原因引起的脾大　血吸虫病肝病、慢性疟疾、黑热病、肝硬化、脾功能亢进等均可出现脾大。但各种疾病均出现原发病的临床特点，血象及骨髓象无慢粒白血病的改变、Ph 染色体阴性等。

3.类白血病反应　类白血病反应常并发于严重感染、恶性肿瘤急性溶血、急性失血、创伤等疾病。白细胞计数可达 $50×10^9/L$。类白血病反应有各自的病因和临床表现。原发病控制后，类白血病反应也随之消失。此外，脾大常不如 CML 显著。嗜酸性粒细胞和嗜碱性粒细胞不增多，NAP 反应强阳性，细胞中 Ph 染色体阴性，血小板和血红蛋白量大多正常。

4.骨髓纤维化　原发性骨髓纤维化脾大显著，血象中白细胞增多，并出现幼粒细胞等，可与慢粒白血病混淆。但骨髓纤维化外周血白细胞大多不超过 $30×10^9/L$，NAP 阳性。此外，幼红细胞持续出现于血中，红细胞形态异常，特别是泪滴状红细胞易见，Ph 染色体阴性，病程较长。

【治疗】

CML 的治疗依赖于疾病的分期、年龄和健康状况等。

1. 化疗　化疗虽可使大多数 CML 患者达到血液学完全缓解，但患者的中位数生存期（40 个月左右）并未改善。

（1）羟基脲　羟基脲为 S 期特异性抑制 DNA 合成的药物，起效快，但持续时间较短。用药后两三日白细胞计数迅速下降，停药后又很快回升。对血小板的影响较小。可致红系巨幼样变。常用剂量为每日 3 g，分 2 次口服，待白细胞计数减至 20×10^9/L 左右，剂量减半；降至 10×10^9/L 时，改为小剂量（每日 0.5～1.0 g）维持治疗。需经常检查血象，以便调节药物剂量。不良反应较少，与烷化剂无交叉耐药性。用该药治疗 CML，其中位数生存期比用白消安者稍长，且急性变率也低些，为当前首选化疗药物。

（2）白消安　白消安作用于血细胞的前体细胞水平。用药 2～3 周，外周血白细胞才开始减少，停药后白细胞减少可持续 2～4 周，故应掌握剂量。初始剂量为每日 4～6 mg，口服。当白细胞计数降至 20×10^9/L 时宜暂停药，待稳定后改小剂量（每 1～3 日 2 mg），使白细胞计数保持在 $(7～10) \times 10^9$/L。用药过量往往造成严重的骨髓抑制，且恢复较慢。个别患者即使剂量不大也可出现骨髓抑制，应提高警惕。长期用药可出现肺间质纤维化、皮肤色素沉着，类似慢性肾上腺皮质功能减退的表现，精液缺乏及停经，此外，还可能促使慢性期提前急性变。

（3）靛玉红　靛玉红是从中药当归芦荟丸主要成分青黛中提取的药品。剂量为每日 150～300 mg，分 3 次口服，用药后 20～40 日白细胞下降，约 2 个月可降至正常水平。不良反应有腹泻、腹痛等。

（4）小剂量 Ara-C　小剂量 Ara-C 15～30 mg/（m^2·d）静脉滴注或皮下注射，不仅可控制病情发展，而且可使 Ph 细胞减少甚至转阴。

（5）干扰素 α　干扰素 α 剂量为每日 $(3～9) \times 10^6$ U，皮下或肌内注射，每周 3～7 次。持续用数月至 2 年不等。药物起效慢，对白细胞过多者，宜在第 1～2 周并用羟基脲或白消安。约 1/3 患者 Ph1 染色体细胞减少。该药与小剂量阿糖胞苷联合应用，可提高疗效。

（6）其他药物　三溴甘露醇、6-MP、苯丁酸氮芥、环磷酰胺及其他联合化疗也有效，但只有在上述药物无效时才考虑。还有 STI571（格列卫）。

化疗时宜加用别嘌醇（100 mg，每 6 h 一次），并保持每日尿量在 1500 mL 以上和尿碱化，防止尿酸性肾病。待白细胞计数下降后停药。

2. 骨髓移植　移植应在 CML 慢性期缓解后尽早进行，其 3～5 年无病存活率为 60%。以 45 岁以下为宜。由于目前异基因造血干细胞移植仍然是唯一治愈 CML 的方法，美欧指南均指出，对于年龄小于 45 岁，有 HLA 相合供者，可行异基因造血干细胞移植，尤其是高危慢性粒细胞白血病患者。

3. 白细胞单采　采用血细胞分离机可除去大量白细胞，减少体内白细胞数量。主要用于白细胞淤滞症，以缓解危险状况，也可用于急需治疗的孕妇。

4. 脾区放射和脾切除　目前脾区放射偶用于伴有胀痛的巨脾，以缓解症状。

5. 靶向治疗药物　针对 CML 的基因 BCL/ABL 靶向药物，研制出酪氨酸激酶抑制剂。伊马替尼是第一个成功用于治疗 CML 的药物。伊马替尼与 ATP 竞争结合 BCR-ABL 激酶域，因而防止了其底物上的酪氨酸残基磷酸化。通过这种方式阻断癌基因信号，对于控制疾病,特别是当用于早期慢性期十分有效。然而,带有点突变的白血病性祖细胞亚克隆的出现使得白血病细胞对伊马替尼出现耐药,特别是 AP 与 BP。因而第二代化合物尼罗替尼与达沙替尼可防止大多数但不是所有的激酶域突变导致的伊马替尼耐药。对于 CML-CP 患者,每日 400 mg 口服,在 12 个月时 70%的患者、5 年时 80%的患者可以获得完全细胞遗传缓解(CCyR),8 年的总生存率达 84%,在 CCyR 状态下存活者达 77%,但伊马替尼无失败生存率为 50%,这说明开始伊马替尼治疗的患者虽然大多数能很好地存活,但仍有部分患者因其疗效不满意或不良反应不能耐受而改变治疗。较之伊马替尼,在理论上尼罗替尼是一个疗效和选择性更强的 BCR-ABL 抑制剂,虽然是二线用药,但在欧美国家已用于一线治疗,用法是 300 mg,每日 2 次,口服,或 400 mg,每日 2 次,口服。尼罗替尼可以使更多的患者在 1 年时达到 CCyR,并且耐受性好,对于高危组患者有较大优势。另外从欧美指南及中国慢粒专家共识都推荐在伊马替尼治疗失败或耐药及伊马替尼治疗由于不良反应不能耐受尼罗替尼时作为二线用药。而达沙替尼是一个多靶点激酶抑制剂,在体外对 BCR-ABL 蛋白的抑制作用是伊马替尼的 300 倍,就像尼罗替尼一样,使用达沙替尼的大多数数据来自伊马替尼失败者,但达沙替尼是唯一被批准用于进展期 CML 患者的 2 代 TKI,用于进展期剂量为 70 mg,每日 2 次,口服。达沙替尼在 1 年时,比伊马替尼获得更高的 CCyR,但易发生胸腔积液。博苏替尼是一个双向 SRC 和 ABL TKI,目前还没有批准于一线或二线治疗,由于有较好的有效性及安全性,此药很快被批准用于一线治疗,其用法为 500 mg,每日 1 次,口服,与伊马替尼比较,其不良反应减少,不良反应仅有腹泻,一年期 CCyR 与伊马替尼相似,但博苏替尼有更高的分子生物学缓解性(MRs)。

6.CML 急性变的治疗　CML 急性变可按急性白血病化疗方法治疗:如果是慢粒急性淋巴白血病变,可采用 ALL 的诱导方案,即 VCAP 或 VDLP 方案;如果是急粒变,可采用急性髓系白血病方案,DA、IA 或 MA、HA 等方案。但患者对药物耐受性差,缓解率低且缓解期很短。取慢性期缓解时骨髓低温保存,作为急性变时自身骨髓移植应用,虽部分患者可进入第二次慢性期,但维持时间短,多不超过 3 个月。因此一旦获得慢性期应该尽早行异基因造血干细胞移植,仍然有 30%患者获得治愈。近年来由于 TKI 应用,CML 急性变期患者治疗有了明显改观,在急性变期采用达沙替尼每日 70 mg,口服,相当一部患者再次回到慢性期,为异基因造血干细胞移植提供了机会。

【预后】

CML 中位数生存期为 2～3 年,传统化疗方案(白消安、羟基脲)中位数生存期为 4 年,仅轻度延缓了 AP 与 BP 的进展,10 年总体生存率(OS)小于 10%。采用异基因造血干细胞移植,10 年OS 为 10%～70%,主要取决于疾病阶段、患者年龄及供体类型。在当前 PTKI 治疗时代,参考血液学、遗传学、分子学水平上的治疗反应,采用伊马替尼治疗后完全细胞遗传学反应率为 70%～90%,5 年无进展生存率为 80%～95%。与预后有关的因素如下:①脾大小;②血中原粒细胞数;③嗜碱性粒细胞及嗜酸性粒细胞数;④有无骨髓纤维化。

第二节　真性红细胞增多症

真性红细胞增多症(PV)简称真红,是一种慢性骨髓增殖性肿瘤,其特征为红细胞的产

27

生增加脱离红细胞生成的正常调节机制。PV 的自然进展包括演化为骨髓增生异常综合征/白血病前期/急性白血病,但发病率不高。诊断 PV 不需排除各种原因的继发性红细胞增多症,遗传性红细胞增多症及其他 MPN。发病高峰年龄集中在 50～60 岁之间,男性患病稍多于女性,发病比例为(1～2):1。

【病因和发病机制】

多数 PV 患者基础病因不明。曾有报道,某些家族有遗传倾向。在极少数病例曾提示电离辐射、职业性毒物接触可能是致病原因。真红系克隆性造血干细胞病,源自一个造血干细胞的病态增生。病变的发生主要累及血液和骨髓,但脾和肝也可受累,而且是疾病晚期髓外造血的主要场所。但是,任何器官都可因伊红细胞容量增大引起血管病变而受到损害。约 90% 的病例存在体细胞性 Janus2 激酶基因的功能获得性突变:JAK2V617F 或另外的功能类似的 JAK2 突变,导致红系和巨核系细胞发生增殖,即全髓增殖。

10%～20% 的 PV 患者在诊断时有细胞遗传学异常,包括 8-三体畸形、9-三体畸形、20q 缺失。33% 的患者中发现不能用常规细胞遗传学检测的染色体 9p 上杂合性特征的丢失。染色体异常的频率随诊疗疾病的进展而增加。

【病理及分期】

PV 是一种累及髓系三系克隆性干细胞疾病。有研究表明,PV 还累及 B 细胞。PV 的特征是不依赖于生长因子的红系增殖,生成更高的红细胞总量;在体外,内源性红系集落生长表明祖细胞在 EPO 的情况下形成 CFU-E 和 BFU-E。PV 病变主要累及骨髓、脾、肝。骨髓内红髓明显增多,而脂肪组织相对减少。骨髓结构仍基本正常,红系增生极为明显,粒细胞及巨核细胞系常同时增生,也可其中之一系增生,部分患者仅红系单独增生。幼红细胞在静脉窦旁呈岛状增生,各阶段幼稚粒细胞在小梁旁及血管周围弥漫性增生,巨核细胞在小梁间区增生。骨髓中增生的细胞呈高度异型性,血窦扩张显著。骨髓储铁细胞及铁颗粒明显减少,约 80% 的患者铁染色阴性。病程后期,成纤维细胞及血管明显增生,同时出现大红细胞造血岛,伴不成熟粒细胞和异型巨核细胞。网状纤维染色示网状纤维高度增生,预示将转化或伴有骨髓纤维化。

早期肿大的脾窦显著扩张、充血,红系细胞增多,伴少量幼稚红细胞。晚期可出现三系造血细胞类似髓样化生。脾轻度或中度肿大,充血,表面光滑,切面暗红,镜下见脾窦扩张,可见髓外化生。后期病例大都有髓样化生,显示疾病发展为骨髓纤维化。肝大,也可不大,表面光滑,呈暗红色,镜下见肝窦扩张、淤血,可出现髓外化生,也可有肝硬化的表现。此外,可由于各种并发症而出现其他病理变化。

PV 可分为三期:①前驱性多血前期,其特点为只有交界性轻度红细胞增多;②明确的多血期,红细胞容积显著增大;③消耗期或多血期后骨髓纤维化期(post-PV MF),此期出现贫血和其他血细胞减少,与无效造血、骨髓纤维化、髓外造血(EMH)和脾功能亢进有关。

【临床表现】

本病起病缓慢,可在病变若干年后才出现症状。有的在偶然血液检查时才被发现。临床表现与血容量、血液黏滞度增加紧密相关。症状根据患者病情、病期不同而有很大差别。

在血容量和血液黏滞度明显升高时,可出现下列各种临床症状。PV 的主要症状与红细胞容量增大引起的高血压和血管异常有关。

近 20% 的患者有发作性静脉或动脉栓塞,如深静脉血栓、心肌缺血或脑卒中,并可以是 PV 的首发表现。肠系膜、门静脉、脾静脉栓塞及 Buud-Chiari 综合征应考虑到 PV 可能是基础病因,而且可以出现在明显的多血期开始之前。主要主诉为头痛、眩晕、视觉障碍及感觉异常等,也常出现瘙痒、指端红痛和痛风。在明显的多血期,常见的体格检查发现是多血症,70% 的患者可触及脾大,40% 的患者出现肝大。本病 10%～16% 患者合并消化性溃疡,与组胺分泌增多,刺激胃酸分泌增高,胃活动增强和十二指肠的小血管血栓形成有关。临床表现与普通消化性溃疡相似。

患者可因骨髓增生、细胞过度增殖,使核酸代谢亢进,导致血、尿中尿酸水平增高所致。少数患者可继发痛风,或继发尿路、胆道形成尿酸性结石。

【辅助检查】

1.血常规

(1)红细胞

①红细胞计数和血红蛋白增高:红细胞计数大多为 $(6～10)×10^{12}/L$,血红蛋白高达 $170～240\ g/L$。

②血细胞比容增高:男性达到 0.54,女性达到 0.50,患者常在 0.60～0.80。

③用 ^{51}Cr 标记法测红细胞容量大于正常值:男性大于 $36\ mL/kg$,女性大于 $32\ mL/kg$。

④红细胞形态改变:病初期不明显,当脾高度肿大伴髓外造血时,外周血出现有核红细胞,红细胞大小、形态不等,可见卵圆形细胞、椭圆形细胞和泪滴样细胞。

⑤红细胞寿命:病初正常或轻度缩短,晚期由于脾髓外造血及单核-吞噬细胞系统功能增强,红细胞寿命可缩短。

⑥血及尿中红细胞生成素水平正常或降低,明显低于继发性真性红细胞增多症患者。

(2)粒细胞 约 2/3 患者白细胞计数增高,多在 $(10～30)×10^9/L$,常有核左移,嗜碱性粒细胞比值也增高。中性粒细胞碱性磷酸酶积分大多增高,而继发性红细胞增多患者一般均正常。

(3)血小板及凝血功能 血小板计数大多高于正常值,为 $(300～1000)×10^9/L$。可见体积增大、畸形血小板和巨核细胞碎片。血小板寿命轻度缩短,其黏附、聚集及释放功能均降低。而出血时间、凝血酶原时间、部分凝血活酶时间及纤维蛋白原含量一般正常。

2.血容量及血液黏滞度 血浆容量一般正常或稍低,总血容量增多及红细胞容量明显增多。血液黏滞度增高,可达正常人的 5～8 倍。

3.骨髓检查 各系造血细胞都显著增生,脂肪组织减少,巨核细胞增生较明显。粒细胞与幼红细胞比例常下降。铁染色显示储存铁减少。

4.血液生化 多数患者的血尿酸增加,血清 γ-球蛋白可增多,$α_2$-球蛋白降低。约 2/3 患者有高组胺血症和高组胺尿症。血清维生素 B_{12} 及维生素 B_{12} 结合力增加。血清铁降低,血液和尿中红细胞生成素减少。

5.其他

①绝大多数患者动脉血氧饱和度正常,可与因缺氧所致的继发性红细胞增多症相鉴别。

②红系祖细胞培养：正常情况下，在体外培养中加入 EPO，红系集落形成单位（CFU-E）和爆式集落形成单位（BFU-E）才能生长。PV 患者不加 EPO 也能生长，而继发性红细胞增多症患者则无此现象。

③染色体异常，非整倍体，尤其是三倍体型较多见，但一般无特异性。

④2/3 未治疗患者血中的组胺水平增高。

⑤基础代谢率中度增高。

【诊断】

根据红细胞持续增多、多血症、脾大三项，并能排除继发性红细胞增多症，可确立诊断。对早期临床表现不典型者诊断不易确立。

世界卫生组织关于 PV 诊断标准（表 2-1）：诊断需要所有两个主要标准加一个次要标准或主要标准中第一条加两个次要标准。

表 2-1　世界卫生组织关于 PV 诊断标准

主要标准

1. 血红蛋白，男性大于 185 g/L，女性大于 165 g/L，或有其他红细胞容量增加的证据*

2. 有 JAK2、V617F 或其他功能类似的突变，如 JAK2 外显子 12 突变

次要标准

1. 骨髓活体组织检查示相对于年龄的三系过度增生（全髓增生）伴有红系、粒系和巨核系显著增殖

2. 血清红细胞生成素水平低于正常参考范围

3. 体外内源性红系集落形成

* 血红蛋白或血细胞比容高于根据年龄、性别及居住地海拔高度方法特异性测算的参考范围地 99 百分位点；或者男性大于 170 g/L，女性大于 150 g/L，而有记录证明，HGB 持续升高超过本人基值量 20 g/L 以上，且不是由于纠正缺铁的结果；或者红细胞容量增多，超过平均正常预算值的 25%。

【鉴别诊断】

1. **相对性红细胞增多症**　因血浆容量减少，血液浓缩而红细胞量并不增多的病症，发生于严重脱水、大面积烧伤、慢性肾上腺皮质功能减退等。

2. **继发性红细胞增多症**　出现于慢性缺氧状态，如高山居住、肺气肿和肺部疾病，发绀性先天性心脏病、肺源性心脏病、慢性风湿性心瓣膜病，以及氧亲和力增高的异常血红蛋白病等。也可因肾囊肿、肾盂积水、肾动脉狭窄等，以及皮质醇增多症、各种肿瘤（如肝癌、肺癌、小脑血管母细胞瘤、肾上腺样瘤、子宫平滑肌瘤等）而引起。

3. **应激性红细胞增多症**　由于精神紧张或用肾上腺素后脾收缩所致，常为一过性。患者伴有高血压而红细胞容量正常。

4. **慢性粒细胞白血病**　PV 患者可出现脾大及粒细胞增多，晚期周围血幼粒细胞可明显增多，与 CML 相似，Ph 染色体、BCR/ABL 基因和中性粒细胞碱性磷酸酶积分有鉴别意义。CML 患者 Ph 染色体、BCR/ABL 大多为阳性，而碱性磷酸酶积分低于正常，PV 则与之相反。但仍有少数病例需一段时间的临床观察后才能最后做出鉴别。PV 与 CML 偶尔并存。

【治疗】

目前尚无根治手段，药物性治疗并不能明显延长生存时间以及预防疾病的进展。目前

大多采用综合治疗,其目的在于抑制骨髓造血功能,使血容量及红细胞容量尽快接近正常,使病情缓解,减少血栓等并发症的发生。

真性红细胞增多(PV)采用姑息治疗。年龄小于 40 岁,无症状患者红细胞增多可以被认为是可以单独应用放血疗法治疗的,以维持血细胞比容水平不到 45%。高危且伴随全身症状的患者、有血栓或出血病史的患者、高频次放血的患者,或大于 69 岁的患者,最好应用羟基脲等抑制骨髓。

老年患者的替代治疗是放射性磷(^{32}P),但这是不适合年轻的患者,因为可能引起继发性白血病。

1.对症治疗　皮肤瘙痒大多随着骨髓增生被抑制后减轻或消失。顽固者可以试用抗组胺类药物,如息斯敏、西咪替丁。有高尿酸血症者,可用别嘌醇,如合并痛风性关节炎,可并用秋水仙碱、糖皮质激素。对于血栓形成,不主张使用血小板抑制剂,如阿司匹林、双嘧达莫,因其并不能减少血栓形成,反而增多胃肠道出血机会。

2.静脉放血及红细胞单采术　静脉放血可在较短时间内使血容量降至正常,症状减轻。每隔 2～3 日放血 200～400 mL,直至红细胞计数在 $6.0×10^{12}$/L 以下。放血后维持疗效 1 个月以上,本法简便。较年轻患者如无血栓并发症可单独采用。但放血后有引起红细胞及血小板反跳性增高的可能,反复放血又有加重缺铁倾向,宜加以注意。对老年及有心血管疾病者,放血可能引起血栓并发症,要谨慎,一次不宜超过 200～300 mL,间隔期可稍延长。

采用血细胞分离机进行治疗性红细胞单采术,可迅速降低血细胞比容和血液黏度,改善临床症状。治疗性红细胞单采术一次即可使血红蛋白降至正常范围,如联合化疗,则可维持疗效,但应补充与去除红细胞等容积的同型血浆。本治疗适用于伴白细胞或血小板减少或妊娠的患者。

3.化学治疗

(1)羟基脲　羟基脲对 PV 有良好抑制作用,每日剂量为 15～20 mg/kg。如白细胞计数维持在$(3.5～5.0)×10^9$/L 之间,可长期间歇应用。缺点是停药后缓解时间短,治疗过程中需频繁监测血象。

(2)烷化剂　通过抑制骨髓增殖起作用,有效率为 80%～85%。常用的有白消安、环磷酰胺、苯丁酸氮芥及美法仑,治疗作用较快,缓解期长,疗效可持续半年左右。苯丁酸氮芥副作用较少,不易引起血小板减少。用量和方法:开始剂量,环磷酰胺为每日 100～150 mg,白消安、美法仑为每日 4～6 mg。缓解后停用 4 周后可给予维持量,环磷酰胺为每日 50 mg,白消安为每日或隔日 2 mg。

(3)高三尖杉酯碱　常用剂量每日 2～4 mg 肌内注射或加入 5% 葡萄糖溶液中静脉点滴,7～14 日为 1 个疗程。可使红细胞计数短期内明显下降,甚至达正常水平。通常 1 个疗程疗效可持续 3～6 个月,复发后再用仍有效。

4.放射性核素治疗　^{32}P 的 β 射线损伤 DNA 和 RNA,从而抑制血细胞生成,使细胞数降低,达到治疗效果。

5.干扰素-α　可抑制 PV 克隆的增殖,目前已用于临床,剂量为 300 万 U/m²,每周 3 次,皮下注射。治疗 3 个月后脾缩小,缓解率可达 80%。

【预后】

本病如无严重并发症,病程进展缓慢,患者可生存 10～15 年或以上。不治疗者平均生存期仅18个月,治疗者中位数生存期为8～16年,主要死亡原因为血栓、栓塞及出血,部分病例晚期可转变为白血病或发生骨髓纤维化、骨髓衰竭等。

第三节 原发性血小板增多症

原发性血小板增多症(PT),又称特发性血小板增多症、出血性血小板增多症,是一种主要累及巨核细胞系的慢性骨髓增殖性肿瘤。其特征为外周血中血小板计数持续增高,血小板计数大于等于$450\times10^9/L$,骨髓中大而成熟的巨核细胞数量增多,临床上发作性栓塞和(或)出血。由于PT无已知的特异性遗传学或生物学标记,必须排除其他原因引起的血小板增多,包括其他类型MPN、炎症和感染性疾病、出血及其他类型的造血与非造血组织肿瘤。

【病因和发病机制】

该病病因不明。多发生在50～60岁,无明显性别差异性。第二个发病高峰多在妇女,常发生在30岁左右。也可发生于儿童,需与罕见的遗传性血小板增多症相鉴别。

【病理及分期】

骨髓和血液是主要受累部位,脾无明显的髓外造血,但却是凝聚血小板的部位。由于多能干细胞的异常,导致骨髓中巨核细胞持续增殖,血小板生成增多,加之血小板的寿命大多正常,因此血小板计数明显增高。

本病的出血机制主要与血小板功能缺陷有关,如血小板黏附及聚集功能减退,释放功能异常,血小板因子Ⅲ有效性降低等。

【临床表现】

患者多于常规外周血检查时偶然发现血小板显著增多,半数以上患者无明显症状。其余患者有血管栓塞或出血的某些表现。微血管栓塞可导致短暂性脑缺血发作、指(趾)缺血伴有感觉异常及坏疽。较大的动脉和静脉也可有血栓形成,如Budd-Chiari综合征。黏膜表面出血比较常见,如胃肠道和上呼吸道。约有50%的患者有轻度脾大,15%～20%有肝大,一般无淋巴结增大。20%可出现无症状脾梗死,导致脾萎缩。本病禁忌行摘脾手术,因手术后血小板进一步显著增加可导致血栓栓塞并发症,甚至危及生命。此外,一般手术也可促使血小板增多,也应慎重考虑。

【辅助检查】

1.血常规　血小板计数多在$(1000\sim3000)\times10^9/L$,涂片可见血小板显著增多,且大小不等,从微小型到不典型的大型或巨大型。可见到形状怪异、有伪足和无颗粒的血小板,但不正常。白细胞计数和分类通常正常,有时白细胞计数可以稍微增多。嗜碱性粒细胞缺如或极少。红细胞通常为正细胞正色素性,除非因反复失血造成缺铁,这时可呈小细胞低色素性。无幼红细胞、幼粒细胞和泪滴形红细胞。中性粒细胞碱性磷酸酶(NAP)活性增高。少数患者可伴红细胞增多。

2.骨髓检查　各系细胞均明显增生,以巨核细胞增生为主。可见到大型核过度分叶的巨核细胞均增多,并有大片血小板,原粒细胞不增多,也无骨髓发育异常。骨髓活体组织检查示巨核细胞显著增殖,主要是大型或巨大型,胞质丰富而成熟。40%~70%骨髓穿刺标本中可染铁阳性。

3.血小板及凝血功能试验 多数患者血小板黏附率降低,ADP 诱发的血小板聚集功能异常,血小板因子Ⅲ有效性降低。凝血检查一般正常,少数患者呈高凝状态。出血时间、凝血酶原消耗试验及血块回缩等可不正常。

4.染色体检查 染色体检查结果不一。可出现异常核型,多为 C 组染色体的增多或缺失,另可有 Ph1 染色体、超二倍体、二倍体和 G 组染色体变化等。有人认为,21q-可能是本病染色体畸变的一个重要特征。JAK2、V617F 突变发生率仅为 40%~50%,且该突变对PT 不具有特异性,但有该基因突变可以肯定排除反应性血小板增多。

【诊断】

原发性血小板增多症的诊断标准见表 2-2。

表 2-2 原发性血小板增多症的诊断标准

1.血小板计数持续性超过 $450×10^9/L$

2.骨髓活体组织检查标本显示主要为巨核细胞系增殖,胞体增大的成熟巨核细胞增多。无中性粒细胞系或红细胞系显著增多或核左移

3.不符合 WHO 真性红细胞增多症,原发性骨髓纤维化,BCR-ABL 阳性 CML 或骨髓增生异常综合征或其他髓系肿瘤的诊断标准

4.证实有 JAK2、V617F 或其他克隆性标志;或无 JAK2、V617F,也无反应性血小板增多的证据

(1)检查期间持续存在

(2)在血清铁蛋白降低的情况下,铁替代治疗不能使血红蛋白升高到真性红细胞增多症的范围。根据血红蛋白与血细胞比容水平排除真性红细胞增多症,不需要单纯测量血细胞比容

(3)要求没有相关的网状纤维增生、胶原纤维增生、外周血幼稚粒红系细胞增多,也没有骨髓有核细胞显著增多伴有 PMF 典型的巨核细胞形态,包括小的到大的巨核细胞,核与质比例异常,核深染,呈球形或不规则折叠形,并密集成簇

(4)要求无 BCR-ABL

(5)要求无红系和粒系发育异常

(6)反应性血小板增多的原因包括缺铁、脾切除、外科手术、感染、炎症、结缔组织病、转移癌及淋巴增殖性疾病。若符合前三项诊断标准,虽有引起反应性血小板增多的疾病存在,也不能排除 ET 的可能性

【鉴别诊断】

1.继发性血小板增多症 继发性血小板增多症多继发于脾切除术后、溶血性贫血、急性失血后、慢性或急性感染、肿瘤性疾病等(表 2-3)。

表 2-3 原发性与继发性血小板增多症的鉴别

项 目	原 发 性	继 发 性
病因	不明	继发于某种病理或生理状态
病期	持续性	常为暂时性
血小板计数	常大于 $1000×10^9/L$	一般小于 $1000×10^9/L$

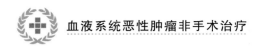

续表

项　目	原　发　性	继　发　性
血小板生存时间	正常或轻度缩短	一般正常
血小板形态与功能	常不正常	一般正常
骨髓巨核细胞	显著增多,并可见幼稚巨核细胞	轻度增多
白细胞计数	常增多	一般正常
脾大	常有	常无
血栓和出血	常见	少见

2.其他骨髓增生性疾病　见本章第四节原发性骨髓纤维化一节。

【治疗】

治疗目的是减少血小板,以控制和预防出血、血栓形成和栓塞。

1.骨髓抑制药　骨髓抑制药为本病主要治疗措施,目的是破坏异常的巨核细胞,使血液循环中的血小板计数恢复正常或接近正常。血小板计数在 $1000 \times 10^9 /L$ 以上者,可用白消安每日 $4 \sim 8$ mg、环磷酰胺每日 $100 \sim 200$ mg、羟基脲 15 mg/(kg·d)等,均有一定疗效,需 $3 \sim 4$ 周或更长时间,以获缓解。血小板再度增多时可重复使用。

2.放射性核素　^{32}P 为治疗本病的重要手段,效果佳,见效快。可口服或静脉注射,首次剂量为 $(11.1 \sim 14.8) \times 10^7$ Bq,必要时 3 个月后重复给药。

3.干扰素 α(IFN-α)　对人巨核细胞前体细胞有抗增殖作用,故对本病也有效,但停药后易复发。

4.血小板单采术　血小板单采术可迅速减少血小板量,改善其状态。在紧急情况下(手术前、伴急性胃肠道出血的老年患者、分娩前及骨髓抑制药不能奏效时)采用。据病情和需要决定血小板置换次数和间隔期。一般临床上多与其他疗法并用。

5.出血和血栓、栓塞的治疗　出血以继发于血栓形成者较多,可选用抗血小板黏附和聚集的药物(如双嘧达莫、阿司匹林)改善出血倾向。如发生血栓形成或栓塞,可用纤溶激活剂治疗。

【预后】

根据血小板增多的程度,病程不一。大多数病例进展缓慢,其中部分病例临床呈良性过程。中位数生存期常在 $10 \sim 15$ 年及以上。有反复出血或血栓形成者,预后较差,这是本病主要致死的原因。少数患者转化成其他骨髓增生性疾病。

第四节　原发性骨髓纤维化

原发性骨髓纤维化(PMF)又称为慢性特发性骨髓纤维化、原因不明性髓样化生、骨髓纤维化或硬化伴髓样化生、特发性骨髓纤维化等,是一种克隆性骨髓增殖性肿瘤,特征为骨髓中以巨核细胞和粒系细胞增殖为主,至病情充分发展期伴有反应性纤维结缔组织沉积和髓外造血(EMH)。

PMF 的进展呈阶段性，从起初的骨髓过度增生、没有或仅有少量网状纤维的纤维化前期，进展为骨髓网状纤维或胶原纤维显著增生的纤维化期，常伴骨硬化。PMF 纤维化期的特征为外周血涂片出现幼稚粒红系细胞及泪滴形红细胞，并有肝大、脾大。

【病因和发病机制】

本病病因目前尚不明了。发病机制近来认为，PMF 是一种原因不明的累及具有多潜能分化能力的原始间质细胞的骨髓增生性疾病。纤维组织增生发生在骨髓及脾、肝髓外造血灶的周围。某些病例曾被证明与接触苯或电离辐射有关。

在本病初期，骨髓增生明显活跃时，脾、肝内髓外造血灶已同时存在，说明髓外造血不是骨髓功能衰竭的代偿反应。纤维组织增生和髓外造血是原始间质细胞异常增殖，向不同系细胞分化的结果。最近发现，骨髓内纤维组织增多与血小板衍生生长因子(PDGF)、巨核细胞衍生生长因子(MKDGF)、表皮生长因子(EGF)和转化生长因子-β(TGF-β)的释放有关。它们在巨核细胞中合成，储存于巨核细胞的 α 颗粒中，当细胞破坏和(或)血小板聚集时释放出来。以 PDGF 的作用最为重要。这些因子协同刺激成纤维细胞的增殖，分泌胶原。由于骨髓纤维化的患者，仅有 50% 的病例有 PDGF 水平的增高，难以用该机制解释，故推测，可能还有其他介质参与骨髓纤维组织增生的形成。PMF 总是累及血液和骨髓，疾病后期髓样化生变得明显，尤其在脾内。在初始阶段骨髓中 CD34$^+$ 祖细胞轻度增多，但外周血中不增多，仅在疾病后期外周血中才大量出现，推测髓样化生是脾具有扣留大量循环血液中 CD34$^+$ 细胞这一特殊能力的结果。肝、淋巴结、肾、肾上腺、硬膜、胃肠道、肺、胸膜、皮肤等均可发生髓样化生。

【病理及分期】

骨髓纤维化主要病理改变为骨髓纤维化及脾、肝淋巴结的髓外造血。骨髓纤维化的发生是由中心逐渐向外周发展的，它先从脊柱、肋骨、骨盆及股骨、肱骨的近端骨骺开始，逐步蔓延至四肢骨骼远端。其疾病进展为连续的，大致可分为三期。

1. 早期 PMF 30%～40% 的患者在初诊时处于前驱型的纤维化前期，骨髓中无明显的网状纤维和(或)胶原纤维。骨髓活体组织检查示有核细胞过度增多，中性粒细胞系和不典型巨核细胞数量增多。原粒细胞百分率不增高，看不到明显的原始细胞或 CD34$^+$ 祖细胞簇。

2. 中期 PMF 骨髓萎缩与纤维化期纤维组织增生突出，此期骨髓活体组织检查有明显的网状纤维或胶原纤维化，仍可见骨髓灶性增生活跃，巨核细胞仍增生。不典型巨核细胞较显著，呈大的簇状或片状分布。骨小梁增多、增粗，与骨髓相邻部位有新骨形成。各个散在造血区域被由网状纤维、胶原纤维、浆细胞和基质细胞形成的平行束状或螺旋状物质分隔。

3. 晚期 PMF 骨髓纤维化和骨质硬化期、骨髓纤维化终末期。以骨质的骨小梁增生为主，占骨髓的 30%～40%。纤维及骨质硬化组织均显著增生，髓腔狭窄，除巨核细胞仍可见外，其他系造血细胞显著减少。可见明显的髓外造血，尤其以脾、肝为著。

【临床表现】

PMF 大多在中年以后发病，起病多隐匿，进展缓慢，部分患者开始多无症状或症状不典型。多达 30% 的患者诊断时无症状,而是在常规体格检查时发现脾大或在血常规检测时发现贫血、白细胞增多和(或)血小板增多而发现本病的。较少情况下,因发现不明原因的幼稚粒红系细胞增多或乳酸脱氢酶增高而确诊。主要症状为贫血和脾大压迫引起的各种症状。此外,可由代谢增高导致低热、出汗、心动过速。少数有骨骼疼痛和出血,也可发生痛风性关节炎和尿钙增高引起的肾结石。严重贫血和出血为本症晚期表现。巨脾是本病特征,质多坚硬,表面光滑,无触痛,约 50% 患者就诊时脾已达盆腔。轻至中度肝大见于 1/4～1/3 的病例。因肝及门静脉血栓形成,可导致门静脉高压症。病程中常合并感染和出血。

【辅助检查】

1. 血常规 呈中、重度正常细胞性贫血。成熟红细胞大小不一和异形红细胞、泪滴状红细胞对诊断有价值。还可见有核红细胞及多染红细胞。白细胞数增多或正常,但很少超过 50×10^9/L。约 70% 的病例血涂片中出现幼红、幼粒细胞,成为本病的特征之一。网织红细胞轻度增高(2%～5%)。粒细胞碱性磷酸酶活性约 70% 患者增高。

血尿酸增高,球蛋白增多,红细胞沉降率增快。血、尿中组胺含量增加。细胞遗传学检查示 C 组染色体(多为第 9 号)有复制现象,无 Ph 染色体。

2. 骨髓检查 因骨质坚硬,常呈干抽现象。病程早期,常见骨髓有核细胞,特别是粒细胞和巨核细胞,但后期增生低下,有时有局灶性增生象。

3. 脾穿刺 除淋巴细胞外,幼粒、幼红及巨核三系细胞均增生,类似骨髓穿刺涂片,尤以巨核细胞增多最为明显,是诊断髓外造血的主要证据。

肝穿刺与脾相似,有髓外造血象,特别是在窦中有巨核细胞及幼稚血细胞。

4. X 线检查 30%～50% 患者有骨质硬化征象,典型 X 线表现是骨质密度增加,并伴有斑点状透亮区,呈毛玻璃样改变。

5. 放射性核素骨髓扫描 放射性胶体 99m 锝、52 铁、111 铟等,能为骨内红髓、脾、肝等摄取而出现放射浓缩区。肝、脾等髓外造血区积累大量放射性核素,长骨近端等有纤维化改变的红髓则不能显示放射浓缩区。

【诊断】

1. 国内诊断标准 中年以上患者诊断项目如下:①脾大;②贫血,外周血可见幼稚粒细胞、有核红细胞及泪滴样红细胞;③骨髓穿刺多次"干抽"或呈"增生低下";④脾、肝、淋巴结病理检查示有造血灶;⑤骨髓活体组织检查病理切片显示胶原纤维或(和)网状纤维明显增生。其中,必须具有第⑤项再加其余四项中任何两项并能排除继发性骨髓纤维化即可诊断。

2. 世界卫生组织标准 见表 2-4。

表 2-4 世界卫生组织诊断标准(诊断需要符合全部三个主要标准和至少两个次要标准)

(一)主要标准
1. 存在巨核细胞的增殖及不典型性,常伴有网状纤维和(或)胶原纤维增生;如无显著的网状纤维增生,巨核细胞的改变必须伴有以粒系增殖为特征的骨髓有核细胞增多,红系造血常减少,直到纤维化前细胞期
2. 不符合世界卫生组织真性红细胞增多症、BCR-ABL 阳性慢性粒细胞白血病、骨髓增生异常综合征或其他髓系肿瘤的诊断标准

3.有 JAK2、V617F 或其他克隆性标志(如 MPL、W515K/L);如无克隆性标志,需没有证据证明骨髓纤维增生或其他改变是继发于感染、自身免疫性疾病或其他慢性炎症、毛细胞白血病或其他淋巴系肿瘤、转移性恶性肿瘤或重度性(慢性)骨髓病变

(二)次要标准

1.幼稚粒红细胞增多

2.血清乳酸脱氢酶水平升高

3.贫血

4.脾大

(三)其他

(1)小到大的巨核细胞,核/质比例异常,核深染,呈球形或不规则折叠形,密集成簇

(2)在血清铁蛋白减少的情况下,铁替代治疗不能使血红蛋白升高到真性红细胞增多症的范围。根据血红蛋白与血细胞比容水平来排除 PV,不需要测量血细胞比容

(3)要求无 BCR-ABL

(4)要求无红系与粒系发育异常

(5)伴有反应性骨髓纤维化情况的患者不排除 PMF,这些病例中若其他标准符合应考虑诊断为 PMF

(6)异常程度可以是交界性的或显著性的

【鉴别诊断】

1.继发性骨髓纤维化 有明显病因,多见于恶性肿瘤、感染(主要是结核)和暴露于某些毒物和电离辐射后、骨髓转移瘤所致者,一般病程短,脾略大,骨髓中可找到瘤细胞,部分可找到原发病灶,纤维化也较局限。

2.CML、PV 等其他各类骨髓增生性疾病 见表 2-5。

表 2-5 各类骨髓增生性疾病鉴别诊断

项 目	PT	PV	CML	PMF
临床表现	出血为主,有血栓症状	高血容量综合征、栓塞	贫血、出血为主	贫血
脾大	轻至中度	轻至中度	中至重度	中至重度
红细胞计数($\times 10^{12}$/L)	轻度升高	>6.0	正常或偏低	低于正常
粒细胞计数($\times 10^{9}$/L)	<50	<50	>50	10~20
血小板计数($\times 10^{9}$/L)	显著增高	正常或增多	正常或增多	常减少
其他	异形血小板	—	幼稚粒细胞	外周血幼红、幼粒细胞、泪滴状红细胞

项　　　目	PT	PV	CML	PMF
中性粒细胞碱性磷酸酶积分(NAP)	大多增高	增高	降低	增高
骨髓象	巨核细胞系增生为主,可见幼巨核细胞增多	红细胞系增生为主	粒细胞系增生为主,可见各阶段粒细胞	增生减低,活体组织检查可见纤维化
病程中骨髓纤维化	常发生	常发生	少数发生	全部发生
转成急性粒细胞白血病	极少	5%～30%	80%	5%～20%
髓外化生	极少或晚期	20%	少	常见
Ph1染色体和(或)BCR/ABL	少数阳性	不定	阳性	阴性
中位数生存期	>10～15年	10～15年	3～4年	5年

【治疗】

目前尚无特异性疗法。如患者无症状,血常规基本正常时不需治疗。治疗方法需根据患者临床及血液学改变而定。主要改善贫血及巨脾引起的压迫症状。

1.纠正贫血　严重贫血者,可输注红细胞,要求血细胞比容保持在0.25以上。红细胞生成素水平低者,可用人重组EPO。雄激素等可加速幼红细胞的成熟与释放,但改善贫血效果不肯定。如合并溶血,可用较大剂量泼尼松,病情稳定后逐渐减量,用小剂量维持。

2.化学治疗　化学治疗适用于白细胞和血小板明显增多、有显著脾大而骨髓造血障碍不很明显时,可用烷化剂治疗。可选用小剂量白消安,剂量每日2～4 mg,连续3～4周后改用维持量。也可试用羟基脲和高三尖杉酯碱。须注意化疗虽可缩小脾,提高血红蛋白,但同时也常可引起骨髓抑制。

3.干扰素　干扰素α和干扰素γ对MF有血小板增多者疗效较好。剂量为300万～500万U/次,皮下注射,每周3次。

4.脾切除　脾切除适应证:①巨脾有明显压迫症状或脾梗死疼痛不止者;②严重溶血性贫血;③血小板明显减少伴出血;④门静脉高压并发食管静脉曲张破裂出血。切脾后,有使肝迅速增大或血小板增多、血栓形成加重的可能,因而应权衡利弊,慎重考虑。

5.维生素D_3　活性代谢物是钙三醇,前体是1,25-二羟基胆钙化醇,有抑制巨核细胞增殖,并诱导髓细胞向单核细胞及巨噬细胞转化的作用。个别病例有效。

6.骨髓移植　骨髓移植有个别成功病例报道,确切效果尚需观察。

【预后】

本病进展缓慢,病程长短不一,中位数生存期2～5年,少数可生存10年以上。常见的死因为严重的贫血、感染、心力衰竭和出血,约20%患者最后可转化为急性粒细胞白血病。

急性型病情进展迅速,病情一般不超过 1 年。

第五节 慢性中性粒细胞白血病

慢性中性粒细胞白血病(CNL)是一种罕见的骨髓增殖性肿瘤,表现为外周血中性粒细胞持续性增多、骨髓有核细胞过多、肝脾大。无 Ph 染色体或 BCR-ABL 融合基因。诊断时需排除反应性中性粒细胞增多和其他骨髓增殖性肿瘤。

【病因和发病机制】

CNL 病因不明,很可能起源于具有限制性系别分化潜能的骨髓干细胞。CNL 中 20% 的患者中性粒细胞增多,并合并基础性肿瘤,最常见的是多发性骨髓瘤。迄今为止,尚无报告证明 CNL 有克隆性染色体异常。

【病理及分期】

总是累及外周血和骨髓,脾和肝常有白血病细胞浸润。但是,任何组织都可能有中性粒细胞浸润。

【临床表现】

CNL 起病的平均年龄在 65 岁左右,但也有年轻的患者。初次就诊时的症状往往都是非特异性的,包括乏力、食欲下降、体重减轻等。起病缓慢,早期常无自觉症状。常见的临床表现为脾大,质地坚实、平滑、无压痛;通常还可出现肝大。部分患者有胸骨中下段压痛。25%～30% 的患者有皮肤、黏膜或胃肠道出血史,其他可能的症状是痛风和瘙痒。慢性期一般为 1～4 年,以后逐渐进入加速期,直至急性变期。

【辅助检查】

CNL 的辅助检查包括血常规检查、骨髓常规检查、NAP 染色、骨髓活体组织检查、细胞遗传学检查等,其中血常规检查、骨髓常规检查、NAP 染色是诊断本病最重要的实验室检查项目。

1.血常规及血涂片 患者外周血白细胞数增加较明显,白细胞计数大于等于 $25 \times 10^9/L$。外周血涂片以中性成熟粒细胞为主,几乎所有病例未成熟中性粒细胞计数都小于白细胞的 5%,但偶尔可达 10%,外周血几乎见不到原粒细胞。

2.骨髓检查 骨髓活体组织检查示有核细胞过度增生,中性粒细胞增多,粒细胞与红细胞的比例可达 20:1 或更高。原粒细胞和早幼粒细胞比例不增高,但中幼粒细胞和成熟粒细胞比例增高,也可由红系和巨核细胞系增殖,各系细胞均无明显发育异常。网状纤维增生不常见。

3.中性粒细胞碱性磷酸酶染色 CNL 患者的 NAP 积分正常或增高,甚至可大于 300 分;阳性率也增加,超过 95%,该染色在诊断 CNL 时起着重要作用,所以怀疑 CNL 患者时,必须送血涂片做 NAP 染色。

4.细胞遗传学及分子生物学检查 近 90% 患者细胞遗传学检测正常。偶尔可见克隆性核型异常,包括 +8、+9、+21、del(20q)、del(11q) 及 del(12p) 等,偶有 JAK2 基因突变,此时为杂合子。

5.其他检查　血清维生素 B_{12} 结合蛋白、维生素 B_{12} 显著增高,血清尿酸增高,Ph 染色体和 BCR-ABL 融合基因阴性。

慢性中性粒细胞白血病的诊断并不困难。根据血象、骨髓象及 NAP 染色结果并结合临床一般均可诊断,有条件的单位可做 BCR-ABL 融合基因、Ph 染色体检查以排除慢性髓细胞白血病的可能性。

【诊断】

CNL 的诊断尚无统一的诊断标准,常见诊断项目如下:①肝、脾常增大;②NAP 积分明显增加,常大于 300 分;③外周血中性成熟粒细胞明显增多[(14~50)×10⁹/L],胞质内有的可见类中毒性颗粒或杜勒小体;④骨髓增生明显活跃,以中性中幼粒以下细胞为主,嗜酸性及嗜碱性粒细胞少见。根据①～④一般均可诊断,但要排除慢性髓细胞白血病的可能性。世界卫生组织的 CNL 诊断标准见表 2-6。

表 2-6　世界卫生组织的 CNL 诊断标准

1.外周血白细胞增多(白细胞计数≥25×10⁹/L)

(1)中性分叶核和杆状核细胞占白细胞的 80% 以上

(2)不成熟粒细胞(早幼粒细胞、中幼粒细胞、晚幼粒细胞)占白细胞的 10% 以下

(3)原粒细胞占白细胞的 1% 以下

2.骨髓活体组织检查有核细胞过多

(1)中性粒细胞百分率和绝对值升高

(2)原粒细胞占骨髓有核细胞的 5% 以下

(3)中性粒细胞成熟正常

(4)巨核细胞正常或左移

3.肝脾大

(1)没有能确认生理性中性粒细胞增多的原因,若有,需通过细胞遗传学或分子生物学检查确认

(2)证实骨髓系细胞为克隆性的

(3)无感染和炎症

(4)无基础性肿瘤

4.无 Ph 染色体或 BCR-ABL 融合基因

5.无 PDGFRA、PDGFRB 或 FGFR1 重排

6.无 PV、ET、PMF 的证据

(1)无 MDS 或 MDS/MPN 的证据

(2)无粒细胞发育异常

(3)其他髓系系列无发育异常改变

(4)单核细胞计数在 1×10⁹/L 以下

【鉴别诊断】

本病需要与类白血病反应、慢性髓细胞白血病、骨髓纤维化等进行鉴别。类白血病反应大多数都有明显的相关性原因,如胰腺炎、肿瘤、结缔组织病、吸烟引起的中性粒细胞增多和细菌感染等。中性粒细胞碱性磷酸酶水平通常在 CNL 中明显增高,而在 CML 中都明显下降。另外,更为明确的是,可以进行 BCR-ABL 融合基因测定,可以完全将 CNL 与

CML 区分开。CML 中 50％以上的患者有明显的血小板增多和骨髓巨核细胞增生,而 CNL 中多数患者没有上述特点。

【治疗】

目前临床上该病的治疗方法较少,主要是用羟基脲控制血象,也可以用干扰素治疗。治愈该病则需要行异基因造血干细胞移植。由于慢性中性粒细胞白血病的病例数比较少,而且患者年龄都在 60 岁以上,所以几乎都是个体化治疗。每个患者的情况都不相同,所以是否需要化疗需根据情况决定,不主张强烈化疗。

第六节 慢性嗜酸性粒细胞白血病

慢性嗜酸性粒细胞白血病(CEL)是一种骨髓增殖性肿瘤(MPN),以外周血、骨髓及周围组织嗜酸性粒细胞持续增多为主要表现,以致嗜酸性粒细胞增多成为主要的血液异常。常累及心脏、肺及神经系统,并呈进行性贫血和血小板减少。

【病因和发病机制】

本病的发生考虑为前体嗜酸性粒细胞自主性、克隆性增殖所致。目前很多病例无法证实嗜酸性粒细胞是克隆性增殖的,这类病例如果没有原始细胞增多,应诊断为特发性高嗜酸性粒细胞综合征(特发性 HES),本病为一个排除性的诊断,可能包括某些目前不能确认的真正嗜酸性粒细胞白血病,以及由于原因不明的嗜酸性粒细胞生长因子(如 IL-2、IL-3 和 IL-5)异常释放造成的细胞因子驱动性嗜酸性粒细胞增多。

【病理及分期】

CEL 是多系统疾病,可累及外周血和骨髓。嗜酸性粒细胞组织浸润,其嗜酸颗粒释放细胞因子和体液因子,导致一些器官的组织损伤,但心、肺、中枢神经系统、皮肤和胃肠道常受累。30％～50％的患者有肝、脾受累。

【临床表现】

该病有时是在无症状时偶然发现的。其他病例有全身症状,如发热、疲倦、咳嗽、血管性水肿、肌痛、瘙痒和腹泻。最严重的临床表现与心肌内膜纤维化和继发的限制性心肌肥厚有关。二尖瓣与三尖瓣结癥导致瓣膜性回流和附壁血栓形成,栓子可栓塞到脑和其他部位。周围神经病变、中枢神经系统功能异常和肺部浸润产生的肺部症状以及风湿病样表现等是其他表现。

【辅助检查】

1.血常规 突出的特点为外周血嗜酸性粒细胞增多,嗜酸性粒细胞达到 $1.5 \times 10^9 / L$,血涂片中嗜酸性粒细胞占 20％～90％,多数在 60％以上,主要为成熟的嗜酸性粒细胞。常伴有中性粒细胞增多,有的病例有单核细胞增多,可出现轻度嗜碱性粒细胞增多。可出现原始细胞。

2.骨髓检查 骨髓有核细胞增多,部分是由于嗜酸性粒细胞增殖。常有 Charcot-

Leyden 结晶。红系造血和巨核细胞造血通常正常。原粒细胞增多(5%～19%)以及其他细胞系别发育异常的表现支持 CEL 的诊断。有些病例可见到骨髓纤维化。

3. 染色体检查　CEL 中未发现单一的或特异性的细胞遗传学或分子基因异常。染色体检查要排除伴有 PDGFRA、PDGFRB 或 FGFR1 重排的病例。偶可见髓系肿瘤患者存在嗜酸性粒细胞增多的现象。

4. 细胞培养　外周血细胞 CFU-GM 生长结果近似慢性粒细胞白血病,其生长方式结合染色体检查可用来区别嗜酸性粒细胞白血病与其他原因的嗜酸性粒细胞增多症。

5. 其他　根据临床表现、症状、体征选择 X 线胸片、CT、B 超、心电图等检查。

【诊断】

世界卫生组织制定的 CEL(MPN 伴显著嗜酸性粒细胞增多)的诊断标准见表 2-7。

表 2-7　世界卫生组织制定的 CEL(MPN 伴显著嗜酸性粒细胞增多)的诊断标准

嗜酸性粒细胞增多(嗜酸性粒细胞计数≥$1.5×10^9$/L)

无 Ph 染色体或 BCR-ABL 融合基因或其他骨髓增殖性肿瘤(PV、ET、PMF)或 MDS/MPN(CMML 或 aCML)

无 t(5;12)(q31-35;p13)或其他 PDGFRB 重排

无 FIP1L1-PDGFRA 融合基因或其他 PDGFRA 重排

无 FGFR1 重排

外周血和骨髓中原始细胞数在 20% 以下且无 inv(16)(p13q22)或 t(16;16)(p13;q22)或其他对 AML 具有诊断意义的发现

有克隆性细胞遗传学或分子基因异常,或外周血原始细胞>2%或骨髓中原始细胞>5%

若有嗜酸性粒细胞增多但不符合上述诊断标准,则诊断可能是反应性嗜酸性粒细胞增多、特发性嗜酸性粒细胞增多或特发性高嗜酸性粒细胞综合征

【鉴别诊断】

诊断时需要有正面证据证明疾病的白血病性质,并排除 HES 及伴有 PDGFRA、PDGFRB 或 FGFR1 重排的 MPN。诊断需排除寄生虫感染、过敏、肺部疾病(如 Loeffler 综合征)、周期性嗜酸性粒细胞增多、皮肤病(如血管淋巴组织增生)、胶原血管疾病,也要排除 ALL、系统性肥大细胞增多症,霍奇金淋巴瘤、T 细胞淋巴瘤等疾病。

区分 CEL 与特发性 HES 很重要,符合以下条件才能诊断特发性 HES:①嗜酸性粒细胞计数超过 $1.5×10^9$/L 至少持续 6 个月;②经彻底检查排除反应性嗜酸性粒细胞增多;③排除 AML、MPN、MDS、MPN/MDS 及系统性肥大细胞增生症;④排除产生细胞因子、免疫表型异常的 T 细胞群体;⑤存在由于嗜酸性粒细胞过多引起的组织损害。符合上述标准中①～④,但无组织损害、恰当的诊断应是特发性嗜酸性粒细胞增多症。

【治疗】

嗜酸性粒细胞白血病原则上按 AML 治疗,方案可沿用,部分病例对长春新碱和羟基脲敏感,中枢神经系统累及者,应于鞘内注药;并有组胺增多的临床表现者,可试用 H_1 受体拮抗药和(或)H_2 受体拮抗药。

【预后】

本病预后不良,缓解率低。本病自然病程多在 2 个月左右,很少持续至 4 个月,少数患

者于1周内死亡。死亡原因为大出血、心力衰竭伴支气管肺炎、恶病质等。文献报道1例患者用DA方案获得完全缓解,生存期为63个多月。

第七节　骨髓增殖性肿瘤,不能分类

骨髓增殖性肿瘤,不能分类(MPN-U)的命名仅用于具有明确MPN临床、实验室和形态学特征,但又不符合任何一种特定类型的MPN标准,或有两种或两种以上MPN重叠表现的病例。

当严格分类所必需的临床资料不充分或未获得时,或骨髓标本的治疗或大小不足难以准确评估时,或近期接受细胞毒性药物或细胞因子治疗时,上述这些情况均不能使用MPN-U的诊断。若某一病例无任何一种特定的MPN特征,必须重点考虑不是MPN的可能性。

【病因及病理分期】

MPN-U病因未明,考虑起源于造血干细胞。多数MPN-U早期可归为PV、ET、PMF中的一种,表现为早期的表现;晚期的MPN-U明显的骨髓纤维化、骨硬化或转化为更加侵袭性的阶段[即原始细胞增多和(或)发育异常]掩盖基础疾病。或有确切MPN证据的患者同时存在的肿瘤性或炎症性疾病掩盖了某些诊断性临床和(或)形态学特点。

【临床表现】

MPN-U的临床表现与其他MPN类似。早期不能分类的患者,器官肿大极轻微或不肿大,但在晚期可出现肝脾巨大。有些MPN-U患者表现为无法作出其他解释的门静脉或内脏静脉栓塞。由于骨髓纤维化或原始细胞浸润而不能认出早期病程的晚期病例,预后很差。

【辅助检查】

1.血常规　血细胞计数测定值不稳定,白细胞轻度增多之后,逐渐出现血小板增多,伴有或不伴有贫血,最后出现严重的全血细胞减少。血红蛋白浓度可正常、轻度降低或稍高于正常上限。

2.外周血涂片　该类患者DC显示血小板增多和不同程度的中性粒细胞增多。

3.骨髓检查　骨髓活体组织检查标本显示有核细胞增多,巨核细胞显著增殖,伴有粒系和红系细胞不同程度的增殖。疾病晚期,骨髓标本可见秘密纤维化和(或)骨髓硬化,表明为终末期或衰竭期。

4.遗传学及分子学改变　本病无特异性的细胞遗传学和分子学基因改变。无Ph染色体、BCR-ABL融合基因或PDGFRA、PDGFRB、FGFR1重排。有些病例有JAK2突变为唯一的遗传学异常,但不符合某种特定的MPN的诊断标准或任何其他特定的疾病类型,因而最好归为MPN-U。

【诊断及鉴别诊断】

有明确MPN临床、实验室和形态学特征,但又不符合任何一种特定类型的MPN标准,或有两种或两种以上 MPN 重叠表现的病例。

【治疗】

对于 MPN 初始阶段不能分类的病例,每隔 4～6 个月进行随访研究,以便足够的资料,从而进行更准确的分类。

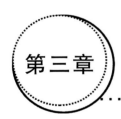

第三章 慢性淋巴增殖性疾病

第一节　慢性淋巴细胞白血病

慢性淋巴细胞白血病(CLL)是一种单克隆性小淋巴细胞疾病,其特征是成熟的小淋巴细胞在外周血、骨髓、淋巴结、脾和其他器官中大量聚集,最终导致正常造血功能衰竭的低度恶性疾病。95%的 CLL 细胞来源于 B 细胞,5% CLL 细胞来源于 T 细胞。CLL 是北美和欧洲一种常见的白血病,在我国发病率低。

【病因和发病机制】

1.遗传因素　尽管大多数 CLL 是散发的,但也有在同一家庭中发现多个病例的报道。到目前为止,已有多个关于家族多名成员发生 CLL 的报道,患者的一级亲属发生 CLL 或其他淋巴肿瘤的风险比一般人群高 3 倍。这些家族受累的成员通常较其他散发人群在更早的年龄发病,提示在家族性 CLL 中,基因因素在白血病早期形成中起较大作用。有证据表明,CLL 的发病与种族和遗传有关。本病白种人与黑种人的发病率高,黄种人则低,且不因人种的迁居而变化。

2.环境因素　目前尚未发现与 CLL 发病有关的独立的环境危险因素,但有研究发现在农村某些地区,CLL 的发病率升高,提示农业、畜牧业相关的环境可能参与 CLL 的发病。此外,另有几项研究发现,长期接触电磁辐射、接触除锈剂的人群 CLL 发病率增高。一些研究显示 CLL 患者的 HCV 感染率较普通人群明显升高,提示 HCV 感染可能是 CLL 的发病原因之一。

3.细胞遗传学　绝大多数 CLL 的白血病细胞表达全 B 细胞表面抗原,如 CD19 和 CD20,提示该白血病细胞起源于 B 细胞系。典型的 CLL 白血病细胞,其 CD20 表达水平远远低于正常循环中 B 细胞的表达。B 细胞 CLL 同样表达 CD27,后者是肿瘤坏死因子受体家族成员之一,最长表达于记忆 B 细胞。应用基因表达谱分析的研究证实,CLL 细胞起源于抗原活化的记忆 B 细胞。事实是,CLL 细胞共同表达多种基因,且基因表达谱不同于其他 B 细胞恶性肿瘤,或正常的非恶性的成人外周血 B 细胞,甚至与同样共同表达 CD5 的新生的骨髓 B 细胞也不同。

4.免疫球蛋白表达　90%以上的 CLL 患者的白血病细胞低水平表达单克隆表面免疫球蛋白 κ 或 λ 轻链,其中 60%的患者表达 κ 轻链,其余 40%的患者表达 λ 轻链。对于同种型重链,50%以上的患者表达表面免疫球蛋白 IgM 和 IgD(55%),25%的患者表达 IgM 而不表达 IgD,近 7% 的患者表达除 IgM 和 IgD 外的同种型免疫球蛋白(通常是 IgG 或 IgA)。小于 5% 的表达 IgD 而未检测到 IgM。B-CLL 表达的免疫球蛋白常常与自身抗原起反应,最常见的是人 IgG 恒定区。这些自身抗体的重要特征就是多反应性或对两个或多个不相关的自身抗原的结合活性。这种多反应性是早期 B 细胞发育过程中产生的某些抗体的特征,随后这些抗体被清除或经历进一步的免疫球蛋白基因重排和突变。B-CLL 的免疫球蛋白表达可能在白血病生成中起一定的作用。

5.细胞遗传学异常　CLL 的细胞遗传学研究较困难,因其淋巴细胞不易受有丝分裂原刺激而增生,不易得到分裂象细胞。近年来,通过改进刺激 CLL 细胞分裂技术,应用染色体 R 显带和原位杂交(FISH)法,发现约 50%CLL 患者有克隆染色体异常,而其余正常核型患者可能是正常 T 细胞核型而未检测到 CLL 的 B 细胞异常核型。

(1)13 号染色体异常　13 号染色体长臂缺失是 CLL 最常见的遗传学异常,可发生于近 50% 的 CLL 患者中。这些缺失通常在无染色体易位的情况下发生。伴易位的 CLL 细胞通常累及 13 号染色体长臂和任意一条其他染色体。正是这些易位导致 13q14 的缺失,而不是易位本身产生遗传学的损害。

典型的 13 号染色体长臂缺失发生在 13q14.3,为视网膜母细胞瘤 RB1 基因端粒区和含 D13S25 标记的着丝粒区。该区域有数种基因,如 DLEU1、DLEU2、RFP2、KCNRG、DLEU6、DLEU7 和 DLEU8。LEU2 基因的高度保守可变区第一个外显子,从邻近 D13S272 标记的 G+C 区起源,引起转录本编码 fas 超家族的新成员,即 ARLTS1。该基因的功能类似肿瘤抑制基因,在 CLL 中如此,在其他肿瘤中也同样如此,如结肠癌或乳腺癌。

在 13 号染色体的这个区域也存在编码 microRNA 的基因,即 miR15-I 和 miR16-I。这些 miRNA 隶属于高度保守的非编码基因家族,散在分布于全基因组,在自身免疫系统疾病与肿瘤的发病中起重要作用。miRs 作为短的发夹结构前体被转录(约 70 个核苷酸),然后被 Dicer 酶切成具有活性的 21～22 个核苷酸的 RNAs,Dicer 是一种经由碱基对互相作用而识别靶信使 RNAs 的核糖核酸酶。这些具有活性的 miRNA 能倒过来抑制基因的表达,引起靶信使 RNA 的降解或阻碍其转录,由此来调节影响疾病发生和发展的基因表达。

对染色体基因缺失和表达的分析提示,miR15-I 和 miR16-I 位于 CLL 丢失的一段 30 kb 大小的区域之内,这两条基因的丢失或下调可见于大多数 ELL 患者(约 68%)。miR15-I 和 miR16-I 的丢失可能导致白血病的生成,且为 CLL 患者 13q14.3 中常见的缺失。这些 miRNAs 是第一个被发现参与肿瘤生成的因素。

(2)12 号染色体异常　约 20% 的 CLL 患者存在 12 号染色体三体,该遗传学异常可以是唯一的,也可以合并其他染色体异常。12 号染色体三体的白血病细胞多复制 1 条 12 号染色体,同时保留其他的同源性。这种遗传损害并不是隐性的,不同于肿瘤抑制基因的丢失,而是反映了基因剂量效应。更多关于伴有 12 号染色体三体患者的研究结果与此观点一致,提示 12 号染色体三体反映了位于 12q13 和 12q22 之间基因的剂量效应。伴 12 号染色体三体的白血病细胞与无 12 号染色体三体的 CLL 细胞相比,DNA 非整倍体的发生频率更高,且高表达 CD19、CD20、CD22、CD24、CD25、CD27、CD79b、CD38、表面 Ig 以及低表达 CD43,尽管这些基因编码的许多表面蛋白并不位于 12 号染色体。

12 号染色体三体通常仅在 CLL 患者的白血病细胞群中发现,在初诊的 CLL 中有可能检测不到该异常,但是常见于疾病进展或 Richter 转化中的患者。最后研究提示有 12 号染色体三体的白血病细胞群可能是在疾病进展期进行扩增的。总之,这些研究提示12号染色体三体是疾病进展中获得的,而不是CLL发生的遗传学要素。

(3)11号染色体异常 使用FISH方法可在约20%的CLL患者的白血病细胞中检测到11号染色体长臂的缺失(即11q-)。比较基因组杂交芯片技术可检测到另一些CLL患者也可能存在该染色体异常。具有11q-染色体异常的患者年龄多在55岁以下,临床进程更具侵袭性,更易形成巨大的颈部淋巴结增大。而且,伴11q-的CLL患者CD38、FMC7、CD25和表面免疫球蛋白的表达更高,CD11a/CD18、CD11c/CD18、CD31、CD48和CD58的表达则比没有11q-的CLL患者更低,提示这些细胞可能有特征性的生物学功能。基因芯片技术比较了具有11q-和没有11q-两类CLL患者的白血病细胞,发现有近30条基因表达有差异,伴11q-的CLL细胞有明显的ATF5的过表达和CDC16、PCDH8、SIAM、MNDA和ATF2基因表达下调。11q-的患者有明显的miRNA标记和特征性的miR-29和mir-181的低水平表达,这两种miRNAs可以下调重要的原癌基因TCL1的表达,参与CLL的发病机制。

11号染色体的缺失通常发生在11q14~11q24之间,尤其在11q22.3~q23.1区带,这一区域由酵母人工染色体(YAC)克隆801e11、975h6和755b11而确定。该区域的重要基因是共济失调-毛细血管扩张症突变基因(ATM)。ATM的正常基因产物在激活肿瘤抑制基因产物P53方面起重要作用,P53可以引起细胞周期停滞、影响DNA修复或细胞死亡,对于治疗CLL的某些抗肿瘤药物(如苯丁酸氮芥或氟达拉滨)的敏感性亦是必需的。相对于侵袭性高,对许多标准治疗耐药的CLL患者,其白血病细胞可见丢失或突变所致的ATM基因缺失。某些CLL患者携带ATM的缺陷基因,提示ATM的突变可能参与侵袭性CLL的发病。但越来越多的研究表明,除ATM外,尚有其他基因共同参与了有潜在11q-遗传学异常患者的发病。

(4)6号染色体异常 另一个再现性的染色体异常涉及6号染色体短臂,但尚未发现受到改变的基因。6号染色体最常见的异常包括6q23的缺失,其次为6q25~27和(或)6q21的缺失。存在6q21和6q24异常的患者血液中幼淋巴细胞比例更高,CD38的表达高于平均水平,且较正常核型或仅有13q14.3缺失的患者疾病进展更快。在某些患者的白血病细胞中发现,含6号染色体长臂6p24~25缺失,这可能与不典型的白血病细胞形态有关。但是这类缺失发生的频率远低于6q23及其周围的缺失。

(5)17号染色体异常 采用FISH方法可发现约10%患者的染色体分裂中期存在17号染色体短臂17p13.1的缺失。该区域的缺失即包括关键基因TP53的缺失。TP53编码P53蛋白,后者是一种53kDa的磷酸化蛋白,当细胞在基因毒性应激(如电离辐射)的损伤下,可以诱导参与细胞周期阻滞和凋亡蛋白的表达。含17p13.1缺失的白血病细胞通常有TP53的等位基因缺失和(或)TP53等位基因的高度保守外显子5、7或8的单碱基失活突变。

17p-和(或)TP53突变的CLL患者通常疾病进展较快,白血病细胞增殖率较高,生存期更短和对一线治疗耐药率更高。故白血病细胞TP53的缺失和(或)突变成为CLL生存期差异的独立因素。CLL患者中含17p13.1缺失的白血病细胞的比例随时间而升高,尤其经烷化剂或嘌呤类似物治疗后。约50%伴Richter转化或B细胞幼淋巴细胞白血病患者的肿瘤细胞可能含TP53失活突变。疾病过程中TP53基因的突变是获得性的,它导致白血病细胞对标准抗肿瘤治疗和电离辐射的耐受性增强。

(6)14 号染色体异常　位于 14 号染色体的 14q32 条带是编码免疫球蛋白重链基因的区域。这一条带为 B 细胞恶性疾病常见的染色体易位的位置,断裂点通常发生在免疫球蛋白重链 J 片段微小基因或免疫球蛋白重链同型转化区域内或周围。14q11.2 同时包含编码人类 T 细胞受体 α 链和 δ 链的基因。伴 14 号染色体倒置的白血病细胞大部分起源于 T 细胞系和表达 T 细胞分化抗原。这类染色体异常更易见于 T 细胞幼淋巴细胞白血病。这些位点的任何一处易位均反映了异常免疫球蛋白或 T 细胞受体基因重排,进而激活位于易位的另一条染色体上的原癌基因。

t(14;18)B 细胞 CLL 的白血病细胞极少见 t(14;18)易位,这种易位更常见于低度恶性结节性 B 细胞淋巴瘤。该易位使免疫球蛋白重链基因和 BCL-2 基因并联。

t(14;19)(q32;q13.1)最初在 30 例 CLL 患者中仅检测到 3 例存在 t(14;9)(q32;q13.1),随后对 4487 例惰性淋巴增殖性疾病的患者进行细胞遗传学分析,其中包括 CLL 患者,结果显示仅 6 例患者存在 t(14;9),到目前为止也仅有 23 例 CLL 患者报道有 t(14;19)。这种易位常常累及 14 号染色体 IgA 同种型转换区,它可引起 BCL3 转录的增加,BCL3 基因位于 19 号染色体断裂点附近,编码 IKB 转录因子家族的一种蛋白 209,210。t(14;19)与 12 号染色体三体有很强的相关性,这种相关性及其他 CLL 相关特征表明伴 t(14;19)的患者并非患有不同于 CLL 的淋巴增殖性疾病。t(14;9)可能是 CLL 进展过程中获得性的细胞遗传学异常。

t(11;4)(q13;q32)涉及 14 号染色体 14q32 条带和 11 号染色体 1lql3 条带的易位,即 t(11;4)(q13;q32),是首个被报道的 CLL 染色体易位 211-214。这种易位使得重链免疫球蛋白基因和 B 细胞白血病 1(即 BCL-1)原癌基因并联 214,215,即 PRAD1,该基因编码 cyclinDl216,217。PRAD1 的过表达导致细胞转化,可能参与某些 B 细胞 CLL 的发生。但是,套细胞淋巴瘤是 t(11;14)发生率最高和(或)PRAD1 过表达最常见的淋巴恶性肿瘤。因为套细胞淋巴瘤的肿瘤性 B 细胞和 CLL 的白血病 B 细胞有一些共同的表型特征,原先被认为 t(11;14)(q13;q32)的 CLL 可能就是套细胞淋巴瘤的白血病阶段。

(7)18 号染色体异常　约 5% CLL 患者的白血病细胞存在伴 BCL-2 原癌基因的异常免疫球蛋白基因重排,BCL-2 原癌基因位于 18 号染色体长臂(18q21)204,205,227。与结节性 B 细胞淋巴瘤的 BCL-2 基因重排不同,B-CLL 的重排通常发生在 BCL-2 基因 5′末端断裂点,并分别涉及位于 2 号染色体的 X 免疫球蛋白轻链基因和位于 22 号染色体的 λ 免疫球蛋白轻链基因。但是,几乎所有的 B-CLL 患者的白血病细胞都表达高水平的 BCL-2 蛋白,甚至与伴 t(14;18)(q32;q21)易位的淋巴瘤细胞表达相同的 228,229。考虑可能与 BCL-2 位点的低甲基化有关。应用脉冲场凝胶电泳检测到 10 000~50 000 kb 长度 DNA 片段中的 BCL-2 基因重排,结果发现每 9 个 CLL 患者中就有 1 个存在体细胞的 BCL-2 基因重排,而传统的方法无法检测这种重排。这就使部分 CLL 患者有 BCL-2 基因高表达,却没有检测到 18 号染色体基因异常得到了解释。

【病理及分期】

CLL 常用分期标准包括 Rai 分期和 Binet 分期,两者分别见表 3-1、表 3-2。

表 3-1　Rai 分期系统

分　期	特　征	预　后
0 期	淋巴细胞增多,外周血淋巴细胞>15 000/μL,骨髓中淋巴细胞>40%	好
Ⅰ 期	0 期伴肿大淋巴结	中危
Ⅱ 期	0-Ⅰ 期伴脾大、肝大或两者均增大	中危
Ⅲ 期	0-Ⅱ 期伴 Hgb<11.0 g/dL 或血细胞比容<33%	高危
Ⅳ 期	0-Ⅲ 期伴血小板<100 000/μL	高危

表 3-2　Binet 分期系统

分　期	特　征
A 期	淋巴细胞>15 000/μL,骨髓中淋巴细胞>40%,无贫血,无血小板减少,淋巴结增大少于三个部位
B 期	A 期伴 3 个或更多淋巴结增大,包括肝和脾
C 期	血红蛋白男性小于 11.0 g/dL,女性小于 10.0 g/dL;或血小板<100 000/μL

【临床表现】

患者多是老年人,50~55 岁是本病的好发年龄,男性较女性多见,比例约为 2∶1。起病缓慢,多无自觉症状,有时可能有乏力、疲倦,而后出现食欲下降、消瘦、发热、盗汗等全身症状。以慢性、进行性、无痛性淋巴结增大及肝脾大为主要临床表现,以颈部和锁骨上淋巴结受累较多见,腋窝和腹股沟淋巴结其次。增大的淋巴结较硬,无压痛,可移动。CT 扫描可发现肺门、腹膜后、肠系膜淋巴结增大。偶因增大的淋巴结压迫胆道或输尿管而出现阻塞症状。脾大常轻至中度。患者可表现为轻度肝大,但胸骨压痛较少见。晚期患者骨髓造血功能及免疫功能受损,可出现贫血、血小板减少和粒细胞减少,常易并发感染。CLL 终末期可发生幼淋变或混合慢淋/幼淋细胞变、Richter 变、急淋变和第二肿瘤。

【辅助检查】

1. 血常规　持续淋巴细胞增多,白细胞计数大于 $10×10^9/L$,淋巴细胞占 50% 以上,绝对值达到 $5×10^9/L$ 持续 4 周以上,大多数患者白血病细胞形态与成熟小淋巴细胞相同,胞质少,胞核染色质呈凝块状。少数患者淋巴细胞形态异常,胞体较大,不成熟,胞核有深切迹。多数患者外周血涂片中可见破损细胞(涂抹细胞或篮细胞)。中性粒细胞比例降低,随病情发展,渐出现贫血和血小板减少。

2. 骨髓检查　增生活跃至极度活跃,以成熟淋巴细胞增生明显,占 40% 以上,原淋细胞不足 2%、幼稚淋巴细胞不足 10%。红系、粒系相对减少,巨核细胞正常或减少。伴有溶血时幼红细胞可代偿性增生。骨髓活体组织检查白血病细胞对骨髓的浸润可呈弥漫型、结节型、间质型和结节与间质混合型,后三种情况下骨髓内常残存部分正常造血功能。

3. 淋巴结活体组织检查　淋巴结累及时表现为肿瘤性小淋巴细胞弥漫浸润,其间散在分布一些由幼淋巴细胞和副免疫母细胞组成的界限不清的区域,称为假滤泡结构或增殖中心。肿瘤性小淋巴细胞比正常小淋巴细胞稍大,核圆或稍不规则,染色质凝块状,偶见单个小核仁。

4. 免疫表型检测　淋巴细胞具有单克隆性,源于 B 细胞者,其轻链只有 κ 或 λ 链中的一种。小鼠玫瑰花结试验阳性,SmIg 弱阳性,CD5、CD19、CD23、CD43、CD79a 阳性,CD11、CD20、CD22 弱阳性,FMC7、CD79β 阴性或弱阳性,CD10、cyclinD1 阴性,60% 患者有低 γ 球蛋白血症。

5.染色体检查和 FISH 常规显带 1/3～1/2 的患者有克隆性核型异常,由于 CLL 白血病细胞有丝分裂相较少,染色体异常检出率低,FISH 技术能明显提高异常检出率,80% 的患者有染色体异常。一组特定的染色体异常对患者病程和预后具有价值,包括 del(13q)、tri12、del(11q) 和 del(17p)。del(13q14) 是 CLL 最常见的遗传学异常,单纯 13q-和正常核型预后较好,12 号染色体三体、11q-和 17p-预后较差。

6.基因突变 免疫球蛋白重链(IgVH)基因突变状态是决定疾病预后最重要的一个独立的预后因子。无 IgVH 基因突变的 CLL 临床预后较差。

【诊断】

本病诊断需结合临床和实验室检查,主要依据外周血淋巴细胞增多、特征性淋巴细胞形态学以及免疫表型检测。诊断本病,淋巴细胞计数需达到 $5×10^9/L$ 以上。淋巴细胞计数介于 $(3～5)×10^9/L$,形态学为成熟小淋巴细胞者,骨髓和淋巴结活体组织检查发现大量小淋巴细胞浸润也可诊断 CLL。

【鉴别诊断】

1.感染性疾病 主要为病毒感染,如流行性腮腺炎、传染性单核细胞增多症、传染性淋巴细胞增多症、流行性出血热、巨细胞病毒感染等,另外,还有结核感染及弓形虫感染等。此类感染多为急性起病,其中,畏寒、发热等感染的中毒症状较明显,白细胞计数多为轻、中度增高,淋巴细胞绝对值很少超过 $15×10^9/L$。

2.慢性淋巴细胞增生性疾病 常见的有幼稚淋巴细胞白血病(PLL)、毛细胞白血病(HCL)、原发性巨球蛋白血症。此三者皆为老年人的疾病,均可伴有淋巴结、肝脾大及外周血淋巴细胞显著增高。

(1)PLL 一种罕见的淋巴细胞增生性疾病,浅表淋巴结不增大或仅轻度增大,淋巴细胞计数绝对值增高。周围血涂片中可见大量幼稚淋巴细胞,骨髓内幼稚淋巴细胞占 17%～80%,因此大量幼稚淋巴细胞是确诊 PLL 的必要条件。

(2)HCL 一种罕见的以慢性淋巴样细胞增生紊乱为特征的疾病,临床上以脾大最为突出,而浅表淋巴结增大较少见,仅约 10% 的患者有浅表淋巴结增大。外围血 2/3 患者全血细胞减少,且骨髓由于毛细胞的浸润而使网状纤维增生,1/4～1/2 的表现为骨髓干抽,血涂片中见到毛细胞是最重要和突出的发现。

(3)原发性巨球蛋白血症 淋巴细胞和浆细胞无限制地恶性增殖的 B 细胞恶性病变。周围血象中淋巴细胞绝对值增高,有时可见少数不典型幼浆细胞,但通常白细胞总数不高甚或减少。骨髓中淋巴样浆细胞增多浸润,血清中单克隆 IgM 显著增高(IgM＞10 g/L),这是诊断原发性巨球蛋白血症的必要依据。

【治疗】

根据临床分期、症状和疾病活动情况而定。CLL 为一慢性惰性病程,随访结果表明,早期治疗并不能延长患者生存期,所以患者确定 CLL 诊断后,首要问题不是选择治疗方案,而是考虑何时开始治疗。

(一)治疗指征

2010年及2011年中华医学会血液学分会发表了CLL诊断与治疗专家共识及指南,提出了CLL开始治疗的标准至少应该满足以下一个条件的治疗指征。

(1)贫血或血小板减少甚至恶化是骨髓进行性衰竭的证据。

(2)巨脾(超过左肋缘下6 cm)或脾脏进行性增大或有症状的脾大。

(3)巨块型淋巴结增大或直径大于10 cm或进行性、有症状的淋巴结增大。

(4)进行性淋巴细胞增生,如2个月内增加50%以上或淋巴细胞倍增时间在6个月以内。

(5)淋巴细胞计数绝对值超过$200 \times 10^9/L$或有白血病细胞淤滞症状。

(6)自身免疫性贫血和(或)血小板减少对皮质类固醇或其他标准治疗反应不佳。

(7)至少存在下列一种疾病相关症状:①6个月内体重减少10%以上;②严重疲乏(ECOG体能状态≥2);不能工作或不能进行常规活动;③无其他感染症状,发热(体温≥38℃),病程2周以上,夜间盗汗1个月以上。

(8)患者愿意。

(9)临床试验 决定开始治疗后,就要决定选择何种治疗方案。这主要取决于患者因素和疾病特征。目前常用CIRS及肾功能决定患者是否适合强烈治疗(如FCR等化学免疫治疗),当CIRS≥6及Ccr>70 mL/min时定义为适合。患者及家属愿意,另外经济条件也是影响治疗策略的重要因素。疾病特征:11q-及17p-用于治疗方案的选择,国外也将P53基因突变作为治疗选择的依据,具有17p-或P53基因突变的患者,中位数生存期常少于2~3年,定义为超高危CLL,需要新药临床试验、阿伦单抗或异基因移植。11q-、无IgVH基因突变、高β_2-MG、无最高危因素者应用FCR+研究性药物。另外必须强调的是,CLL细胞CD20阳性才可考虑使用美罗华。

(二)治疗方法

CLL的治疗手段有化疗、放疗、生物制剂治疗和造血干细胞移植等。

1.药物治疗 CLL的药物治疗包括对症治疗(如抗感染和止血等)和疾病治疗(如糖皮质激素、烷化剂、嘌呤拟似物、联合化疗等)。

(1)苯丁酸氮芥(CLB) ①小剂量连续用药:以0.1~0.2 mg/kg每日口服,持续3~6周,然后根据周围血淋巴细胞数调整,当淋巴细胞下降50%时减半量,直至淋巴细胞计数等于$10 \times 10^9/L$时采用短期维持量。②间断用药:以0.4~2.0 mg/kg每日口服,连续4日,每4周重复1个疗程。CLB的不良反应主要为骨髓抑制、胃肠道反应、皮疹等。

(2)糖皮质激素 糖皮质激素对免疫的多个环节有抑制作用,主要是抑制细胞免疫,促进对淋巴细胞的破坏。尤其适用于Coombs试验阳性的免疫性溶血或免疫性血小板减少或疾病进展期,常与CLB、CTX联合使用。通常泼尼松1~2 mg/kg每日口服,持续3~4周;无效则在12周内停药,有效则每周递减25%。

(3)氟达拉滨(FDR) 氟达拉滨为腺苷类似物,对难治性CLL有效。用法:25~30 mg/(m²·d),静脉滴注30 min,5日为1个疗程,间隔3~4周,通常用4~6个疗程,总有效率为56%。不良反应主要是骨髓抑制和末梢神经病变。

(4)2-氯脱氧腺苷(2-CDA) 2-氯脱氧腺苷为嘌呤类似物,有强大的抑淋作用,可用于对常规化疗耐药或难治的慢淋。剂量为 0.1 mg/(kg·d)，静脉注射，连用 7 日为 1 个疗程，间隔 4 周，一般用 1～4 个疗程。此药不良反应轻微，可出现轻度骨髓抑制，可引起血小板减少。

（5）联合化疗　常用于 CLL，尤其是进展期患者，常用方案有如下四种。

①FCR 方案或 FCR 样方案　氟达拉滨＋环磷酰胺＋利妥昔单抗。

②FC 方案　氟达拉滨 50 mg＋环磷酰胺 400 mg，第 1～3 日。

③COP　CTX 300 mg/m² ×5 日＋VCR 1 mg/m² ×1 日＋泼尼松 40 mg/m² ×5 日。

④CHOP　COP 方案＋多柔比星（ADR）25 mg/m² 静注，第 1 日。

（6）免疫治疗　干扰素一般疗效有限，且仅限于早期初治患者。目前 Campath-1H（针对细胞表面 CD52 抗原的人源化单克隆抗体）也有应用。

2. 放射治疗　有明显淋巴结增大（包括纵隔或巨脾）、神经侵犯、重要器官或骨骼浸润现象有局部症状者可考虑放疗，包括全身放疗、全淋巴照射和局部照射。

3. 造血干细胞移植　血液系统肿瘤的一种主要的治疗手段。由于 CLL 患者年龄一般较大（60 岁以上），且自然病程较长，因此移植治疗一般不作为本病的首选治疗措施，而是将其应用于难治或复发的患者中。自体造血干细胞移植已经开展了较长的时间，但随访结果发现，接受该方法治疗的患者几乎无一幸免地最终出现疾病复发，因此自体造血干细胞移植不是治愈疾病的手段。异基因造血干细胞移植被证明是治愈 CLL 的一种有效方法。但在选用该治疗方法前，应该充分评估患者治疗风险、费用和可能从中获得的在生存方面的益处。年轻的基因分层处于高危的 CLL 患者应该选用这种积极的治疗方法。

4. CLL 的靶向治疗

（1）LYN 抑制剂　达沙替尼可作用于 SRC 和 ABL 激酶。最近发现，达沙替尼在极小量浓度下不仅抑制 LYN 而且抑制 BTK，在体外达沙替尼不仅对 CLL 细胞可诱导不同程度的凋亡，且与 LYN 发生磷酸化反应。一项关于达沙替尼 140 mg，每日一次的 Ⅱ 期临床实验招募了 15 例难治/复发 CLL 患者，结果 OS 为 20%，无疾病生存时间（PFS）为 7.5 个月。

（2）SYK 抑制剂　Fostamatinib（R788，R406 活性代谢产物的口服药物）是一种能够抑制其他一些激酶的 ATP 竞争性激酶抑制剂，虽然 SYK 抑制剂最初开发用于炎症疾病，但是，体外和体内的前期临床研究证实，SYK 作为一种极有希望的靶向药物可用于治疗 CLL 和其他 B 细胞恶性疾病。SYK 抑制剂的首个临床实验是在一个 1/2 期研究中用 Fostamatinib 治疗复发或难治性非霍奇金淋巴瘤和 CLL 的患者，Ⅰ 期部分建立了剂量 200 mg 口服，每日 2 次，剂量限制性毒性包括腹泻、中性粒细胞减少和血小板减少。Ⅱ 期副作用是可逆性血细胞减少、乏力、腹泻和高血压。11 例 CLL 患者，6 例（55%）达到部分缓解（PR）。

（3）PI3K 抑制剂　GS-1101（CAL-101）是 PI3Kδ 异构体的高度选择剂，能够在体外诱导 CLL 细胞的凋亡，并抑制很多微环境因素的支持效果，包括与"保姆样细胞"共培养、BCR、CD40L、BAFF、TNF-α 或纤维连接蛋白的活化。GS-1101 抑制 AKT 和 ERK 的活化，下调 MCL1，体外和体内抑制细胞因子和趋化因子的分泌，应用于 CLL 患者使血清中的趋化因子 CCL3 和 CCL4 水平快速下降。一项临床实验关于 GS-1101 治疗恶性血液病 Ⅰ 期研究，设计剂量 150 mg，每日 2 次，招募了 54 例 CLL 患者，根据 CLL 国际工作组（IWCLL）标准，OR 达 26%，但是 80% 患者淋巴结缩小了 50% 以上，大于 Ⅲ 级不良反应的包括肺炎（24%）、中性粒细胞减少症（24%）、血小板减少症（7%）、中性粒细胞减少导致的发热

（7％）、贫血（6％）以及 ALT/AST 升高（6％）。

（4）BKT 抑制剂 Ibrutinib 是一种口服的不可逆的 BKT 特异性抑制剂，尽管半衰期短，它与 Cys-481 共价结合由此抑制 BTK 达 24 h 以上。研究发现，Ibrutinib 在体外肿瘤微环境模型中能抑制 CLL 细胞生存、增殖和迁移。还有研究证实，Ibrutinib 能够抑制 BCR 信号、扰乱基质细胞、抑制 CD40、抑制 BAFF、抑制 TLR 和抑制细胞因子信号，也有阻断活化的 T 细胞分泌细胞因子的作用，同时对 CLL 细胞 CL3 和 CL4 的分泌产生抑制。而 AVL-292 是另一种口服的不可逆的 BTK 抑制剂，最近进入临床实验。此外，达沙替尼不仅抑制 LYN，而且抑制 BTK。Ibrutinib Ⅰ期剂量爬坡研究报道，不同种 B 细胞恶性疾病有效率为 60％，CLL 14 例，OR 79％，包括 CR 2 例。CLL 1b/2 期研究招募两组，治疗组 65 岁以上初治患者和复发难治患者，后组 PR 66％，61 例患者 1 例达到 CR 且与剂量无关，23％的患者淋巴结缩小 50％以上，12 个月的 PES 达 86％，在未经治疗老年患者中，73％的患者达到 IWCLL 的标准的 PR，12 个月 PES 达 93％。该药耐受性好，常见不良反应是腹泻、恶心、乏力、上呼吸道感染、肌肉痉挛、关节痛、外周水肿和发热，不到 10％的患者出现 3 级或 4 级血细胞减少，使用剂量为每日 420 mg。

5.CLL 常见并发症的治疗 由于全血细胞减少而可能引起的感染和出血是 CLL 患者常见的并发症，并且是造成患者死亡的主要原因。尤其是接受氟达拉滨或 Campath-1H 治疗者，感染是最常见的并发症，其中以卡氏肺囊虫肺炎、疱疹和 CMV 感染为多见，预防性抗感染治疗显得有一定的必要性，但具体选用何种预防药物有待明确，定期静脉注射丙种球蛋白可能有益。对于接受氟达拉滨或 Campath-1H 治疗者，建议对患者 CD4$^+$ 细胞计数进行密切随访，另外应用 PCR 检测方法对 CMV 进行监测。并发 AIHA 或 ITP 者可用糖皮质激素治疗，无效且脾大明显者，可考虑脾切除。

第二节　毛细胞白血病

毛细胞白血病（HCL）是一种慢性 B 细胞恶性增殖性疾病。发病率低，起病隐袭，进展缓慢，曾称为组织细胞白血病、网状细胞白血病。1966 年，Schreck 等报道了 2 例白血病患者外周血出现胞质有突起的多毛细胞，所以将其改为多毛细胞白血病。世界卫生组织将其归为成熟 B 细胞肿瘤。HCL 既往病死率很高，近 25 年来，由于嘌呤类似物及单克隆抗体等治疗，获得了较高的缓解率和长期生存率，明显改善了预后。

【病因和发病机制】

HCL 的病因不详，可能因素有传染性单核细胞增多症、化学药品（如农药等）、EB 病毒感染等。

【病理及分期】

HCL 分为以下三期。

（1）Ⅰ期 具备以下情况之一：①血红蛋白＞120 g/L，脾肋缘下不超过 10 cm；②血红蛋白＞85 g/L，脾肋缘下＜4 cm。

（2）Ⅱ期 具备以下情况之一：①血红蛋白＞120 g/L，脾肋缘下超过 10 cm；②血红蛋白 85～120 g/L，脾肋缘下 4～10 cm；③血红蛋白<85 g/L，脾肋缘下不超过 4 cm。

（3）Ⅲ期　具备以下情况之一：①血红蛋白 85～120 g/L，脾肋缘下超过 10 cm；②血红蛋白<85 g/L，脾肋缘下超过 4 cm。

【临床表现】

临床上以贫血、脾大为特征。主要表现为乏力、腹胀、食欲下降、体重减轻，部分患者出现感染和出血。由于 HCL 很少出现发热，故出现发热时应警惕感染的可能，发热是导致 HCL 患者死亡的主要原因。出血多不严重，表现为鼻出血、齿龈出血和皮肤淤斑。85% 左右的患者体格检查可发现脾大，巨脾多见，可及盆腔。多数有不同程度的全血细胞减少，除多毛细胞的骨髓浸润可导致骨髓造血功能衰竭外，尚有脾功能亢进因素。

患者常伴有自身免疫性疾病的一些表现，如关节炎的症状、关节痛、皮肤红斑、皮肤损害、低热等，这些症状与肿瘤负荷无关，常为自限性，糖皮质激素治疗有效。可出现较轻的肝增大、软组织浸润、溶骨性骨损害、脾破裂及中枢神经系统损害等，一般无浅表淋巴结增大，深度淋巴结增大多见于疾病晚期。患者还可伴有门静脉高压及腹水。

【辅助检查】

1.血常规　约80%的患者有全血细胞减少，可出现中性粒细胞缺乏或白细胞计数明显增高。有 10%～19% 的患者血清碱性磷酸酶（AKP）水平升高，多数患者的白细胞 AKP 积分升高。单克隆免疫球蛋白病少见。

（1）白细胞　80%以上的患者外周血白细胞计数呈中度增高，多数为(10～30)×10⁹/L，通常有核左移，偶尔出现中性中幼粒、晚幼粒细胞，病情未控制患者嗜碱性粒细胞轻度增高。晚期合并骨髓纤维化时，幼稚粒细胞还会进一步增多，甚至出现少量原始或早幼粒细胞。约 79%PV 患者中性粒细胞碱性磷酸酶阳性率及积分明显增高，血清溶菌酶水平在某些患者中轻度增高。

（2）血小板　约 40% 患者外周血血小板增多，10% 患者可高于 1000×10⁹/L，血涂片可见巨大血小板、畸形血小板和巨核细胞碎片。血小板寿命正常或轻度缩短，部分血小板功能异常，其黏附、聚集及释放功能均减低。晚期合并骨髓纤维化时，血小板逐渐下降，直至血小板减少。

2.病理特征

（1）细胞形态　外周血及骨髓涂片经瑞特染色进行形态学观察，毛细胞比小淋巴细胞大 1～2 倍，核质比值低，胞质淡蓝可有嗜天青颗粒，细胞边缘不齐，呈锯齿状，表面有许多绒毛状突起，核形态多样，可呈圆形、椭圆形、肾形或单核样，染色质均一、分散，染色淡于正常成熟淋巴细胞，核仁不明显。毛细胞与绒毛状淋巴细胞在形态学上的区别在于前者突起多，呈细丝状，分布于整个细胞表面，后者突起少而短，偏于细胞表面一极。

电镜是辨认毛细胞最可靠的方法。一般情况下，毛细胞表面突起密集，成为 HCL 细胞形态标志。

（2）骨髓病理　多数患者有骨髓浸润。根据毛细胞累及骨髓的程度不同分为间质型和弥散型。间质型临床上无骨髓干抽现象，是早期骨髓受累所致；弥散型是骨髓严重受累所致，临床上可出现骨髓干抽现象。

3.免疫组化染色　细胞形态及组织病理如前所述，毛细胞另一较有特征性的实验室指标是耐酒石酸酸性磷酸酶(tartrate resistant acid phosphatase,TRAP)阳性。毛细胞胞质内有酸性磷酸酶同工酶-5,一般集中在高尔基体和核膜附近,此酶的特点是不被酒石酸所抑制,但不可仅凭此作为确诊依据。

4.细胞免疫学 流式细胞检测对 HCL 的确诊率达92%。毛细胞主要表达 B 细胞相关抗原 CD19、CD20、CD22 等,很少表达 T 细胞、髓系和浆细胞相关抗原,少数病理可兼有某些粒-单细胞抗原(CD11b、CD13、CD14)。典型的有 CD25(IL-2 受体)。

HCL 的典型表型为 CD20、CD11c、CD25、CD103、FMC7、HC-2 阳性,CD5、CD10、CD23 和 CD43 阴性。

红细胞容量,男性大于 36 mL/kg,女性大于 32 mL/kg。红细胞容量测定是确诊红细胞增多的重要指标,重复性高,误差小。并发门静脉高压症时,因血浆容量增加,可造成血红细胞、血红蛋白及血细胞比容正常的假象,缺铁时也可发生类似现象,此时检测红细胞容量则可确诊。

【诊断】

HCL 主要依据是在外周血和(或)骨髓中发现毛细胞并有其独特生物学特征。

1.国内诊断标准

(1)临床表现 临床表现多有脾大、贫血,可伴有发热。

(2)血常规检查 查血红蛋白下降、白细胞计数可明显增高、正常或降低,血小板减少或正常。

(3)骨髓检查 骨髓检查常呈干抽,也可增生活跃。在骨髓和(或)外周血中见到毛细胞,此为诊断本病的依据。毛细胞特征如下。

①形态学 光镜下直径 10~15 μm,大小不一,胞质中等量,瑞士染色呈天蓝色,周边不规则,呈锯齿状或伪足突起,有时为细长毛发状。核呈椭圆形,可有凹陷,偶见核仁。相差镜下,新鲜活体标本中的毛细胞有细长毛状的胞质突起。扫描电镜可证实上述发现,延伸的"毛"有交叉现象。透射电镜下,在胞质内可见核糖体板层复合物(RLC)。

②细胞化学染色 酸性磷酸酶(ACP)阳性,不被酒石酸抑制(TRAP),糖原(PAS)阳性。

③免疫表现 sIg+、CD19+、CD20+、CD21+、CD22-、CD11c+、CD25+、CD103+。

④咐醇酯(TPA)反应 在体外培养下对小剂量 TPA 反应极为迅速,24h 内细胞可完全贴壁,并伴有长枝状突起。幼淋细胞白血病无此反应。

(4)骨髓病理 骨髓增生活跃或低下,多毛细胞多呈散在或簇状分布。胞质丰富、透明,胞核间距离宽,呈蜂窝状。核染色质细,呈毛玻璃样,网状纤维轻度或增多。

2.国外诊断标准

(1)临床表现 临床表现多有脾大、消瘦、反复感染,易合并血管炎。

(2)血常规检查 血常规检查多有全血细胞减少,也可仅表现为两系或一系细胞减少。

(3)毛细胞白血病的诊断 毛细胞白血病主要依据血细胞减少、脾大、多毛细胞的形态学,结合免疫组化和免疫分型,可作出准确的诊断。

①免疫分型 sIg(M+/-,D、G 或 A)阳性,B 细胞相关抗原(CD19、CD20、CD22、CD79a)阳性,CD11c 强阳性,CD25 强阳性,CD103 阳性。CD5-、CD10-。

②骨髓病理 骨髓呈弥漫性或间质性浸润。核小、间隙大,网状纤维增多,免疫组化

CD103 阳性,Annexin A1 阳性。

(4)HCL 变异型(HCL-V) 自 1980 年起,国内外皆有此型的报道,其特点如下。

①年龄较高(中位数发病年龄为 70 岁)。

②通常白细胞计数大于 $10×10^9$/L。

③不典型的毛细胞(胞质呈短绒毛及宽大褶皱,核染色质较浓,核仁清晰,电镜下胞质中无 RLC,少数细胞表面有球状突起),具有幼淋巴细胞形态特点。

④CD25$^-$,有时 CD103$^-$、TRAP$^-$。

⑤疗效不佳。

⑥诊断 HCL 免疫表现积分,CD11c$^+$、CD25$^+$、CD103$^+$、CD123$^+$(IL-3Ra)四联各为 1 分,90%以上经典 HCL 为 3~4 分。

【治疗】

HCL 相对急性白血病来说进展缓慢,不同个体间的临床表现、实验室检查以及细胞增殖特性差异较大。有些患者发展较快,脾大突出和血细胞减少明显,需要积极治疗。约10%的患者病情相对平稳,无任何症状,脾大不明显,外周血象保持足够数量的正常血细胞,这类患者可暂不予以治疗,其带病生存可达数年或十余年。现将其治疗概述如下。

1.克拉屈滨和喷司他丁 核苷类似物的出现改写了 HCL 的治疗史,自其 20 世纪 90 年代应用于临床以来,尤其是克拉屈滨和喷司他丁的应用,取得了良好的治疗效果,大部分 HCL 患者可达到完全缓解(CR)并长期维持的效果。目前,核苷类似物已取代脾切除和干扰素成为 HCL 标准一线治疗方案。

(1)克拉屈滨(Cladribine) 2013 年美国 NCCN 指南中,克拉屈滨已作为 HCL 患者的标准一线治疗方案。主要有以下给药方式。

①0.1 mg/(kg·d),持续静脉滴注,连用 7 日。

②0.14 mg/(kg·d),静脉滴注 1~2 h,连用 5 日。

③每周 0.14 mg/kg,皮下注射,5~6 周。

因皮下注射给药方便安全,可能是性价比最高的选择。

克拉屈滨常见的不良反应主要是骨髓抑制、免疫抑制和感染。多数接受克拉屈滨治疗的患者会出现 3~4 级中性粒细胞减少、血小板减少。因此,存在威胁生命的活动性或慢性感染的患者不应给予克拉屈滨治疗。

(2)喷司他丁(Pentostatin) 喷司他丁为一种极强的腺苷脱氨酶(ADA)抑制剂。ADA 是一种参与嘌呤救援代谢途径的酶,可使腺苷脱氨变成次黄苷,此酶为淋巴细胞正常功能所必需,它与 ADA 的亲和力很高,可与 ADA 紧密结合,抑制 ADA 的活性,使细胞脱氧腺苷三磷酸(dATP)水平增高,dATP 通过抑制核糖核苷酸还原酶阻断 DAN 合成。因此,对淋巴细胞和其他细胞有细胞毒作用。具体用法如下:①推荐剂量为每 2 周静脉注射 4 mg/m²,如无毒性表现,治疗应继续到完全缓解;②每日注射 5 mg/m²,连用 3~5 日,也可以隔日注射 4 mg/m²。

常见的不良反应为骨髓抑制,主要限制剂量毒性是中性白细胞缺乏。中枢神经系统不良反应也常见,由嗜睡直至昏迷。其他不良反应有恶心、呕吐、皮疹,还可引起短暂的轻中度肝、肾功能不良,偶见关节痛、肌痛、呼吸衰竭。

2.干扰素 可促进单核细胞和 B 细胞、T 细胞产生干扰素 2α,从而产生一系列调节作用,如增强 NK 细胞的活性及机体免疫系统的识别能力,影响细胞分化和造血生成,降低肿瘤坏死因子 2α 的水平等而发挥治疗作用。

3.利妥昔单抗 利妥昔单抗是一种嵌合鼠或人的单克隆抗体,与纵贯细胞膜的 CD20 抗原特异性结合,引发 B 细胞溶解的免疫反应。细胞溶解的可能机制包括补体依赖性细胞毒性(CDC)和抗体依赖性细胞的细胞毒性(AD-CC)。研究表明,HCL 患者的 CD20 抗原的表达是 CLL 患者的 5 倍。

4.化疗 瘤可宁(每日 4 mg)应用 6 个月,也有应用多柔比星或柔红霉素治疗本病或用大剂量联合化疗获得缓解者。

5.其他单抗

(1)Alemtuzumab 一种针对 CD52 的人源化鼠 IgG1 单克隆抗体。而 90%～100% 的 HCL 都表达 CD52。已经有治疗有效的个案报道。

(2)Epratuzumab 一种针对 CD22 的人源化鼠 IgG1 单克隆抗体,不论单独应用还是与 R 联合,它在非霍奇金淋巴瘤(NHL)治疗中均具有良好的有效性和耐受性,但尚未见应用于 HCL 的临床试验。

(3)Ofatumumab 一种全人源化单抗,针对 CD20 的一个独特的小环形表位。

6.脾切除术 由于脾是毛细胞的主要来源,80%～90% HCL 患者有脾大,以往脾切除是治疗 HCL 患者的主要方法,目的在于解除脾功能亢进,改善血象,清除脾红髓中大量浸润的毛细胞,其结果是使患者血小板数量增加,但对血小板数量接近正常水平或正常的 HCL 患者,脾切除则表现出一定的局限性。且脾切除不能减少骨髓毛细胞浸润,术后复发率高。但药物不断应用于 HCL,并获得较高存活率后脾切除很少采用。

7.白细胞交换术 白细胞交换术适用于难治型或外周血白细胞高的患者。

8.异基因造血干细胞移植

【缓解标准】

1.完全缓解

(1)血红蛋白上升至 12 g/dL 以上,中性粒细胞计数达 1500/μL,血小板计数达 100 000/μL,并持续至少 1 个月。

(2)骨髓活体组织检查及周围血涂片没有毛细胞证据。

(3)体格检查没有器官肿大及其他相关症状。

2.部分缓解 以上指标比治疗前改善 50% 以上。

【预后】

HCL 的自然中位数生存期为 53 个月。脾切除者的中位数生存期是 6.9 年。脾切除术后继续 IFNα 治疗,可明显延长寿命。核苷类似物问世大大改善了患者的预后,CR 率升高,持续 CR 期延长,4 年时总生存率已达 95%。

第三节　幼淋巴细胞白血病

幼淋巴细胞白血病(PLL)为一种特殊类型的慢性淋巴增殖性疾病,约占所有成熟型淋巴细胞白血病的 2%,根据淋巴细胞起源,将其分为 B-PLL 和 T-PLL,前者占 PLL 的 80%,后者占 20%。多于 50 岁以上发病,男性多于女性,发病率较慢淋为低,病程进展较慢淋快,呈亚急性临床经过。

【病因和发病机制】

PLL 的病因尚未知。患者男女比例为 4∶1,提示男性对此病的发生更为易感。B 细胞 PLL 也可由 B 细胞 CLL 演变而来,促使 CLL 发病或进展的因素也可能在 B 细胞 PLL 中发挥作用。世界各地各种族人群均有发病,呈散发性。其中 T-PLL 的发生可能与遗传性共济失调-毛细血管扩张症的发病有密切关系。尚没有证据表明射线、致癌物质或病毒感染可致 PLL 发病。

【临床表现】

本病起病缓慢,初始症状可有疲倦、乏力、食欲下降、体重下降,常有低热及复发性口腔溃疡,也有首发表现为顽固性呃逆、自身免疫性溶血性贫血或关节炎等。晚期患者可出现头晕、心悸、气短、皮肤瘙痒、骨骼疼痛等。主要体征为脾、肝大和淋巴结增大,2/3 的患者出现巨脾,肝大常发生在脾大之后,多为轻度增大。80% 的患者淋巴结增大,增大的淋巴结无压痛,质地中等,不固定。淋巴结增大和肝大以及皮肤损害常见于 T-PLI。胸骨压痛少见,浆膜腔积液可见于复发或难治的 T-PLL。部分患者合并感染、脉管炎、溃疡性结肠炎和桥本甲状腺炎;少部分无症状病例因体格检查而被发现。

【辅助检查】

1.血常规 白细胞计数明显增多,约 80% 的病例大于 $100 \times 10^9/L$,常有正细胞、正色素性贫血、血小板计数减少。

2.骨髓检查 骨髓增生明显活跃,以淋巴细胞为主,幼淋巴细胞比例为 10%～80%。幼淋巴细胞的特征为胞体较大,呈圆形,胞质丰富,核与浆的比例高,核染色质浓缩成块状,在核周边密集分布,常有核仁,核质与核仁发育不平衡,即核质发育较成熟,但仍有核仁,此为幼淋巴细胞的突出形态学特征;细胞化学染色示 Feulgen 染色可显示核仁中 DNA 物质,阳性率可达 50%,PAS、ACP 染色阳性,POX 及酯酶染色呈阴性反应。

3.骨髓病理组织学检查 骨髓增生明显活跃,以淋巴细胞为主,有核仁的幼淋巴细胞占 17%～80% 或以上,染色质似浆细胞样淋巴细胞,胞质丰富,嗜碱性,核与浆的比例高,相差和电镜下有时可见毛细胞,但无核糖体板层复合物(RLC),TRAP 阴性。与慢淋不同的是,绝大多数白血病细胞均有核仁 1～2 个,细胞核染色比慢淋细胞浅淡,显得更幼稚。

4.染色体检查 B-PLL 最常见的染色体异常主要累及 14 号、6 号及 1 号染色体。T-PLL 最常见的染色体异常主要累及 14 号、8 号及 11 号染色体。Inv(14)(q11;q32)是 T-PLL 特征性的染色体异常,超过 2/3 的病例中可检测到。T-PLL 存在复杂的染色体异常,提示随着病情进展,染色体畸变可逐渐增多,这也是本病具有高度侵袭性的原因所在。

5.细胞免疫学检查 80% 的 PLL 起源于 B 细胞,表达与 B-CLL 类似的表面抗原。但与 B-CLL 不同之处在于 B-PLL 常表达较高浓度的膜表面免疫球蛋白,大多数 B-PLL 患者的 B 细胞不表达 CD5。

【诊断】

（1）脾大。

（2）外周血淋巴细胞计数增高，其中幼淋巴细胞比例超过 55%。

（3）骨髓中可见大量幼淋巴细胞，呈弥漫性、间质性或结节性浸润，比例可超过 55%。

（4）免疫表型检查示 B 细胞型为 SmIg 阳性，CD19、CD20、CD22、CD79a 和 FMC7 至少一项以上阳性，CD10 和 CD23 常为阴性，CD5 可为阳性。T 细胞型为 CD2、CyCD3、CD5 和 CD7 阳性，TdT 和 CD1a 阴性。

（5）细胞遗传学检查常见 14q32 的变异，如 inv(14)(q11;q32)，t(11;14)(q13;q32)，t(14;14)(q11;q32)。+8，+12。

【鉴别诊断】

慢性淋巴细胞增生性疾病常见的有 PLL、HCL、原发性巨球蛋白血症，此三者也皆为老年人的疾病，均可伴有淋巴结增大、肝脾大及外周血淋巴细胞显著增高。PLL 为一种罕见的淋巴细胞增生性疾病，浅表淋巴结不增大或仅轻度增大、淋巴细胞绝对值增高，周围血涂片中可见大量幼稚淋巴细胞，骨髓内幼稚淋巴细胞占 17%～80%。因此大量幼稚淋巴细胞是确诊 PLL 的必要条件。

1. HCL　一种罕见的以慢性淋巴样细胞增生紊乱为特征的疾病。临床上以脾大最为突出，而浅表淋巴结增大较少见，仅约 10% 的患者有浅表淋巴结增大。2/3 患者外围血、2/3 患者全血细胞减少，且骨髓由于毛细胞的浸润，网状纤维增生，1/4～1/2 表现为骨髓干抽。血涂片中见到毛细胞是最重要和突出的发现。

2. 原发性巨球蛋白血症　淋巴细胞和浆细胞无限制地恶性增殖的 B 细胞恶性病变。周围血象中淋巴细胞绝对值增高，有时可见少数不典型幼浆细胞，但通常白细胞计总数不高甚至减少。骨髓中淋巴样浆细胞增多浸润，血清中单克隆 IgM 显著增高(IgM>10 g/L)，这是诊断原发性巨球蛋白血症的必要依据。

【治疗】

PLL 初发时，患者通常处于疾病进展期而需要治疗，多数患者呈明显脾大、高白细胞症，以及诊断后不久疾病迅速进展。部分患者可呈现惰性病程。同样的，治疗指征与 CLL 患者相似，这些指征包括疾病相关症状、有症状的脾大、进行性骨髓衰竭，合并自身免疫性溶血性贫血，巨脾，全身多处淋巴结增大或白细胞计数大于 200×10^9/L 时应进行治疗，常用的治疗方法有以下六种。

1. 联合化疗　目前尚无治疗幼淋巴细胞的标准方案，多数沿用治疗慢性淋巴细胞性白血病的方案，以联合化疗为主，常用 CP(苯丁酸氮芥和泼尼松)、COP、CHOP 和克拉屈滨(2-CdA)等方案治疗。苯丁酸氮芥或环磷酰胺联合泼尼松和(或)长春新碱，反应率一般小于 20%。大剂量糖皮质激素治疗 B 细胞 PLL 患者，疗效低于 CLL。应用类似于治疗高度恶性淋巴瘤的强化联合化疗方案，如 CHOP 方案治疗 PLL 患者，部分与完全反应率近 50%。不幸的是，反应持续时间相对较短。虽然偶有患者可对挽救方案有反应，但长期生存一般较差。脱氧腺苷类似物治疗 PLL 有效。克拉屈滨 0.1 mg/(kg·d)，连续输注应用 7 日，每 28～35 日为 1 个疗程治疗原发 B 细胞 PLL，完全与部分缓解率约为 50%。相同地，应用氟达拉滨 30 mg/(m²·d),输注时间大于 30 min,连用 5 日,每 4 周为 1 个疗程,完全与部分缓解率近 40%。T-PLL 呈侵袭性,且通常对传统烷化剂化疗的反应更差,经上述方案治疗后中位数生存期仅为 7.5 个月。

2.脾切除和脾区放射　有症状的 PLL 患者若不适合化疗,可采用脾区照射(10～16 Gy)作为姑息治疗;对放疗和化疗均无效者可考虑脾切除术。脾切除和脾区放疗对预后无影响,但可以缓解脾大所引起的腹部症状,也可改善脾功能亢进。

3.喷司他丁(DCF)　喷司他丁是一种嘌呤类似物。德国一个研究中心用 DCF 治疗了20 例 PLL 患者,方法为 4 mg/m²,每周 1 次,3 周后改为每周 3 次,有效后每月 1 次,连续进行 6 个月。结果 PR 率 45%,其中 B-PLL 为 50%,T-PLL 为 33%;中位数缓解期为 9 个月,其中 B-PLL 为 12 个月。该方案主要的血液学毒性为血小板减少。

4.Campath-1H(alemtuzumab)　Campath-1H 是抗 CD52 单克隆抗体,对 2/3 的 T-PLL 患者有效,包括对 DCF 耐药或仅为 PR 的病例。

5.美罗华(mabthera)　美罗华是抗 CD20 单克隆抗体,可试用于对 CD20 高表达的 B-PLL。初步临床观察表明,美罗华可以使 B-PLL 获得 5～8 个月的稳定期,方法为375 mg/m²,每周 1 次,共 4 周。同其他药物联合应用可能会提高疗效。

6.造血干细胞移植　目前造血干细胞移植多用于对其他多种治疗方案无效或复发病例,且较为年轻的患者;对年龄较大患者可试用非清髓性干细胞移植。

第四节　大颗粒淋巴细胞白血病

大颗粒淋巴细胞(LGL)胞体比一般淋巴细胞大,胞质较丰富,因含有多个粗大嗜苯胺蓝颗粒而得名。大颗粒淋巴细胞白血病(LGLL)于 1977 年开始提出,是一种伴外周血大颗粒淋巴细胞增多的慢性中性粒细胞减少性临床综合征。1985 年首次被描述为一类累及血液、骨髓、肝、脾的克隆性疾病。临床表现主要是中性粒细胞减少引起的反复感染、贫血、脾大,常合并自身免疫性疾病,尤其是类风湿关节炎(RA)。LGLs 来源于 T 细胞或自然杀伤(NK)细胞的克隆性疾病。FAB 协作组把其归为慢性 T 细胞白血病。LGL 占正常外周血单个核细胞的 10%～15%,包括 CD3⁻(NK 细胞)和 CD3⁺(T 细胞)两个细胞群。因此,REAL 分类将 LGLL 分为 T-LGLL 和 NK-LGLL。T-LGLL 为 CD3⁺ 克隆增殖,T 细胞受体重排研究可证明其单克隆性;NK-LGLL 为 CD3⁻ 克隆增殖,细胞遗传学检查可证明其克隆性。

T-LGLL 约占 LGLL 的 85%,常见于老年患者,中位数发病年龄 60 岁,仅 10% 的患者年龄在 40 岁以下,儿童病例罕见,无性别差异。NK-LGLL 发病年龄小,中位数发病年龄为39 岁。

【病因和发病机制】

T-LGLL 的病因尚不清楚,可能与 HTLV Ⅰ/Ⅱ 样反转录病毒有关。NK-LGLL 与 EB病毒感染有关。LGLL 的克隆性增殖步骤:抗原应答反应特异淋巴因子(如IL-12、IL-15 等)的加入、Fas/Fas 配体凋亡调控途径的调控异常。白血病的 LGL 已显示许多抗原活化的细胞毒 T 细胞(CTLs)特征,提示 LGL 扩增的起始步骤是一种抗原驱使机制。在受到感染或抗原刺激期间，LGLs 出现大量增殖，是受感染或抗原刺激的原始靶细胞数的 50 000 倍，一旦抗原清除，部分细胞是通过激活诱导细胞死亡（AICD）程序被消除的。正常的 CTLs 受凋亡调控，白血病的 LGL 构成高表达 Fas（CD95）和 Fas 配体（CD178），从而抗 Fas 介导的死亡途径。另外，LGL 白血病的核心发病机制是生存信号通路的构成性活化，在 LGL 白血病患者中发现了多种持续性激活的细胞生存通路如 JAK2/STAT3、鞘磷脂、RA/MEK/ERK 及 SFK/PI3K/Akt。利用网络建模方法发现 IL-15 和血小板衍生生长因子 PDGF 是主要生存信号通路之间进行转换的细胞因子。白血病 LGL 对正常组织靶向作用也是疾病的发病机制之一。

【病理及分期】

T-LGLL 患者常累及脾，主要发现是红髓窦和索间有白血病细胞浸润，以及脾结节的白血病浸润，浆细胞增多，有显著的生发中心。肝窦和胆管区常受累。骨髓活体组织检查常发现 B 细胞结节和弥漫分布的 LGL，比骨髓涂片更典型。粒细胞成熟停滞和红细胞前体的缺乏也可看到。淋巴结受累较少，但可看到扩大的副皮质区，包括浆细胞和 LGL。

【临床表现】

LGLL 主要临床特征为血液系统和免疫系统异常，血液系统异常包括慢性中性粒细胞减少、自身免疫性溶血性贫血、特发性血小板减少性紫癜、骨髓增生异常综合征和 PRCA 等；免疫系统异常可见类风湿因子和抗核抗体阳性、循环免疫复合物增高、多克隆高丙种球蛋白血症、微球蛋白升高。1/3 的患者就诊时可无症状。初始症状包括反复细菌感染（常与中性粒细胞减少有关）、疲乏，20％～30％的患者可出现夜间盗汗、体重下降。主要体征为 20％～50％的患者脾大，肝大占 20％，淋巴结增大、肺浸润少见。类风湿关节炎可能是 T-LGL 白血病的一个突出特点，有时会出现类似 Felty 综合征的临床表现。NK-LGLL 进展较快，发病年龄小，初始症状主要是发热、夜间盗汗、体重下降等系统性 B 症状，以及肝大、脾大。大多数患者有骨髓浸润，有时可伴骨髓纤维化。有些患者出现胃肠道受累，部分患者出现肺动脉高压，类风湿关节炎罕见。

【辅助检查】

1.外周血 外周血可出现贫血，血小板减少，中性粒细胞减少，中性粒细胞计数常小于 $0.5×10^9$/L，淋巴细胞计数增高，LGL 明显增高。

（1）T-LGLL 外周血 LGL 增多，LGL 计数常大于 $2×10^9$/L，90％患者大于 $1×10^9$/L，可出现不同程度的慢性中性粒细胞减少、贫血和血小板减少。在亚洲国家贫血约占 60％，西方国家以中性粒细胞减少多见，约占 62％。LGL 的特点是胞体较大，胞质丰富，略呈嗜碱性，胞质中有数量不等的嗜天青颗粒。

（2）NK-LGLL 外周血也有中性粒细胞减少、血小板减少和贫血。外周血涂片可见多少不等的 LGL，胞核多为圆形，染色质疏松或致密，有时可见清晰核仁，胞质丰富，略嗜碱性，可见粗细不等的嗜天青颗粒。

2.骨髓检查

（1）骨髓象 髓系细胞成熟障碍，LGL 浸润，浆细胞可增高。多数 T-LGLL 患者骨髓表现为髓系细胞成熟停滞及淋巴细胞浸润，免疫组织化学可标记出 CD3+ LGL。NK-LGLL

患者骨髓与 T-LGLL 相似,涂片中可见 LGLL 细胞广泛或局灶性浸润,伴有反应性噬血细胞增多和髓系细胞成熟障碍。

(2)骨髓活体组织检查 常发现 B 细胞结节和弥漫分布的 LGL 粒细胞成熟停滞,PRCA 亦可见到。NK-LGLL 骨髓活体组织检查可见异常细胞呈簇状或片状分布,常见凋亡小体和骨髓坏死,有时可见骨髓纤维化。

3.免疫表型 免疫表型检查可区别 T-LGLL 和 NK-LGLL。T-LGLL 常为 CD^+、$CD4^-$、$CD8^+$、$CD16^+$、$CD56^-$、$CD7^+$、HLA-DR$^+$,T 细胞受体(TCR)$\alpha\beta$ 常阳性;也有 TCR$\gamma\delta$ 阳性的病例报道,偶有 $CD4^+$ 或 $CD4^+$、$CD8^+$ 的 T-LGLL 病例报道。NK-LGLL 一般为 $CD3^-$、CD^-、$CD8^+$、$CD16^+$、$CD56^+$、$CD57$(变异性较大)、TCR$\alpha\beta^-$ 和 TCR$\gamma\delta^-$。

4.免疫异常 T-LGLL 常有体液免疫异常,类风湿因子、抗核抗体、多克隆高免疫球蛋白血症、循环免疫复合物及抗中性粒细胞抗体的阳性率分别为 57%、38%、45%、56% 和 41%。这些患者也可存在细胞免疫缺陷,如 NK 活性下降,T-LGLL 常伴类风湿关节炎、PRCA、原发性血小板减少性紫癜、溶血性贫血、系统性红斑狼疮、Sjorgen 综合征等自身免疫性疾病。NK-LGLL 免疫功能研究较少。

5.染色体 T-LGLL 患者多数染色体核型正常,不到 10% 的患者可出现 3 号、8 号及 14 号染色体三体,或 6 号及 5q 缺失,12p 和 14q 倒位等染色体异常。NK-LGLL 常见染色体异常为 del(6)(q21q25)和 17p13 缺失等。

6.染色 酸性磷酸酶(ACP)染色呈强阳性,非特异性酯酶(ANAE)染色呈弱阳性或阴性。

7.类风湿因子 60% 阳性,80% 抗核抗体阳性,41% 可出现抗中性粒细胞抗体和抗血小板抗体,常出现单克隆高丙种球蛋白血症。细胞免疫缺陷,NK 细胞减少、活性降低。

8.Coombs 试验 阳性,T-LGLL 约占 50%。

9.淋巴结或脾活体组织检查 主要发现红髓和脾结节的白血病浸润,浆细胞增多,出现显著的生发中心。

【诊断】

目前 LGLL 的诊断主要以临床表现、实验室检查为依据,不同类型诊断标准各有差异。

1.惰性 T-LGLL 诊断标准

(1)外周血 T-LGL 持续增多,淋巴细胞计数常在(2~20)$\times 10^9$/L。

(2)具备特征性的免疫表型:$CD3^+$、$CD8^+$、$CD57^+$、$CD4^-$、$CD56^-$,用 PCR 或 Southern blot 检测 TCR 基因重排可明确 LGL 的单克隆性,一般为 TCR$\alpha\beta^+$,少数患者为变异亚型,如 $CD3^+$、$CD4^+$、$CD8^-$、$CD57^+$、TCR$\alpha\beta^+$ 或 $CD3^+$、$CD4^+$、$CD8^+$、$D57^+$、TCR$\alpha\beta^+$ 或 $CD3^+$、$CD4^-$、$CD8^-$、$CD57^+$、TCR$\gamma\delta^+$。

(3)有外周血细胞减少、脾大等临床表现,多伴有 RA、PRCA 等自身免疫性疾病。

(4)其中前两条标准为诊断惰性 T-LGLL 所必需,对无临床症状且外周血 LGL$<0.5\times 10^9$/L 的患者,需行骨髓穿刺检查,骨髓中克隆性 LGL 浸润支持 LGLL 的诊断。

2.侵袭性 T-LGLL 诊断标准

(1)外周血 T-LGL 增多,T-TGL$>0.5\times 10^9$/L,一般大于 10×10^9/L。

(2)免疫表型多为 $CD3^+$、$CD8^+$、$CD56^+$,TCR 重排为单克隆性。

(3)进展迅速的 B 症状,肝大、脾大、淋巴结增大和外周血细胞减少。

3.慢性 NK 细胞白血病诊断标准 因缺乏克隆性标志,此病确诊相对困难,临床观察和随访更显重要。以下三条有助于诊断:①有系统性症状或肝、脾、淋巴结及骨髓受累表现;②EBV 检测阴性,外周血 LGL 增多,持续超过 6 个月;③典型免疫表型为 CD2$^+$、CD56$^+$、CD16$^+$、sCD3$^-$。有报道称,杀伤细胞免疫球蛋白样受体(KIRs)在慢性 NK 细胞白血病细胞表面有异常表达,但是否能作为克隆性标志,还有待于大样本量的研究。

4.侵袭性 NK 细胞白血病诊断标准

(1)外周血和骨髓可见较多 LGL。

(2)免疫表型符合 CD2$^+$、CD56$^+$、sCD3$^-$、TCRαβ$^-$、TCRγδ$^-$。

(3)EBV 阳性。

(4)常见的染色体异常为 del(6)(q21q25)。

(5)有 B 症状,肝大、脾大、淋巴结增大,中性粒细胞、血小板减少和贫血。

【鉴别诊断】

1.与反应性 LGL 增生进行鉴别 反应性 LGL 增多症老年人多见,与某些病毒,如 EB 病毒、巨细胞病毒及 HIV 等感染或机体衰老有关。在造血干细胞移植后可出现 LGL 增多,其临床表现为无症状的淋巴细胞增多,免疫表型为 CD3$^+$、CD8$^+$、CD57$^+$ 或 CD2$^+$、sCD3$^-$、CD16$^+$、CD56$^+$,且 TCR 基因重排阴性。

2.四种 LGLL 之间的鉴别 需综合各方面尤其是免疫表型和基因受体重排等进行鉴别,具体见表 3-3。

表 3-3 四种 LGLL 的鉴别

观察项目	惰性 T-LGLL	侵袭性 T-LGLL	慢性 NK 细胞白血病	侵袭性 NK 细胞白血病
中位年龄/岁	60	41	61	39
男女比例	1:1	2:1	7:1	1:1
免疫表型	CD3$^+$、CD8$^+$、CD57$^+$	CD3$^+$、CD8$^+$、CD56$^+$	CD2$^+$、CD56$^+$、sCD3$^-$	CD2$^+$、CD56$^+$、sCD3$^-$
受体基因重排	TCRβγ	TCRβγ	KIR	KIR
EBV	阴性	阴性	阴性	阳性
HTLV 血清反应性	阳性	阴性	阳性	阴性
临床表现	1/3 患者无症状,2/3 有血细胞减少、肥大、类风湿、关节炎、纯红再障等症状	B 症状,血细胞减少,肝大、脾大、淋巴结增大	60% 的患者无症状,40% 的患者有血细胞减少,血管炎、神经病变、脾大等症状	B 症状,血细胞减少,肝大、脾大、淋巴结增大
预后	好	差	好	非常差

【治疗】

LGLL 的治疗目前尚无标准方案,免疫抑制剂,如甲氨蝶呤、糖皮质激素及环孢素 A 对该病的治疗较有效。

1.糖皮质激素　单药治疗可改善症状,如 RA 的疼痛,且暂时改善中性粒细胞减少,但对纠正中性粒细胞减少和减少 LGL 恶性克隆无效。作为免疫抑制剂治疗后的附加激素治疗可加快血液学症状改善。

2.甲氨蝶呤　10 mg/m²,每周 1 次,可有效缓解风湿症状和相关的中性粒细胞减少,有效率可达 60%,是目前 LGLL 治疗的一线方案,但需注意药物致骨髓抑制、肝功能及肺功能损害。

3.环磷酰胺　对 LGLL 合并 PRCA 效果优于甲氨蝶呤,可纠正白细胞减少,也可作为一线治疗药物。对于治疗无反应者,使用时间应少 4 个月,对于有反应者,可使用 6～12 个月。

4.环孢素　可作为一线或二线替代治疗药物,对伴有输血依赖的贫血或单纯红细胞再生障碍性贫血(纯红再障者),用环孢素[1～2 mg/(kg·d)] 1 个月,待血红蛋白逐渐上升、淋巴细胞下降后,以 150 mg,每日 2 次维持,注意环孢素致肾功能损害及血压升高。

5.粒细胞集落刺激因子　与免疫抑制剂合用,可暂时升高中性粒细胞计数,但易反复。

6.促红细胞生成素　部分患者可出现短暂的反应,但与免疫抑制剂联用不能达到预期疗效,因此不推荐用于合并 PRCA 的 LGLL 患者。

7.嘌呤类似物　晚期病例可选用氟达拉滨,该药物治疗时间短,间隔周期较长,一般 4～6 个月 1 次,反应率较高,可能诱导缓解。

8.CD52 单克隆抗体　人抗 CD52 抗体阿仑单抗能选择性地杀伤表达 CD52 的细胞。白血病性 T-LGLs 表达 CD52。在一项研究中,阿仑单抗的总体反应率为 50%。目前,阿仑单抗处于 Ⅱ 期临床试验中用于治疗 T-LGL 白血病。

9.联合化疗　对复发难治的 LGLL 可选择联合化疗,但一般主张低剂量长疗程,不提倡大剂量化疗。

10.脾切除　脾大伴有免疫性血小板减少,紫癜、溶血性贫血患者对切脾可能有效。

11.新药应用　如法尼基转移酶抑制剂、CD2 单克隆抗体、Mik-β₁ 单克隆抗体等。R115077(替吡法尼)是脂肪酸转移酵素抑制剂,用于抑制 Ras 介导的信号传导通路。R115077 治疗可以改善 LGL 白血病患者的肺动脉高压症状。

人抗 MiK-β₁ 抗体直接作用于 CD122,CD122 是 IL-2R 和 IL-15R 的共同亚单位。Ⅰ 期临床试验完成了人抗 MiK-β₁ 抗体用于治疗 T-LGL 白血病患者。虽然在白血病性 LGL 中观察到 IL-15β 亚单位出现下调,但 LGL 数却无下降。

【疗效标准】

1.CR　无临床症状及脾大,血常规正常,淋巴细胞计数小于 $4 \times 10^9/L$,LGL 计数绝对值小于 $2 \times 10^9/L$。

2.PR　脾缩小 50% 以上,外周血 ANC$>1.5 \times 10^9/L$,或较前增加 50% 以上,淋巴细胞较前减少 50% 以上。

3.稳定　症状及实验室检查无变化。

4.恶化症状加重　脾增大 50% 以上,ALC 增加$>50\%$以上。

【预后】

惰性 T-LGLL 和慢性 NK 细胞白血病治疗反应较好,中位数生存期可达 10 年以上。侵袭性 NK-LGLL 预后差,多于诊断后 2 个月死于疾病播散引起的多器官功能衰竭。

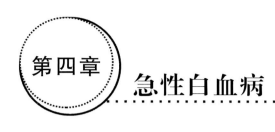

急性白血病

第一节 概 述

白血病是起源于造血干细胞的恶性克隆性疾病,因白血病细胞具有增殖优势,且凋亡受阻,故在体内无控制性增殖与聚集,从而使正常的造血系统受阻,并浸润其他器官与组织。根据白血病的成熟程度和自然病程,将白血病分为急性白血病及慢性白血病。急性白血病为该类肿瘤细胞停滞在细胞发育的较早阶段,故多为原始细胞及早期幼稚细胞。急性白血病起病急,进展快,一般自然病程仅数月。

【分类】

1.急性髓系白血病(AML)

1)形态学分型(FAB 分型)

(1)M_0(急性髓系白血病微分化型) 骨髓原始细胞占 30% 以上,无嗜天青颗粒及 Auer 小体,核仁明显。光镜下,髓过氧化物酶(MPO)及苏丹黑 B 阳性细胞占 3% 以下;电镜下,MPO 阳性;CD33 或 CD13 等髓系标志可呈阳性,淋巴系抗原通常为阴性。血小板抗原阴性。

(2)M_1(急性髓系白血病未分化型) 原粒细胞(Ⅰ 型＋Ⅱ 型,原粒细胞质中无颗粒为 Ⅰ 型,出现少数颗粒为 Ⅱ 型)占 NEC(骨髓非红系有核细胞,指不包括浆细胞、淋巴细胞、组织嗜碱细胞、巨噬细胞及所有红系有核细胞的骨髓有核细胞)的 90% 以上,其中至少 3% 以上细胞为 MPO 阳性。

(3)M_2(急性髓系白血病部分分化型) 原粒细胞占 NEC 的 30%～89%,其他粒细胞占 10% 以上,单核细胞占 20% 以下。

(4)M_3(急性早幼粒细胞白血病,APL) 骨髓中以颗粒增多的早幼粒细胞为主,此类细胞在 NEC 中占 30% 以上。

(5)M_4(急性粒-单核细胞白血病) 骨髓中原始细胞占 NEC 的 30% 以上,各阶段的粒细胞占 30%～80%,各阶段单核细胞占 20% 以上。

(6)M_4E_0 除上述 M_4 型特点外,嗜酸性粒细胞在 NEC 中占 5% 以上。

(7)M_5(急性单核细胞白血病) NEC 中原单核、幼单核及成熟单核细胞占 80% 以上。如原单核细胞 80% 以上为 M_{5a},80% 以下为 M_{5b}。

(8)M_6(红白血病) 骨髓中幼红细胞占 50% 以上,NEC 中原始细胞(Ⅰ 型＋Ⅱ 型)占

30%以上。

(9)M₇(急性巨核细胞白血病)　骨髓中原巨核细胞占30%以上。血小板抗原阳性,血小板过氧化酶阳性。

2)世界卫生组织对白血病的分类

(1)急性髓系白血病伴重现细胞遗传学异常　①AML 伴有 t(8;21)(q22;q22),AML-1/ETO;②AML 伴有骨髓异常的嗜酸性粒细胞,inv(16)(p13;q22)或 t(16;16)(p13;q22),(CBFβ/MYH11);③急性早幼粒细胞白血病(APL-AML)伴有 t(15;17)(q22;q12)及其变异性(PML-RARa 和变异型);④AML 伴有 11q23(MLL)异常。

(2)AML 伴多系病态造血　继发于 MDS 或 MDS/MPD,无先期 MDS 或 MDS/MPD。

(3)治疗相关性 AML 和 MDS　烷化剂相关性;拓扑异构酶Ⅱ抑制剂相关型(某些可为淋巴细胞型);其他型。

(4)不另分类的 AML　AML 微分化型;AML 无成熟型;AML 有成熟型;急性粒-单细胞白血病;急性原始单核细胞或急性单核细胞白血病;急性红白血病;急性巨核细胞白血病;急性嗜碱性粒细胞白血病;急性全髓系细胞增生伴骨髓纤维化;髓系肉瘤。

(5)系列不明急性白血病　①急性未分化细胞白血病;②急性双表型白血病;③急性双系列白血病。

2.急性淋巴细胞白血病(ALL)

(1)L₁　原始和幼淋巴细胞,以小细胞(直径小于 12 μm)为主。

(2)L₂　原始和幼淋巴细胞,以大细胞(直径大于 12 μm)为主。

(3)L₃　原始和幼淋巴细胞,以大细胞为主,大小较一致,细胞内有明显空泡,胞质嗜碱性,染色深。

【病因与发病机制】

急性白血病的病因目前尚不完全清楚。

1.病毒因素　T 细胞白血病病毒Ⅰ型(HTLV-Ⅰ)是一种 C 型逆转录病毒,目前在白血病患者的血清中发现了该病毒的抗体。该病毒感染机体后,作为内源性病毒整合并潜伏在宿主细胞内,一旦在某些理化因素作用下,即被激活表达而诱发白血病;或作为外源性病毒由外界以横向方式传播感染,直接致病。部分免疫功能异常者,如某些自身免疫性疾病患者患白血病危险度会增加。

2.物理因素　物理因素,如 X 射线、γ 射线等,早在1911年首次报道了放射工作者发生白血病的病例,但是该疾病的发生仍取决于接触射线的时间长短以及人体吸收辐射的剂量等。日本广岛、长崎自原子弹爆炸后,辐射严重的地区白血病的发病率是未受辐射地区的17～30倍。近期人们发现电磁场可能也与白血病的发生有关。

3.化学因素　动物实验证明,苯对造血系统具有明显毒性,美国职业安全与卫生管理局曾研究发现,接触过苯制剂的工人的急性白血病患病率显著增加。还有某些药物,如氯霉素、乙双吗啉及抗肿瘤药物中的烷化剂和拓扑异构酶Ⅱ抑制剂等都与白血病的发生率明显相关。此外,还有报道吸烟、饮酒、染发剂等因素与白血病发生有关。

4.遗传因素　目前有学者研究认为,白血病的发生与遗传因素有一定的关系,但尚不能排除在共同环境中接触共同的致白血病因素的可能性。

5.其他因素　某些血液性疾病最终也可能发展为白血病,如 MDS、多发性骨髓瘤、真性红细胞增多症、阵发性睡眠性血红蛋白尿症等。另外,还有一些尚待进一步证明的与白血病有关的因素,如生长因子、溃疡性结肠炎等。

一般来说,白血病发生有两个阶段:①各种原因所致的单个细胞原癌基因决定性的突变,导致克隆性的异常造血细胞生成;②进一步的遗传学改变可能涉及一个或多个癌基因的激活和抑癌基因的失活,从而导致白血病。通常理化因素先引起单个细胞突变,然后因机体遗传易感性和免疫力低下,病毒感染、染色体畸变等激活了癌基因(如 ras 基因家族),并使部分抑癌基因失活(如 p53 突变或失活)及凋亡抑制基因(如 BCL-2)过度表达,导致突变细胞凋亡受阻,恶性增殖。

【临床表现】

1. 贫血 早期即可出现,部分患者因病程短,可无贫血。半数患者就诊时已有重度贫血,尤其是继发于 MDS 者。

2. 发热 这是白血病常见的症状之一,白血病本身可以引起发热,但高热往往提示有感染,主要原因是绝大多数患者外周血中成熟中性粒细胞减少,故极易发生感染。感染以口腔炎、牙龈炎、咽峡炎、肺部感染、肛周炎、肛旁脓肿常见。最常见的致病菌为革兰氏阴性杆菌,如肺炎克雷伯杆菌、铜绿假单胞菌、大肠埃希菌等;近年来革兰氏阳性球菌感染的发病率有所上升,如金黄色葡萄球菌、表皮葡萄球菌等。长期应用抗生素者,可出现真菌感染。

3. 出血 出血可发生在全身各部位,以皮肤淤点、淤斑、鼻出血、牙龈出血、月经过多为常见。血小板减少为其主要原因。

4. 相关组织器官的浸润 白血病细胞的浸润主要表现为淋巴结增大、肝大、脾大、胸骨压痛,也可表现为其他部位浸润,如眼部、中枢神经系统、皮肤、齿龈等。

【辅助检查】

1. 血常规 大多数患者血常规表现为白细胞增高,多大于 $10 \times 10^9/L$,但也有少数患者表现为白细胞减少。其他两系(即红系及血小板)可出现不同程度的减少。

2. 骨髓象 此检查为诊断白血病的主要依据和必做检查,现一般按世界卫生组织的分类,将骨髓原始细胞占 20% 以上定为诊断急性白血病的诊断标准。

3. 细胞化学染色 见表 4-1。

表 4-1 常见急性白血病细胞化学染色

染 色 方 法	急性淋巴细胞白血病	急性髓系白血病	急性单核细胞白血病
过氧化物酶(MPO)	(-)	分化差的原始细胞 (-)～(+) 分化好的原始细胞 (+)～(+++)	(-)～(+)
糖原染色(PAS)	(+)成块或颗粒状	(-)或(+),弥漫性淡红色	(-)或(+),弥漫性淡红色或颗粒状
非特异性酯酶	(-)	(-)或(+),NaF 抑制程度小于 50%	(+),NaF 抑制程度大于 50%
中性粒细胞碱性磷酸酶(NAP)	增加	减少或(-)	正常或增加

4.免疫学分型　根据急性白血病细胞表面分化抗原的不同进行分型。

1)ALL 各亚型细胞表面主要阳性标志

(1)B 系　TdT^+、$CD19^+$、$HLA-DR^+$：①早期前 B-ALL：$CD10^-$。②普通型 B-ALL：$CD10^+$。③前 B-ALL：$CD10^+$、$CyIg^+$。④成熟 B-ALL：$TdT^\pm$、$CD10^\pm$、sIg^+。

(2)T 系　①前 T-ALL：CD7、CD5、CD2。②T-ALL：CD7、CD5、CD2、CD3、CD4、CD8。

2)AML 各亚型细胞表面主要阳性标志

(1)M_1　CD33、CD13、CD15。

(2)M_2　同 M_1。

(3)M_3　CD33、CD13、CD15,但 HLA-DR 及 CD34 应为阴性。

(4)M_4　CD33、CD13、CD15、CD14。

(5)M_5　同 M_4。

(6)M_6　CD33、CD13。此外,CD71(转铁蛋白受体)、血型糖蛋白 A 及红细胞膜收缩蛋白也为阳性。

(7)M_7　CD41、CD42、CD61、VWF。

5.细胞遗传学　急性白血病克隆性细胞遗传学异常发生率高,但除少数类型外,变异范围非常大,仅下列四种异常和分型有一定关系。

(1)t(8;21)　见于 $10\%\sim15\%$ 的 AML,主要为 M_2。

(2)t(15;17)　见于 AML-M_3。

(3)inv/del(16)(q22)　见于 5% 的 AML,主要见于 AML-M_4E_0。

(4)t(9;22)　见于 25% 的成人 ALL,基本上无免疫表型特异性。

【诊断】

一般根据临床表现、血常规及骨髓象即可诊断急性白血病,通过免疫分型、染色体及融合基因等检查做到 MICM 诊断,以便指导治疗方案及预后。

【鉴别诊断】

1.骨髓增生异常综合征(MDS)　MDS 临床表现主要为贫血,常伴出血、感染。外周血有一系、两系或全血细胞减少,可出现巨大红细胞、巨大血小板、有核红细胞等病态造血表现。其中 RAEB 型可出现骨髓原始细胞增多,但少于 20%。

2.类白血病反应　严重的感染、中毒、急性溶血、恶性肿瘤可出现类白血病反应,白细胞明显增多,但可找到感染病灶及其他病因。抗感染或治疗原发病白细胞可明显下降。一般无贫血和血小板减少。骨髓检查无异常增多的原始细胞,碱性磷酸酶活力常显著增高。

3.传染性单核细胞增多症　传染性单核细胞增多症可出现发热、咽喉炎、淋巴结增大,外周血淋巴细胞显著增多并出现异常淋巴细胞。本病病程短,可自愈,异形淋巴细胞与原始细胞不同,嗜异性凝集试验阳性,EB 病毒抗体阳性。

4.再生障碍性贫血　主要表现为贫血、出血、感染,但罕有肝大、脾大、淋巴结增大,血象表现为全血细胞减少,骨髓象示骨髓增生不良,无明显病态造血。

5.原发性免疫血小板减少症　主要表现为皮肤淤点、淤斑,但一般不伴感染,血象表现为血小板明显减少,红细胞计数、白细胞计数一般正常。骨髓象表现为巨核细胞数目增多或正常,伴成熟障碍,抗血小板抗体阳性,一般有前驱病毒感染病史。

6.急性粒细胞缺乏症恢复期 在药物或某些感染引起的粒细胞缺乏症的恢复期,骨髓中早幼粒细胞明显增加。但该症多有明确病因,血小板正常,早幼粒细胞中无 Auer 小体。短期内骨髓成熟粒细胞恢复正常,故要注意鉴别。

【治疗】

总的治疗原则是消灭白血病细胞群体和控制白血病细胞的大量增生,解除因白血病细胞浸润而引起的各种临床表现。

1.支持治疗

(1)注意休息 高热、严重贫血或有明显出血时,应卧床休息。进食高热量、高蛋白质食物,维持水、电解质及酸碱平衡。

(2)感染的防治 严重的感染是白血病主要的死亡原因,因此防治感染甚为重要。病区中应设置"无菌"病室或区域,以便将中性粒细胞计数低或进行化疗的人隔离。注意口腔、鼻咽部、肛门周围皮肤卫生,防止黏膜溃疡、糜烂、出血,一旦出现要及时地对症处理。食物和食具应先灭菌。口服不吸收的抗生素(如庆大霉素)、黏菌素和抗真菌药(如制霉菌素、万古霉素等)以杀灭或减少肠道的细菌和真菌。对已存在感染的患者,治疗前做细菌培养及药敏试验,以便选择有效抗生素治疗。

(3)纠正贫血 显著贫血者可酌情输注红细胞或新鲜全血,自身免疫性贫血可用糖皮质激素、丙酸睾酮或蛋白同化激素等。

(4)控制出血 对白血病采取化疗,使该病得到缓解是纠正出血最有效的方法。但化疗缓解前易发生血小板减少而出血,可口服安络血预防。严重出血时可用糖皮质激素,输全血或输机采血小板。急性白血病(尤其是急性早幼粒细胞白血病)易并发弥散性血管内凝血(DIC),一经确诊要迅速用肝素治疗;当 DIC 合并纤维蛋白溶解时,在肝素治疗的同时,给予抗纤维蛋白溶解药,必要时可输注新鲜血或血浆。

(5)高尿酸血症的防治 对白细胞计数很高的患者在进行化疗时,可因大量白细胞被破坏、分解,使血尿酸增高,有时引起尿路被尿酸结石所梗阻,所以要特别注意尿量,并查尿沉渣和测定尿酸浓度,在治疗上除鼓励患者多饮水外,还要给予嘌呤醇。

2.化疗 化疗是治疗急性白血病的主要手段。化疗可分为缓解诱导和维持治疗两个阶段,其间可进行强化治疗、巩固治疗和中枢神经系统的预防性治疗等。缓解诱导是大剂量多种药物联用的强烈化疗,以求迅速大量杀伤白血病细胞,控制病情,达到完全缓解,为以后的治疗打好基础。所谓完全缓解,是指白血病的症状、体征完全消失,血象和骨髓象基本上恢复正常。维持治疗量一系列的小剂量较缓和的治疗方案进行较长时间的延续治疗,目的在于巩固由缓解诱导所获得的完全缓解,并使患者长期地维持这种"无病"状态而生存,最后达到治愈。巩固治疗是在维持治疗以后。维持治疗之前,在患者许可的情况,再重复缓解诱导方案。强化治疗是在维持治疗的几个疗程中间再重复原缓解诱导的方案。中枢神经预防性治疗宜在诱导治疗出现缓解后立即进行,以避免和减少中枢神经系统白血病的发生,一个完整的治疗方案应遵循上述原则进行。

3.造血干细胞移植

(1)同基因造血干细胞移植,供者为同卵孪生子。

(2)同种异基因造血干细胞移植,供者为患者的兄弟姐妹或 HLA 配型相合的无血缘关系供体。

(3)自体造血干细胞移植,不需选择供者,易推广,但术后易复发。

【并发症】

1.感染　以呼吸道感染最常见,其次为消化道感染,但口腔及肛周感染也易发生。

2.出血　常因为血小板减少及凝血机制障碍引起,AML-M₃常合并DIC。表现为皮肤、黏膜出血,严重的可引起器官出血,如脑出血、胃肠道出血、肺出血、阴道出血等。

3.中枢神经系统白血病(CNS-L)

(1)中枢神经系统(CNS)的症状、体征,如颅压增高的症状和体征、脑神经麻痹、偏瘫、截瘫、神志和(或)精神异常、抽搐等。急性淋巴细胞白血病并发中枢神经系统白血病最常见的是面神经麻痹。

(2)腰椎穿刺时颅压超过 200 mmH_2O。

(3)脑脊液(CSF)中有核细胞计数大于 $0.01×10^9/L$。

(4)CSF 蛋白定性试验(潘氏试验)阳性,定量测定值大于 45 mg/dL。

(5)CSF 找到白血病细胞(如当时周围血中有白血病细胞,而腰椎穿刺有明显损伤者,应复查后确定,以排除腰椎穿刺操作带来的假象)。

4.维 A 酸综合征　维 A 酸综合征又称分化综合征。在全反式维 A 酸治疗 AML-M₃过程中,对一部分患者而言,当外周血早幼粒细胞分化时,在白细胞明显升高的同时,可出现高热、呼吸困难、肺部浸润征象、胸腔积液和(或)心包积液等表现。有研究表明,与早幼粒细胞分化过程中大量的炎性细胞因子释放有关,且能排除肺部感染者,可诊断为维 A 酸综合征,并在停用全反式维 A 酸及用糖皮质激素后逐渐好转。部分病例加用化疗后也能缓解。

【预后】

初发急性白血病若不经积极治疗,平均生存期仅 3 个月左右,甚至有部分患者在诊断数日或数小时后死亡。经现代医学技术治疗,已有不少患者获得病情缓解甚至长期存活。针对急性淋巴细胞白血病患者,1～9 岁,且为标危者预后最好,完全缓解后经巩固与维持治疗,50%～70%患者能长期生存甚至治愈。女性 ALL 预后好于男性。年龄偏大、发病初白细胞偏高者预后不良。APL 若能避免早期死亡则预后良好,多可治愈。染色体能提供独立预后信息,患者有 t(9;22)且白细胞计数大于 $25×10^9/L$ 者预后差。此外,继发性 AL、复发及药耐者以及需较长时间化疗才能缓解者,预后均较差;合并髓外白血病预后也较差。需要指出的是,某些预后指标意义随治疗方法的改进而变化,如 T-ALL 和 L3 型 B-ALL,经有效的强化治疗预后已大为改观,50%～60%的成人患者可长期存活。

第二节　急性髓系白血病

急性髓系白血病(AML)是定向造血干细胞变异而引起的克隆性疾病,它是骨髓髓系细胞分化受阻,原始或幼稚细胞异常增生,正常造血受抑,外周血中白细胞出现质和量的异常、红细胞和血小板减少,并在体内各组织、器官(如肝、脾、淋巴结)广泛浸润,而引起感染、出血、贫血和浸润的一种疾病。此病已有一百多年的历史,对疾病的认识随着科学技术的进步逐渐充实、系统并日臻完善，但迄今在白血病的病因、发病机制及根治与预防方面仍有众多问题待进一步研究解决。

【流行病学】

据调查显示，AML 的发病与环境、职业及遗传因素均关系密切。发达国家的发病率高于发展中国家，西方国家高于东方国家，白种人高于黑种人、黄种人，中老年人高于儿童，男性高于女性。世界各地年发病率为 2.25/（10 万），随着年龄增长发病率增加，30 岁以下为 1/（10 万），75 岁以上则高达 17/（10 万）。因此，AML 实际上是一种中老年病，占成人急性白血病的 80%～90%，但仅占儿童急性白血病的 15%～20%。我国 AML 的年发病率为 1.6/（10 万），占各型白血病的 58.9%，50 岁以上发病率明显上升，男性多于女性。

【分型】

1.FAB 分型

（1）M_0（急性髓系白血病微分化型）　M_0骨髓中原始细胞占 NEC 的 90%以上，胞质大多透亮或中度嗜碱性，无嗜天青颗粒及 Auer 小体，核仁明显，类似 ALL-L2；细胞化学过氧化酶及苏丹黑 B 染色阳性少于 3%；免疫表型髓系标志 CD33 及（或）CD13 可为阳性。淋巴系抗原阴性，但可出现 $CD7^+$、TdT^+；电镜髓过氧化物酶（MPO）阳性。

（2）M_1（急性髓系白血病未分化型）　M_1骨髓中原粒细胞Ⅰ（典型原粒细胞、胞质中无颗粒）＋Ⅱ型（有原粒细胞特征，胞质量少，有少量细小颗粒）占 NEC 的 90%以上，其中至少有 3%的原粒细胞过氧化酶或苏丹黑染色阳性，早幼粒细胞以下的各阶段粒细胞或单核细胞少于 10%。

（3）M_2（急性髓系白血病部分分化型）　M_2骨髓中原粒细胞Ⅰ＋Ⅱ型占 NEC 的30%～89%，早幼粒细胞以下至中性分叶核粒细胞多于 10%，单核细胞少于 20%。如有的早期粒细胞形态特点既不像原粒细胞Ⅰ型或Ⅱ型，也不像早幼粒细胞，核染色质很细，有 1～2 个核仁，胞质丰富，嗜碱性，有不等量的颗粒，有时颗粒聚集，这类细胞多于 10%时，也属此型。

（4）M_3（急性早幼粒细胞白血病）　M_3骨髓中以异常的多颗粒早幼粒细胞为主，占 NEC 的 30%以上，其胞核大小不等，胞质中有大小不等的颗粒，分为粗颗粒型及细颗粒型，各型 Auer 小体均多见。

（5）M_4（急性粒-单核细胞白血病）　M_4分类如下。

①骨髓原始细胞占 NEC 的 30%以上，原粒细胞加早幼、中性中幼及其他中性粒细胞占 NEC 的 30%～80%，不同成熟阶段的单核细胞（常为幼稚及成熟单核细胞）占 NEC 的 20%以上。

②骨髓象如上述，外周血中单核细胞系（包括原始、幼稚及成熟单核细胞）计数大于 $5×10^9$/L。

③骨髓象如上述，外周血中单核细胞系计数小于 $5×10^9$/L，而血清溶菌酶以及细胞化学支持单核系细胞数量显著者。

④骨髓象类似 M_2，而单核细胞系占 20%以上，或血清溶菌酶超过正常［（11.5±4）mg/L］的 3 倍，或尿溶菌酶超过正常（2.5 mg/L）的 3 倍。

⑤骨髓象类似 M_2，而外周血中单核细胞系计数大于 $5×10^9$/L 时亦可划分为 M_4。

M_4E_0（急性粒-单核细胞白血病伴嗜酸性粒细胞增多）除具有上述 M_4 型各特点外，骨髓嗜酸性粒细胞占 NEC 的 5％以上，其形态除有典型的嗜酸性颗粒外，还有大而不成熟的嗜碱性颗粒，核常不分叶，细胞化学氯乙酸酯酶及 PAS 染色明显阳性。

（6）M₅（急性单核细胞白血病）　M₅分为两种亚型。①M₅ₐ：骨髓原单核细胞Ⅰ＋Ⅱ型占 NEC 的 80％以上。②M₅ᵦ：骨髓原单核细胞Ⅰ＋Ⅱ型占 NEC 的 80％以下，其余为幼稚及成熟单核细胞等。

（7）M₆（红白血病）　M₆骨髓原始细胞（原粒细胞或原单核细胞，NEC）Ⅰ＋Ⅱ型占 30％以上，幼红细胞占 50％以上。

（8）M₇（急性巨核细胞白血病）　M₇骨髓原巨核细胞占 30％以上，当原始细胞呈未分化型，形态不能确定时，应做电镜血小板过氧化酶活性检查，或用血小板膜糖蛋白Ⅱb/Ⅲa 或Ⅲa 或 Ⅷ R：Ag，以证明它是巨核细胞系。如骨髓干抽，出现骨髓纤维化，则需骨髓活体组织检查，用免疫酶标技术证实原巨核细胞增多。

2. WHO 分型　标准的基础是，要求临床医师除根据细胞形态学、细胞化学染色及免疫表型检测外，还需用更现代的细胞遗传学及分子遗传学技术对每一例 AML 患者做出更精确的分型，以利于预后判断及治疗方案的正确选择，但因费用较高，难以普及。现简要介绍如下。

（1）将具有重现性细胞遗传学/分子遗传学特征的 AML 确认为一独立的类型，包括：①伴 t(8;21)及 AML1(CBFα)/ETO 的 AML（其中大多为原 M₂型）；②伴 t(15;17)及 PML-RARa 的原 M₃型；③伴 inv(16)或 t(16;16)及 CBFβ/MYH11 的原 M₄型；④伴 11q23 (MLL)异常的 AML（大多属 M₄、M₅型）。上述四种患者治疗反应及预后相对较好。

（2）将多系统增生异常的 AML 单独分型，包括：①既往有骨髓增生异常综合征（MDS）；②既往无 MDS。此型即 AML 患者的骨髓同时伴有病态造血。如三系均有异常增生，则称为 TMDS-AML。患者治疗后缓解率低，易早期复发，预后差。

（3）将治疗相关性 AML 单独分型，包括以往用过烷化剂或鬼臼毒素两大类。此型患者也较难治，预后不良。

（4）沿用原 FAB 分型标准，将无上述三型特征的 AML，仍分为 M₀、M₁、M₂、M₃、M₄、M₅、M₆及 M₇八型。另外，补充三种疾病，即急性嗜碱性粒细胞白血病、急性全髓增生症伴骨髓纤维化、急性双表型白血病。

此外，WHO 分型标准将针对 AML 的骨髓原始细胞值，由 30％下调至 20％。故原MDS 的转化中的难治性贫血伴原始细胞增多（RAEB-t）归入 AML 中。同时也放宽了不伴MDS 的 AML 的诊断标准。

【病因和发病机制】

1. 物理因素　与白血病相关的物理因素主要是电离辐射。日本原子弹爆炸，受到辐射的人群，白血病发生率为正常人群的 17～30 倍。接受 X 线治疗的强直性脊柱炎患者，白血病的发生率为同年龄组的 9.5 倍。从事临床 X 线工作者，白血病的标化发生率是对照组的3.5 倍。多种实体瘤放疗后发生白血病的风险增加 2 倍。电离辐射引起 DNA 断裂，某些癌基因发生突变，在放射诱导白血病中起重要作用，而白血病的发生率与受辐射的剂量呈线性关系。

2. 化学因素　与白血病有关的化学物质主要包括苯及某些药物（烷化剂、氯霉素、乙双吗啉、保泰松等）。长期密切接触有机溶剂者，发生 AML 的危险性增加，调查显示，生产苯工厂的职工发生白血病的风险是普通人群的 5～6 倍。长期应用烷化剂或鬼臼毒素的肿瘤和非肿瘤患者发生白血病的风险比正常人群高 250 倍以上,且大多数为 AML。在化学致癌机制中,原癌基因到癌基因的活化起着重要作用,其中最常见的癌基因为 ras 基因家族。

3. 病毒因素 大量的实验研究证明,病毒在白血病发生中起着重要作用。白血病病毒属 C 型病毒,其最大的特点是含有逆转录酶。根据病毒基因组的结构和致病机制可分为三类:第一类为慢性白血病病毒,如小鼠白血病病毒(MuLV);第二类为急性白血病病毒,如禽类肉瘤病毒(ASV);第三类为反式调节病毒,如 HTLV-Ⅰ、HTLV-Ⅱ。逆转录病毒致病的机制,一种可能是病毒 RNA 经逆转录病毒逆向转录成 DNA 嵌入到宿主的原癌基因附近,使细胞基因过度表达,或嵌入到抑癌基因内使其失活;另一种可能是在病毒感染过程中,病毒获取细胞原癌基因并重组到病毒基因中,当这种新病毒颗粒进入另一细胞时可引起癌基因活化。

4. 遗传因素 遗传已被证实是白血病发生的重要危险因素之一。白血病患者中有家族史者为对照组的 16 倍,且同一家族的白血病类型往往相同;单卵双胎之一发生白血病后,其同胞在一年内发生白血病的概率是正常人群的 5 倍。伴特殊染色体异常的遗传病(如 Down 综合征、Fanconi 贫血、Bloom 综合征、神经纤维瘤等),白血病的发生率远高于正常人群。

【病理及临床表现】

骨髓内白血病细胞大量克隆性增生,导致正常造血功能受抑制,同时白血病细胞广泛浸润于全身各器官及组织,此为 AML 各种临床表现的病理基础。大部分患者起病急骤,往往以发热、多部位出血或骨、关节疼痛为首发症状;起病缓慢者则多以苍白、乏力、虚弱及食欲下降等症状开始,呈进行性加重;也有少数患者以抽搐、视物不清、牙龈肿胀、胸痛等为首发症状。

1. 发热和感染 发热是急性白血病常见症状之一,其热型不一、热度不等。发热的原因主要是细菌、病毒或其他微生物感染;其次为白血病本身所致,即肿瘤性发热;而某些抗白血病药物,如阿糖胞苷、高三尖杉酯碱等也可引起药物热。

感染是发热最常见的原因。AML 患者骨髓粒系祖细胞被白血病细胞所替代,白血病细胞产生的抑制因子干扰,导致中性粒细胞明显减少和功能异常,极易引起感染。感染的主要部位依次为口咽、呼吸道、消化道、肛周、皮肤、尿道、鼻窦,也有少数患者找不到明确的感染灶。感染多以革兰氏阴性杆菌居多,革兰氏阳性球菌感染近几年有增多趋势。化疗、糖皮质激素及广谱抗生素的广泛应用,导致患者真菌感染的概率增加,并发原虫或病毒感染者也较多,而且白血病细胞的广泛浸润及这类药物的应用破坏了黏膜的屏障机制,体内定植菌易通过损伤的黏膜进入组织或循环,故内源性感染也占相当比例。AML 患者的感染,由于中性粒细胞严重缺乏,炎症反应往往不典型,缺乏相应的症状和体征,且感染局限能力差,易扩散为败血症,一旦发生,则来势凶猛、进展迅速、病死率高。

2. 出血 AML 在整个病程中,几乎所有患者都会有不同程度的出血。其中,血小板减少是最主要的原因,骨髓巨核细胞系被白血病细胞排挤、白血病细胞产生的抑制因子干扰巨核细胞正常增生分化均可导致血小板生成减少、功能异常。部分患者尚有凝血障碍和(或)纤溶亢进。白血病胞质中的颗粒具有组织因子活性及纤溶激活物活性,胞质中的溶酶体也含抗凝物质,它们可引起弥散性血管内凝血(DIC)、纤溶亢进及凝血障碍,其中 M_3 型最常见,其次为 M_5、M_4 型。此外,白血病细胞在血管壁聚集停滞,白血病细胞可损伤小动脉或小静脉内皮细胞,或引起局部组织缺氧,从而导致局部严重出血。并存的感染、高热也可加重出血倾向,化疗药物损伤肝导致凝血因子生成减少,也是部分患者出血的原因。

临床上,出血部位以皮肤、黏膜最多见,表现为皮肤出血点、淤斑、鼻出血、牙龈渗血、口腔舌面血泡及眼底出血。严重者可发生内脏出血,如消化道、呼吸道和泌尿道出血,颅内出血常可致命。伴发 DIC、纤溶亢进者,常有大片深紫色皮肤淤斑、口腔黏膜大血泡、穿刺及注射部位渗血不止及血液不凝固。

3. 贫血 贫血也是 AML 最常见的症状之一。红细胞生成减少及红细胞无效生成是 AML 贫血的主要原因,也有部分患者合并溶血致红细胞寿命缩短。贫血时可出现苍白、头晕、乏力、耳鸣、心悸、胸闷、浮肿等症状,严重者可发生晕厥、贫血性心脏病、心律失常、心力衰竭。

4. 白血病细胞浸润 白血病细胞可浸润全身每一器官及组织,出现相应的症状和体征,但往往缺少特异性。

(1)淋巴结增大、脾肝大 淋巴结增大、脾大、肝大见于 50% 的 AML。淋巴结大多为轻度增大,直径通常小于 2 cm。脾大多在肋缘下 3 cm 之内,肝大程度更轻,且肝功能损害少见,大多不伴黄疸。

(2)骨关节痛 骨关节痛见于 20% 的 AML,但 30%～50% 的患者有明显的胸骨中下段压痛,这一体征具有较强的特异性。骨髓腔内白血病细胞大量增生,致张力增高或侵及骨皮质和骨膜,是疼痛的原因。

(3)中枢神经系统白血病(CNS-L) 白血病细胞常可侵及中枢神经系统,其中以脑膜浸润较常见,也可侵犯脑实质。CNS-L 的临床征象出现频率依次为头痛、呕吐、脑神经损害(以面神经麻痹最多见,其次为第Ⅲ、Ⅳ、Ⅴ、Ⅱ、Ⅶ对脑神经受累)、视物模糊、颈强直、阳性病理反射、视盘水肿。少数患者可出现偏瘫、截瘫、精神失常、抽搐、尿崩等,另有部分患者无任何临床症状。

(4)原粒细胞瘤 AML 的原始细胞在某一部位集结形成瘤块,因富含髓过氧化物酶,切面呈绿色,故又名绿色瘤。绿色瘤好发于眼眶骨膜之下,引起突眼症,其他也见于颞骨、鼻窦、胸骨、肋骨、骨盆及宫颈,向外隆起形成结节或肿块。骨髓腔内、乳腺、肝、肾、肌肉等也可被累及。绿色瘤大多见于 M₁、M₂ 型,少数发生于 M₄、M₅ 型,部分病例可作为 AML 的首发表现。

(5)皮肤损害 13% 的 AML 出现皮肤损害,且常伴其他髓外病变,最多见于 M₄、M₅ 亚型。皮损中特异性的白血病细胞浸润可形成结节,甚至肿块。皮损也可为非特异性,如斑丘疹、红皮病、疱性脓皮病伴表浅性溃疡,后者常出现疼痛、镜下见成熟的中性粒细胞浸润,称为 Sweet 综合征,糖皮质激素治疗有效。

(6)口腔、眼、耳、鼻、咽喉部 白血病细胞浸润,可出现牙龈肿胀增生、巨舌、牙龈出血和口腔溃疡,以 M₄、M₅ 型最常见。眼眶和眼球白血病浸润并不常见,但由于脑脊膜的原因,化疗药物很难进入眼球,所以眼睛常常是白血病复发的部位。白血病眼底变化很常见,占 70%～90%,其中以视网膜静脉改变、视网膜出血及渗出占多数。鼻黏膜部易被白血病细胞浸润,发生炎症、糜烂、破溃,并可引起反复出血。耳内出血、感染、神经系统浸润可表现为耳鸣、耳痛、眩晕、听力下降等。

(7)其他部位浸润 心脏受累及者较少见,白血病细胞可侵及传导系统或冠状动脉壁,致心律失常及心功能受损,但临床上心脏病损更多的是白血病伴发的低钾血症所致(白血病致低血钾的原因尚不清楚,部分患者与血清溶菌酶增高、损伤肾小管,使近曲小管功能不全排钾增多有关)。肺部浸润少见,临床上出现肺部症状多为并发感染引起,少数为肺小血管因高白细胞血症或化疗后大量衰老僵硬的白血病细胞淤滞所致。少数病例回盲部肠壁被白血病细胞浸润而导致肠壁坏死,临床上可出现肠梗阻征象,称盲襻综合征。睾丸浸润在 AML 中极少见,发生率仅为 1% 左右。偶见白血病浸润阴茎,引起阴茎持续性异常勃起,患者大多并发高白细胞血症。

AML 的各种浸润表现在频率和程度上均远低于急性淋巴细胞白血病(ALL),但 M_5、M_4 型的白血病浸润表现常较突出。

【辅助检查】

(一)血液形态学检查

1.血常规 多数 AML 患者在确诊时会有不同程度的贫血,多属正细胞正色素性贫血。大部分患者血小板呈不同程度的减少,且常低于 $50×10^9/L$,血涂片中可出现巨大或畸形血小板,血小板计数升高者罕见,化疗后血小板逐渐上升为白血病缓解的先兆。白细胞计数常增高,多在 $(30～50)×10^9/L$,20% 患者可高于 $100×10^9/L$,1/3 左右的患者白细胞计数低于 $5×10^9/L$。血涂片中可出现数量不等的原始及幼稚细胞,是诊断 AML 的重要依据之一。少数患者白细胞计数正常或减少,且无白血病细胞出现,称为非白血性白血病,易误诊、漏诊。

2.骨髓检查 典型的骨髓象显示有核细胞增生明显或极度活跃,少数呈增生活跃或降低,相应系列的原始或幼稚细胞大量增生,比例大于骨髓有核细胞总数的 30%,多数大于 70%,且常伴有形态异常。白血病细胞的特征为胞体大小不均,胞核增大,胞质量减少,核染色质呈细沙粒状,占细胞的大部分,有一个或一个以上的核仁,细胞核与细胞质的比例常不大于 1,核膜不清,部分出现 Auer 小体,即一种胞质中的晶体结构,富含过氧化物酶,光镜下呈紫红色短棒状。部分患者由于骨髓过度增生或增生减弱,或纤维组织增生,在穿刺时出现干抽现象,此时应行骨髓活体组织检查,以明确诊断。增生低下者占 AML 的 10%,其中 75% 年龄大于 50 岁,对治疗反应差。

3.细胞化学染色 AML 各亚型的白血病细胞经瑞特染色做形态学观察时常难以清楚地加以区分,多种细胞化学染色可使血细胞形态学分型的符合率提高,使之更符合 AML 的生物学特征(表 4-2)。

表 4-2 各型急性白血病的细胞化学染色特点

组织化学染色	原粒、早幼粒细胞	原幼单细胞	幼红细胞	原幼巨核细胞	原幼淋巴细胞
过氧化物酶或苏丹黑	(＋)～(＋＋)	(±)～(＋＋)	(－)	(－)	(－)
非特异性酯酶 醋酸萘酚	(－)～(＋＋)	(＋＋)	(－)	(＋)	(－)
	不被 NaF 抑制	被 NaF 抑制		被 NaF 抑制	
醋酸萘酚 AS-D 特异性酯酶	同上	同上	(－)	(＋)	(－)
氯醋酸萘酚 AS-D	(＋)～(＋＋)	(－)～(＋＋)	(－)	(－)	(－)

续表

组织化学染色	原粒、早幼粒细胞	原幼单细胞	幼红细胞	原幼巨核细胞	原幼淋巴细胞
酯酶双染色	（＋＋）	（＋＋）	（－）	（－）	（－）
	蓝色颗粒状	弥漫暗红色			
糖原	（－）～（±）	（＋）	（＋＋）	（＋）	（＋＋）
血小板过氧化物酶*	（－）	（－）	（－）	（＋）	（－）

* 需电镜观察，此酶存在于核膜及内质网。

上述各种细胞化学染色应有针对性地选用：为了鉴别 AML 和 ALL，需做过氧化物酶或苏丹黑染色；为了区分粒系和单核系，应做酯酶染色；疑 M_6 者可行糖原染色；为了诊断 M_7，应做血小板过氧化物酶染色，并在电镜下观察。

（二）免疫分型检测

免疫学检查不仅能对白血病分型，而且还可对白血病细胞的性质、分化发育阶段作出比较客观的判断，对治疗及预后判断有指导意义。免疫学检查方法包括免疫组化、荧光显微镜及流式细胞术（FCM），目前普遍采用 FCM，此法客观、精确、快速，可同时测定多个参数。目前，国际上对造血细胞的分化抗原进行了统一命名，提出"分化群（CD）"命名法。CD 既代表抗原，也表示相应的抗体，其中干/祖细胞标志为 CD34、CD117、CD38，髓系标志为 CD33、CD13、CD14、CD15、CD11b 及 cMPO。AML 各亚型的免疫分型见表 4-3。

表 4-3　AML 各亚型免疫分型

FAB	CD34	CD33	HLA-DR	CD13	CD14	CD15	CD11b
M_1	＋	＋	＋	＋	－	±	－
M_2	±	＋	＋	＋	－	±	－
M_3	－	＋	－	＋	－	±	－
M_4	－	＋	＋	±	＋	＋	±
M_5	－	＋	＋	±	＋	＋	＋
M_6	±	＋	＋	±	－	±	－
M_7	±	＋	＋	－	－	±	－

M_6 较特异的是转铁蛋白受体（CD71）阳性、血型糖蛋白（Glycophorin A）阳性。M_7 较特异的是血小板膜糖蛋白（PG），包括 PGⅡb/Ⅲa（CD41）、PGⅠb（CD42）、PGⅢa（CD61）阳性，血友病 A 相关抗原，即 vWF 阳性。

（三）细胞遗传学检查

AML 存在广泛的非随机获得性染色体异常（表 4-4），见于 $55\%～78\%$ 的成人 AML、$79\%～85\%$ 的儿童 AML，可为单一染色体的增加和丢失，也可为两种或两种以上的染色体异常。无 MDS 史的 AML 中，常见的染色体异常有＋8、＋21、t(15;17)、t(8;21)、inv(16)、del(5q)、-7、-21、-Y、-X 等。t(6;9)(p23;q34) 及 del(12p) 伴骨髓嗜碱性细胞增多，inv(16)(p12;q22) 伴骨髓嗜酸性细胞增多，3q12、3q26 异常伴血小板畸形及血小板增多。化疗后常伴 5、7 号染色体异常，拓扑异构酶Ⅱ抑制剂治疗 M_5 型后常见 11q23 易位，少数伴 21q22 易位。AML 常见染色体改变见表 4-4。

表 4-4　AML 常见染色体改变

FAB 分型	染色体异常
Variable	$+8$
M_2, M_4, M_5	-7
M_1, M_2	$-5(del)$
M_2	$t(11,20)(p15,q11)$
M_2, M_4	$t(8,21)(q22,q22), +4$
M_3	$t(15,17)(q22,q12), t(11,17)(q23,q22), t(1,17)(p36,q21)$
M_5, M_4, M_2	$t(9,11)(p22,q23)$
M_5, M_4, M_2	$del(11)(q22\sim23)$
M_4E_0, M_2, M_5	$inv(16)(p13,q22), del(16q)$
M_1, M_2, M_{4BASO}	$t(6,9)(p23,q34)$
M_2, M_1	$t(9,22)(q34,q11)$
M_1, M_7	$t(3,3)(q21,q26), inv(3)(q21,q26), ins(3,3)(q26,q21q26)$

（四）基因检测

AML 的基因研究发展很快，现已发现部分 AML 亚型与某些基因异常密切相关，且某些基因异常与某些 AML 的预后密切相关（表 4-5）。PML-RARa（＋）、CD2（＋）PML-RARa（＋）、CBF/MYH11（＋）或 CD2（＋）CBF/MYH11（＋）预后较好，HRX/ALL1（＋）的 M_4、M_5 预后差。AML 的基因分型见表 4-5。

表 4-5　AML 的基因分型

免 疫 表 型	染色体异常	基 因 异 常
AML-M_3	$t(15,17)(q21,q21)$	PML-RARa
AML-M_2	$t(8,21)(q22,q22)$	AML1/ETO
AML-$M_1/M_2/M_4$	$t(6,9)(p23,q34)$	DEK/CAN
AML-M_4E_0	$inv(16)(p13,q22)$	CBFβ/MYH11
AML-M_1/M_2	$t(9,22)(q34,q11)$	BCR/ABL

1. 预后不良的基因突变

（1）FLT3 基因突变　FLT3 基因位于 13q12，其编码的 FLT3 受体型酪氨酸激酶由胞外配体结合区、跨膜区、近膜区和酪氨酸激酶区组成，仅在定向造血干细胞、前体 B 细胞、前体巨噬细胞膜表面表达。配体和野生型 FLT3 结合后，FLT3 关键酪氨酸激酶区自我磷酸化，激活下游信号通路，调节正常的造血过程。20 世纪 90 年代发现大多数白血病细胞高表达 FLT3，而 FLT3 基因突变是造成 FLT3 高表达的原因。已发现 FLT3 有两种突变方式：一种是近膜结构域的 14 号和 15 号外显子的内部串联突变（ITD）；另一种是受体高度保守的酪氨酸激酶区（TKD）活化环的替代、缺失或插入突变，常见 D835 天冬氨酸残基被酪氨酸、缬氨酸、组氨酸替代。这两种激活突变均能引起 FLT3 发生配体非依赖性的组成性激活，激活下游异常的信号转导，促进血细胞增殖和抑制凋亡。两种突变中以 FLT3-ITD 突变更常见，且与预后不良有关，而 FLT3-TKD 没有类似的预后价值。

（2）c-kit 基因突变　c-kit 是一种原癌基因，位于 4q11~12，编码约有 976 个氨基酸的跨膜、m 型酪氨酸激酶受体。正常情况下,受体和配体结合后调节正常的造血过程。糖蛋白 CD117 是 c-kit 受体膜外区分子表面抗原标志。不依赖配体的 kit 活化突变可发生在肥大细胞增生症、胃肠道间质瘤、黑色素瘤、生殖细胞肿瘤和 AML。大约 1/3 的 CBF-AML 存在 kit 突变,包括编码激酶区的 17 号外显子和编码受体膜外区域的 8 号外显子突变。体外和鼠科动物实验证实在 CBF-AML 发生、发展中,kit 突变是继发事件,与预后不良有关。

2. 可能为预后良好的基因突变

(1)NPM1 基因突变 NPM1 基因编码的核仁磷酸蛋白 1(NPM1),主要位于核仁,"穿梭"在细胞质和细胞核之间,在蛋白质信息交流过程中扮演分子伴侣的角色,参与控制核糖体的形成和转运、中心体复制、细胞周期进程以及应激反应等细胞功能。染色体易位或基因突变导致 NPM1 易位于细胞质中,参与白血病的发生、发展。在初治 AML 中,NPM1 基因 12 号外显子突变约占 35%,是染色体核型正常的 AML 中最常见的突变。NPM1 突变主要发生在核型正常和 FLT3-ITD 突变的 AML 中,而不发生在复杂染色体核型中,提示其发生在白血病发生、发展的早期阶段,是 AML 原发基因改变。不论染色体核型是否异常,绝大多数 FLT3-ITD 阴性、NPM1 突变阳性的 AML 预后良好。

(2)CABPa 基因突变 CABPa 基因位于 19 号染色体,编码的转录因子(CCAAT/增强子结合蛋白 a)在调节粒细胞增殖与分化的平衡中发挥重要作用,发生在 CABPα 转录、翻译或者转录后水平的突变或下调,都会导致髓系分化障碍和不成熟的造血细胞过度增生。5%~10% 染色体正常的 AML 存在 CABPa 基因突变,在没有其他预后不良的基因突变存在时,CABPa 双等位基因突变提示预后较好。

3. 其他的基因突变

(1)IDH 基因突变 IDH 是三羧酸循环中依赖 NADP$^+$ 的异柠檬酸脱氢酶,IDH1 主要位于细胞质或过氧化物酶体内,IDH2 主要位于线粒体内。IDH1 突变影响酶的活性位点,抑制野生型等位基因的活性。已经证实,IDH1 和 IDH2 的突变在正常核型 AML 患者中大约占 20%。

(2)MLL 基因突变 MLL 基因位于 11q23,编码的蛋白对基因表达有表观遗传调控作用。通过 11q23 染色体易位,MLL 能和 60 多种基因融合,转录翻译的融合蛋白阻碍造血细胞分化,导致白血病的发生。研究发现,在细胞遗传学正常的 AML 中,少于 10% 的 AML 有 MLL 基因串联突变,对现有治疗反应差、复发率高。

(3)TET2 突变 TET 原癌基因家族编码的 DNA 羟化酶,能通过多种途径催化 5-甲基胞嘧啶去甲基化而调控 DNA 甲基化的平衡。TET2 基因是 TET 癌基因家族成员之一,位于 4q24。TET2 突变存在于多种髓系肿瘤中,其功能丢失可能导致造血分化障碍,与 MDS、MPN 向 AML 转化有关。

(4)ASXL1 基因突变 ASXL1 基因属于 ASXL 基因家族,位于 20q11,编码染色体结合蛋白。ASXL1 突变见于 AML 和 MDS 等多种髓细胞肿瘤,并与预后不良有关。

(5)RUNX 基因突变 RUNX 基因包括 RUNX1/AML1、RUNX2 和 RUNX3,编码 DNA 结合亚单位 a,是转录因子 CBF 的组成部分。RUNX 蛋白与其他蛋白质之间的相互作用模式,在多种信号通路以及细胞功能中发挥重要作用。对中危组 AML 的回顾性分析显示 RUNX1 基因突变预示着较短生存期。

综上所述,建议在初诊时常规进行 FISH 和细胞遗传学检测,并检测必要的分子异常,如 FLT3、c-kit、NPM1 和 CEBPa 等基因突变,识别高危 AML。

（五）血液生化检查

高白细胞血症者常伴尿酸、乳酸脱氢酶增多,还因血标本中白细胞释放钾增多造成高钾血症;同样,高白细胞血症者由于血标本中白细胞消耗血糖致假性低血糖。低钾血症、低钠血症伴抗利尿激素升高,高钠血症伴尿崩、高钙血症均有报道,但发生率不高。罕见 AML 细胞分泌甲状旁腺激素,引起高钙血症。

【诊断】

AML 的四大临床表现,可为诊断 AML 提供线索。血常规检查结果常可作出初步诊断,确诊必须依靠骨髓检查,结合细胞化学染色、免疫分型结果进一步分型,遗传学及分子生物学检测可辅助诊断并判断预后。

【鉴别诊断】

1.急性淋巴细胞白血病（ALL） 临床上两者相似,仅症状和体征在频度和程度上有所差异,如浸润表现 ALL 更为常见及显著。形态学检查可区分大部分 AML 和 ALL,困难者加做细胞化学检测,绝大多数病例可确诊。少数病例需行免疫表型检测鉴别,仅极少数病例还需要进一步经细胞学、遗传学和(或)分子生物学检测。

2.类白血病反应 常见的类白血病反应表现为血白细胞计数升高,伴少数中、晚幼粒细胞,骨髓检查显示粒系左移,因此类似慢性粒细胞白血病。少数类白血病反应的血液学特点为全血细胞减少,血涂片中出现原始细胞,骨髓原始细胞也明显增多,称为类急性白血病反应,鉴别点有原发病(各种严重感染、粒细胞缺乏症恢复期等)、血中性粒细胞碱性磷酸酶染色积分明显升高、原始细胞短期内数量有明显波动,且无 Auer 小体,血液学改变随原发病好转、控制而逐渐恢复正常。

3.再生障碍性贫血（AA） AA 主要应与非白血病性白血病及低增生性 AML 鉴别,此病骨髓表现为多部位增生减低、造血容量减少、非造血组织增多,且外周血及骨髓中无原始及幼稚细胞,结合 AML 浸润的临床表现及骨髓检查(包括骨髓活体组织检查)不难鉴别。

4.传染性单核细胞增多症（IM） IM 有发热、肝大、脾大、淋巴结增大等和急性白血病类似的临床表现,血涂片中常有较多的异常淋巴细胞,故常与 ALL 或 AML 相混淆。通常经检查,血清 EB 病毒标志物、嗜异性凝集试验及骨髓象可资鉴别。此外,IM 病程有自限性,4 周左右即恢复正常。

5.恶性组织细胞病（MH） MH 和 AML 的临床表现十分相似,如均有发热、肝大、脾大、淋巴结增大、出血、贫血等征象,骨髓中均有较多原始或幼稚细胞。鉴别点为二者异常细胞的形态学不同,AML 的原始或幼稚细胞形态十分均一,而 MH 的异常组织细胞常呈显著的不均一性;AML 的骨髓原始幼稚细胞超过 30%,而 MH 的仅少数大于 30%。鉴别困难者可行细胞组织化学染色或免疫表型检查以进行区别。

此外,AML 有时尚需与全血细胞减少的巨幼细胞相鉴别,尤其 M_6 型,二者骨髓中红细胞均有巨型变,鉴别点为 AML 骨髓中原始细胞占 30% 以上,且叶酸、维生素 B_{12} 治疗 4 周无效。

【预后分层】

根据各参数进行 AML 的预后分组和危险度分级。

1. AML 不良预后因素　年龄 60 岁以上；此前有骨髓增生异常综合征或骨髓增殖性疾病病史；治疗相关性或继发性 AML；高白细胞（白细胞计数≥100×10⁹/L）；合并 CNSL；伴有预后差的染色体核型或分子生物学标志；诱导化疗 2 个疗程未达完全缓解（再评估指征）。

2. 主要根据细胞遗传学或分子学指标进行危险度分级　①年龄 60 岁以上者：t(15；17)属良好核型；累及 3 种及 3 种以上染色体的复杂异常核型预后不良；染色体异常小于 3 种，且无论是否具有 5、7、3q 的异常，和正常核型一样，均属中等预后。②年龄 60 岁以下者：预后分级指标见表 4-6。

表 4-6　年龄 60 岁以下 AML 患者预后分级指标

分　　组	细胞遗传学	分子学异常
预后良好组	inv(16)、t(8；21)、t(16；16)、t(15；17)	细胞遗传学正常伴单纯 NPM1 突变或 CEBPA 突变（无 FLT3 突变）
中等预后组	正常核型、＋8、单纯 t(9；11)、其他非良好和不良的异常	t(8；21)、inv(16)、t(16；16)伴 c-kit 突变
预后不良组	复杂核型（染色体异常达 3 种或 3 种以上）、－5、－7、5q-、7q-、除 t(9；11)外的 11q23 异常 t(3；3)、t(6；9)、t(9；22)	细胞遗传学正常伴单纯 FLT3- ITD 突变（无 NPM1 突变）

【治疗】

AML 的治疗在 20 世纪 70 年代取得了长足的进步，联合用药、大剂量和早期强化治疗策略的应用，使 CR 率及长期无病生存率（DFS）均较以往明显增加。白血病患者骨髓中存在正常的多克隆造血和白血病单克隆造血两类竞争性细胞群，为恢复持久、正常的多克隆造血，运用治疗大量杀灭白血病恶性克隆细胞，造成严重的骨髓抑制是必需、最有效的治疗方法。为达到此目的，治疗应分阶段进行：诱导治疗、缓解后治疗（包括巩固/强化治疗、维持治疗）。

1. 诱导治疗　AML 诊断时，体内白血病细胞的负荷约 10¹²，治疗后降至 10⁹ 左右时，临床及血液学即达到 CR 标准：无临床症状、与白血病有关的体征消失、血常规正常、骨髓达正常增生程度、原始细胞少于 5%，持续至少 4 周。

蒽环类药物（主要是柔红霉素，DNR）加阿糖胞苷（Ara-C），即 DA3＋7 方案（DNR 40～60 mg/d，连用 3 日；Ara-C 100～300 mg/d，连用 7 日）仍为最通用的 AML 诱导缓解方案，国内病例报道 CR 率为 50%～65%。目前，各国开始应用 4-去甲氧基柔红霉素替代 DNR，有以下优点：①白血病细胞摄取量增加；②其代谢产物 1,3 羟基-IDR 仍有活性，且血浆半衰期长；③高脂溶性，可透过血-脑屏障；④不易诱导多药耐药蛋白产生，使用剂量为 12～13 mg/(m²·d)，CR 率明显增高，尤其是在青年人中更为明显。诱导治疗，可替代 DNR 的其他药物有米托蒽醌（NVT）、阿克林霉素（ACR）、安吖啶（AM-SA）、高三尖杉酯碱（HHT）等。

对于大中剂量（HD、ID）Ara-C 是否应用于诱导治疗，目前仍有争议。目前多数报告显示，中到大剂量化疗 CR 率没有提高，血液学及髓外毒性增加，OS 无区别，但 DFS 确有提高。

AML 中，老年患者占很大比例，老年患者常合并其他内科疾病，易发生细菌、真菌感染,体力差,骨髓储备能力低,并发症多,不能耐受标准剂量化疗。另外,患者易有前驱血液病史或放疗、化疗史,多表达 MDR1 等多药耐药表型,不良染色体核型如复杂核型、-5/5q、-7/7q-、11q23 易位、inv(3q)、t(6;9)和 t(9;22)等多见,易对化疗产生耐药。上述特点决定了老年 AML 相关病死率高达 30%～50%,CR 率仅 45%,且 CR 期短,总生存者不到 10%。老年白血病不良预后因素有年龄(75 岁以上)、不良核型、体力状况评分(为 3～4 分)、器官功能异常、前驱血液病史或放疗、化疗史等。国内外研究均表明,标准剂量与减低剂量者相比,CR 率明显提高。但对于体质较差,或合并其他重要器官疾病者,可用小剂量 Ara-C,10 mg/m²,每 12 h 一次,皮下注射或静脉输注,14～28 日为 1 个疗程,但仍有骨髓抑制发生。新的治疗方法是 DNA 甲基化去除,现在认为异常的 DNA 甲基化和组蛋白乙酰化抑制了正常基因表达,与 AML 发病有关,美国 FDA 已批准 DNMTs(DNA 甲基化转移酶)抑制剂阿扎胞苷(5-Azacytidine)和地西他滨用于 MDS 的治疗,用于老年 AML 的治疗可获 26% 的有效率。临床上采用地西他滨 20 mg/(m²·d),连用 5 日,联合 CIG 方案(去甲氧柔红霉素 3 mg/m²,第 6～7 日,第 10～11 日;阿糖胞苷 10 mg/m²,每 12 h 一次,皮下注射或静脉输注,7～10 日为 1 个疗程),30 例患者 CR 率为 70%,获得较好疗效。

2.缓解后治疗 CR 后必须继续治疗,以防止复发。治疗阶段的关键应该是尽早开始剂量强度比诱导化疗更大的治疗,或者加用诱导化疗中未使用过的其他药物。

目前通常在 CR 后立即用原诱导缓解方案巩固 1～2 个疗程,随后开始缓解后强化化疗,具体可选 2～3 个方案序贯循环使用,至少进行 2～3 个循环,其中必须包括含有 HD 或 ID-Ara-C 方案,Ara-C 剂量 1.5～3.0 g/m²,持续 1～5 日,并应至少组成一个由二线抗白血病药为主的方案。有人建议,对于无细胞遗传学高危因素,又无既往血液学异常者,宜选用 4 个疗程 HD-Ara-C 行缓解后治疗。

国内学者认为,对于 CR 患者经上述巩固或强化治疗后仍处于 CR 者,应进行维持治疗。目前维持治疗应以定期强烈联合化疗为主,并务必达到骨髓抑制,化疗间隔时间可逐渐延长,至少用至 CR 后 2 年。

3.难治性 AML 的治疗 难治性 AML 包括:经标准化疗方案 2 个疗程未达缓解的 AML 病例;CR 后经巩固强化治疗在 6 个月内复发或 6 个月以后复发,但经正规治疗无效者;再次或多次复发的 AML。1996 年,GIMEMA-EORTC 协作组将难治性 AML 分为四种情况。

(1)绝对耐药,即第 1 个疗程诱导缓解的治疗的第 28 日骨髓原始细胞仍超过诊断时的 50%。

(2)低增生性耐药,即化疗后骨髓抑制,但恢复后骨髓中的原始细胞比例超过诊断时的 50%。

(3)髓外白血病持续存在。

(4)诱导治疗 1 个疗程骨髓原始细胞比例下降 50% 以上,但 2 个疗程后仍不能达到 CR。AML 难治是由于耐药的发生,难治性 AML 中 10%～20% 的病例为原发耐药,40%～80% 的 CR 复发者为继发耐药。目前难治性 AML 尚无满意的治疗措施,大多主张给予 HD 或 ID-Ara-C,同时合用一种二线药,如 VP16、NVT、AMSA、FLU,CR 率通常低于 40%,从未获 CR 者疗效更差。目前国内外较为认可的 FLAG 方案:方案中加入 G-CSF 后可进一步提高疗效,Fludarabine 25～30 mg/(m²·d),输半小时,第 1～5 天;Ara-C 2～3 g/(m²·d)

持续静脉滴注 4 h,第 1～5 天,CR 率为 35%～70%。我们采用改良 FLAG 方案,用中剂量 Ara-C 1 g/m^2,第 1～5 天替代大剂量 Ara-C 获得较好疗效,总 CR 率为 70%。即使获 CR,若 CR 后继续化疗维持,其长期存活的机会较小,故难治性 AML 一旦获得 CR,应立即争取行造血干细胞移植,首选异基因造血干细胞移植,有 20% 的患者有可能获得长期存活。

4.造血干细胞移植　造血干细胞移植(HSCT)按其来源可分为骨髓移植(BMT)、外周造血干细胞移植(PBSCT)及脐血造血干细胞移植(UCBT),按供者来源分为自体、亲缘性异基因以及无关供者异基因移植。对于具有良好遗传学预后指标的 AML,如 t(15;17)的 M3、t(8;21)的 M2、inv(16)的 M$_4$E$_o$,由于常规化疗效果好,不主张在 CR 1 期行移植,但对于其他 AML,尤其伴不良细胞遗传学异常、由 MDS 转化的 AML、治疗相关性 AML,应在 CR 1 期及早进行 allo-HSCT,对于预后中等组 AML 患者可行自体外周血干细胞移植。

异基因移植预处理多选用以 BuCy(即白消安、环磷酰胺)为主的方案,移植期间及移植后需注意移植物抗宿主病(GVHD)、肝颈静脉闭塞症(VOD)、巨细胞病毒感染(CMV)等并发症的预防。对于自体外周血干细胞移植多采用 MAC(白消安、阿糖胞苷及环磷酰胺)方案。

目前由于供体来源的限制,近年来亲缘半相合造血干细胞移植治疗逐渐增多,预处理常采用 GIAC 体系,包括使用抗胸腺细胞球蛋白(ATG)。此法对于骨髓及外周造血干细胞的移植疗效较好,但术后的移植物抗宿主病及感染仍是预防的重点,且花费较高,适合于年轻的无 HLA 完全相合供体的高危白血病患者。

自体造血干细胞移植预处理方案较繁杂,多选用 MAC 方案,移植物除外周造血干细胞外,加用活化骨髓,临床显示移植相关不良反应发生率低,总体生存率有所提高。

5.CNS-L 的防治　AML 并发 CNS-L 虽低于 ALL,但 M$_4$、M$_5$型以及伴高白细胞血症者发生 CNS-L 者仍常见,故需进行预防。脑脊液(CSF)中找到白血病细胞为 CNS-L 的确切证据,但 AML 患者若出现明显的 CNS 症状和(或)体征或 CSF 压力增高或 CSF 异常(白细胞增多、蛋白质升高、糖降低),又能排除其他原因者,均应考虑 CNS-L。预防通常于 CR 后开始,鞘内注射仍为首选措施,选 MTX 7.5 mg/m^2,每周 2 次,共 5 次,此后每 2 个月 1 次,持续 2 年。对于并发 CNS-L 的患者,鞘内注射需 2～3 日 1 次,用药及剂量同预防,2～3 日 1 次,待 CSF 正常后逐渐延长间隔时间,最后每 2 个月 1 次,共 2 年,部分患者需加头颅放疗。

6.高白细胞血症的处理　对于高白细胞,尤其血白细胞计数大于 100×10^9/L 者,应尽快进行降白治疗。常选用羟基脲(HU)口服,也可同时进行白细胞分离术,疗效不佳者也可选用小剂量阿糖胞苷。患者必须充分水化碱化,预防肿瘤溶解及高尿酸血症的发生。当白细胞降至治疗前一半左右时,则立即开始标准诱导缓解方案治疗。

7.支持治疗　白血病患者常合并感染、贫血及出血,故纠正贫血、预防及治疗感染、预防及控制出血、减轻化疗不良反应等措施在治疗 AML 中占重要地位,只有加强支持治疗,才能保证化疗的顺利进行。

8.新药的应用　为提高高危 AML 的缓解率,已经对一些新药包括吉妥单抗、法尼基转移酶抑制剂、Flt3 抑制剂或组蛋白脱乙酰化酶抑制剂和 CXCR4 拮抗药等进行了相关临床试验。

吉妥单抗从美国撤市之后,法国白血病协作组进行了吉妥单抗 3 期临床研究,研究对象为初诊老年 AML 患者,在传统的柔红霉素联合阿糖胞苷(3+7)方案诱导期间,第 1、4、7 日加用吉妥单抗 3 mg/m^2,并在巩固治疗期间加用该药。两组完全缓解率和治疗相关病死率相似,但联合用药组 2 年的无事件生存率是 40.8%,对照组为 17.1%。

其他几种靶向激酶突变的药物已被用于治疗有 Flt3-ITD 突变的 AML。米哚妥林、来他替尼、Quizartinib 和索拉非尼单药治疗已显示出对复发患者有效。Quizartinib 可以选择性抑制导致耐药的突变,但可能需和其他药物联合应用。米哚妥林已经与诱导化疗方案联用治疗有 FLT3 突变的初诊 AML。CPX-351 是阿糖胞苷和柔红霉素按照 5∶1 的比例组合的脂质体,在复发或继发性 AML 患者中有效。

此外,去甲基化药物和组蛋白去乙酰化酶抑制剂单用或与其他药物(如来那度胺)合用的临床试验也在进行中。

趋化因子受体 CXCR4 是 7 次跨膜 G 蛋白耦联受体,在白血病细胞与骨髓微环境之间传递信息,CXCR4 高表达预示 AML 易复发以及预后差。小分子 CXCR4 拮抗药 Plerivxafor 可以阻断白血病细胞与骨髓微环境之间信息传递,提高骨髓中原始细胞对化疗药物的敏感性。

【预后】

与 ALL 相比,AML 的预后因素更多变而不统一,某单一因素常不能可靠地判断预后,应分析患者的全部信息,才能做出较为准确的推测。AML 重要的预后因素包括以下七个方面。

1. 年龄 60 岁以上的老年人及 2 岁以下的婴幼儿预后差。

2. 继发性 AML 如由 MDS 转化而来的,则化疗反应差。

3. FAB 分型 M$_0$、M$_5$、M$_6$、M$_7$ 型预后较差,原始细胞伴 Auer 小体、骨髓嗜酸性细胞增多者,预后较好。

4. 细胞遗传学 t(15;17)的 M$_3$、t(8;21)的 M$_2$、inv(16)的 M$_4$E$_0$ 型,预后均较好;继发性白血病常伴 5 号、7 号染色体异常,预后不良;伴复杂染色体异常的 AML 预后极差。

5. 免疫表型 CD34 和 p170 同时阳性者易耐药而预后不良;AML 伴淋巴系免疫表型,尤其仅伴一系淋巴细胞表型者可能预后不良。

6. 伴高白细胞血症及髓外病变者预后较差。

7. 其他不良预后因素 患者的一般情况差,伴严重贫血和血小板减少,合并慢性肾病、肝病或糖尿病,低蛋白血症或低纤维蛋白血症,血清碱性磷酸酶及乳酸脱氢酶升高等均可能影响患者预后。

第三节 急性早幼粒细胞白血病

急性早幼粒细胞白血病(APL)是急性髓系白血病(AML)的一种特殊类型,被 FAB 协作组定为急性髓细胞白血病 M$_3$ 型。

【病因和发病机制】

该疾病的发病可能与环境因素、物理因素、化学因素等相关。APL 是白血病中对诱导分化治疗反应较好的一种类型,这与 APL 细胞中表达的维 A 酸受体(RARa)融合蛋白诱导的染色质的改变有关。已报道的 APL 的 5 种染色体易位均累及 17 号染色体上的 RARa 基因。该基因全长 39 398 bp,包含 9 个外显子和 8 个内含子。t(15;17)易位见于绝大多数 APL 患者。PML 正常位于一个称为 POD(PML oncogenic domain)的结构(又称核小体多蛋白核器)中。近来的研究认为,PML 通过转录共激活作用,具有抑制肿瘤生长的活性,在多种凋亡途径中 PML 也可能起重要作用。在 M₃ 型 AML(急性早幼粒细胞白血病)中,17 号染色体上的 RARa 与 15 号染色体上的 PML 相互易位即发生 t(15;17)(q22;q21)PML 和 RARa 的相互易位而造成以下后果。

(1)PML-RARa 融合蛋白通过显性负抑制作用抑制早幼粒细胞分化成熟。

(2)PML 去定位形成上百个细小颗粒分布在核及胞质中,使 POD 的结构破坏,PML 的正常抑制增殖和促凋亡功能发生障碍导致细胞增殖,凋亡减少。

(3)RARa 正常时能与转录共抑制复合物(N-CoR/Sin3a/HDAC-1)(N-CoR:核受体共抑制物。HDAC:组蛋白去乙酰化酶)结合,在生理剂量的维 A 酸作用下,RARa 可以与共抑制复合物解离,起转录激活作用,即激活所调节的靶基因 PML-RARa,促进 RARa 与共抑制复合物的结合,抑制 RARa 所调节的靶基因,从而抑制早幼粒细胞的分化成熟,并使其增殖引起 M₃ 型 AML,在治疗剂量下 ATRA 可降解 PML-RARa。此外,ATRA 还可使共抑制复合物与 RARa 分离,进而募集共激活复合物,包括 CBP/P300、P/CAF、NcoA-1/SRC-1P/CIF 等蛋白质,其中 CBF/P300 和 P/CAF 有强烈的组蛋白乙酰化酶活性,可使组蛋白、乙酰化组蛋白乙酰化后,转录激活靶基因的功能,恢复早幼粒细胞至分化成熟。1%～2% 的 APL 有变异型 t(11;17)(q23;q21),它使 11 号染色体上的早幼粒细胞白血病锌指基因(PLZF)与位于 17 号染色体上的 RARa 基因融合。据报道,t(11;17)(q23;q21)APL 发病可能需要 RARot-PLZF 融合蛋白发挥相应的作用,t(11;17)(q23;q21)APL 对 ATRA 不敏感。更少见的变异性染色体易位有 t(5;17)(q35;q21),它可导致 NPM 与 RARa 基因融合;t(11;17)(q13;q21)产生 NuMA-RARa 融合基因;dup(17)(q21.3～q23)产生 STAT5b-RARa 融合基因。前两种易位的患者对 ATRA 敏感,但 ATRA 对 STAT5b-RARa 融合基因阳性患者无效。APL 融合基因的致白血病作用已在转基因动物模型得到证实。hMRP8 或人组织蛋白酶 G 微基因调控下表达 PML-RARa 的 hCG-PML-RARa 转基因小鼠在出生后约 1 年发生 APL 样白血病,而 hCG-PLZF-RARa 转基因小鼠在出生后 3～12 个月发生慢性粒细胞白血病样病变,伴骨髓内早幼粒细胞增多;同时表达 PLZF-RARa 和 RARa-PLZF 的转基因小鼠发生类似人类的 APL;NPM-RARa 转基因小鼠在出生后 1 年出现典型 APL 或慢性粒细胞白血病样病变。

【临床表现】

急性早幼粒细胞白血病的临床表现:正常骨髓造血功能衰竭相关的表现,如贫血、出血感染;白血病细胞的浸润有关的表现,如肝大、脾大和淋巴结增大、骨痛等。除一般白血病表现外,APL 患者还具有一些特殊表现,其最显著的临床表现为出血倾向,如皮肤淤斑、鼻出血、牙龈出血、咯血、消化系统出血,最严重的是颅内出血。出血是 APL 早期死亡主要原因,有 10%～20% 的患者死于早期出血,其中弥散性血管内凝血(DIC)的发生率高是出血的主要原因,大约 60% 的患者发生 DIC。

初诊的 APL 患者发生白血病细胞髓外浸润者少见,但随着目前有效治疗手段的出现,

APL 患者生存期明显延长,发生髓外浸润的概率也随之增加。而 APL 患者复发的主要原因是中枢神经系统白血病细胞浸润,因此需要定期进行鞘内注射化疗药。

【辅助检查】

1.外周血计数检查 APL 典型的血象显示贫血,白细胞计数常为 $(3.0\sim15.0)\times10^9/L$,如外周血白细胞计数大于 $10\times10^9/L$,称为高白细胞血症,治疗风险大,预后差,该类型主要见于 M_{3v} 型。APL 血小板大多减少,常表现为全血减少。

2.细胞形态学检查 外周血涂片可见较多异常早幼粒细胞和其他阶段幼稚细胞,合并DIC 时可发现红细胞碎片。

3.骨髓检查 以异常的颗粒增多的早幼粒细胞增生为主,比例大于 30%,多数大于 50%,且细胞形态较一致。原始细胞在以下各阶段都较少,细胞核形态多不规则,有内外浆,外浆中无颗粒,内浆中有大小不均的颗粒,根据颗粒的大小可分为如下两种。

(1)M_{3a}(粗颗粒型) 胞质中充满粗大的嗜苯胺蓝颗粒,且密集融合分布。

(2)M_{3b}(细颗粒型) 胞质中嗜苯胺蓝颗粒细小,而密集分布。

4.细胞免疫学检查 白血病细胞表面表达 CD33 且呈强阳性,CD13 表达具有异质性,往往表达不均一,而 HLA-DR 及 CD34 阴性,CD15 常为阴性或有弱表达,但不与 CD34 共表达,常伴有 CD2 和 CD9 的表达。

5.细胞遗传学及分子生物学检查 98%APL 患者有染色体异常,t(15;17)(q22;q21),少数为 t(11;17)(q23;q21)、t(5;17)(q35;q21)、t(11;17)(q12;q21)或 17q11~17q21 的中间缺失。它们的分子生物学基因分别是 PML-RARa、PLZF-RARa、NPM-RARa、NuMA-RARa 和 STAT5b-RARa。

6.其他检查 由于 APL 细胞破坏释放促凝物质引发 DIC,因此出凝血时间、凝血因子Ⅰ含量、纤溶酶原含量及活性 ATPP(活化部分凝血活酶时间)、PT(凝血酶原时间)均为阳性。如 3P 阳性、纤维蛋白降解产物(FDP)阳性及 D-二聚体阳性可以诊断纤溶系统亢进。

7.生化及电解质检查、肝肾功能检查。

【诊断】

APL 患者的临床治疗较为特殊,因此及时、正确的诊断尤为重要。根据患者临床表现、血常规、骨髓象(有典型的早幼粒细胞及柴捆样的棒状小体)PML-RARa 融合基因、t(15;17)(q22;q21)染色体改变、骨髓免疫分型检查即可诊断为急性早幼粒细胞白血病。对于APL 诊断,较为重要的实验室检查指标有以下四个。

(1)骨髓细胞学检查中骨髓中的颗粒增多的异常早幼粒细胞增多,占非红系 30% 以上,如有 t(15;17)或者 PML-RARa 基因,骨髓中的早幼粒细胞可小于 30%。

(2)白血病细胞免疫表型检测主要表现为常表达 CD33、CD13 等髓系抗原,CD15、HLA-DR 和 CD34 常为阴性,常有 CD2、CD9 共表达。

(3)细胞遗传学检测可见特异的染色体易位或融合基因,如特异性 t(15;17)(q22;q21)或其他变异型,如 t(11;17)(q23;q21)、t(11;17)(q13;q21)、t(5;17)(q35;q21)、del(17)。

(4)分子生物学检测可见到 PML-RARa 基因(FISH)及其转录本(QT-PCR/Q-PCR)或融合蛋白(PML 抗体进行的直接免疫荧光检测 PML 癌基因结构域形成的弥漫性的微颗粒荧光),或者可以检测到变异型 PLZF-RARa 基因、NuMA-RARa 基因、NPM-RARa 基因、

STAT5b-RARa 基因。

以上四个指标中，符合（1）和（3）条或（1）和（4）条者即可诊断为 APL。

危险度分层：根据发病时白细胞数及血小板数将 AML-M$_3$ 分为标危组、中危组及高危组。白细胞计数大于 $10×10^9$/L，定为高危组；白细胞计数低于 $10×10^9$/L，且血小板计数低于 $10×10^9$/L，定为中危组；白细胞计数低于 $10×10^9$/L，血小板计数高于 $10×10^9$/L 定为标危组。

【鉴别诊断】

根据以上诊断标准，APL 诊断一般不困难，但是对于一些特殊情况必须进行鉴别诊断，以免误诊。

（1）全血减少的疾病，应仔细阅读外周血和骨髓涂片，以免误诊为 MDS 或再生障碍性贫血等。

（2）APL 形态易与急性单核细胞白血病（AMML）相混淆，特别是胞质颗粒减少的 M$_{3v}$。APL 的核常扭曲、折叠或呈分叶状，我国过去称其为"脏单核细胞"。但 M$_{3v}$ 的少数白血病细胞仍具有典型的 M$_3$ 形态特点，也可以有柴束状 Auer 小体，POX、SBBH 和 CE 染色明显强于 AMML。AMML 的 NES 染色常为阳性，且可被氟化钠抑制，而仅有 15%～20% 的 APL NES 染色呈弱阳性。

（3）APL 的其他形态，如 t（11；17）常无 Auer 小体，可见假 Pelger-Hüet 核细胞增多，MPO 阳性，t（15；17）复发时细胞形态也不典型，可能与获得性其他染色体异常有关。

（4）具有典型 APL 形态学表现而遗传学和分子生物学阴性者，一种情况是由于凝血机制异常，抽髓时易出现凝固，进行遗传学检查时分裂象少或染色体结构微小异常而导致假阳性，同时 PML-RARa 基因假阴性；另外一种情况是，可能存在目前尚未认识的变异性 APL。

（5）需要与急性髓系/自然杀伤细胞白血病（MNKL）鉴别。MNKL 的临床特点：骨髓细胞形态为相对成熟的髓系特点，类似 APL，表现为细胞体相对较大，大小不一，胞核不规则，核仁明显，胞质染色较浅，嗜苯胺蓝颗粒不明显或较多。细胞 MPO 阳性，免疫表型为 HLA-DR 阴性，而 CD56 阳性、CD16 阴性。

【治疗】

1.明确诊断　具有典型的 APL 细胞形态学表现，细胞遗传学检查 t（15；17）阳性，或分子生物学检查 PML-RARa 融合基因阳性（或少见的 PLZF-RARa、NPM-RARa、STAT5b-RARa 融合基因）。

2.诱导治疗　初治 AML 患者一旦怀疑 APL 即应尽早开始全反式维 A 酸（ATRA）治疗，遗传学检查未能证明为 APL 时调整治疗，按一般 AML 进行治疗。

APL 的诱导治疗方案主要分为两类：①ATRA 和以蒽环类[包括去甲氧柔红霉素（IDA）、柔红霉素（DNR）等为主的化疗]；②不能耐受以蒽环类为基础化疗者，给予 ATRA＋砷剂[如三氧化二砷（ATO），口服砷剂]治疗。

APL 诱导治疗中的骨髓检测问题：ATRA 的诱导分化作用可以维持较长时间，在诱导治疗后较早地评价骨髓可能不能反映实际情况。因此，骨髓评价一般在第 4～6 周，血细胞遗传学一般正常；分子学缓解一般在巩固治疗 2 个疗程后判断。

3.APL完全缓解后患者的巩固治疗

(1)ATRA＋蒽环类药物达完全缓解者予以蒽环类药物(包括IDA、DNR等)为主的化疗,坚持2个疗程,每疗程同时予以ATRA 1～2周。高危组患者巩固治疗时使用中大剂量阿糖胞苷(Ara-C≥1 g/m²)或ATO可提高疗效。

(2)ATRA＋砷剂达完全缓解者予以ATRA＋砷剂(如ATO,口服砷剂)巩固治疗6个疗程。

4.APL初始诱导失败患者的治疗

(1)ATRA＋蒽环类药物诱导失败者可选择:①砷剂(如ATO,口服砷剂)再诱导治疗;②异基因造血干细胞移植。

(2)ATRA＋砷剂诱导失败者可选择:①加入临床试验;②异基因造血干细胞移植;③CD33单克隆抗体(GO)。

5.APL完全缓解患者的巩固后治疗 采用PCR方法检测患者骨髓细胞的融合基因(主要是PML-RARa),证实是否达到分子水平缓解。

(1)融合基因阴性者(分子学缓解),予以ATRA±巯嘌呤(6-MP)＋甲氨蝶呤(MTX),维持治疗1～2年。2年内每3个月检测融合基因,融合基因持续阴性者,继续维持治疗。

(2)融合基因转阳性者,4周内复查核实。复查阴性者,继续维持治疗;确实阳性者,按复发处理。

6.首次复发APL患者的治疗 首次复发APL患者一般采用砷剂进行再诱导治疗。

(1)达二次缓解(细胞形态学)者进行融合基因检测。融合基因阴性者:行自体造血干细胞移植;不适合移植者砷剂巩固治疗6个疗程。融合基因阳性者:行异基因造血干细胞移植;加入临床试验;给予CD33单克隆抗体治疗。

(2)再诱导未缓解者,给予CD33单克隆抗体治疗。此后,可加入临床试验,或行异基因造血干细胞移植挽救性治疗。

7.中枢神经系统白血病(CNSL)的预防 诊断时高白细胞计数患者、复发患者发生CNSL的风险增加,对这些患者应进行预防性鞘内注射治疗。

8.维A酸治疗及维A酸综合征的处理 维A酸是一类视黄醇(即维生素A)的衍生物,应用于APL的维A酸为全反式维A酸(ATRA),国外也有用13-顺式维A酸。关于用于APL的剂量,初诊患者通常为ATRA 45 mg/(m²·d),但临床试验发现,ATRA采用25 mg/(m²·d),在疗程不变的情况下,完全缓解率相同而不良反应相对减少。

ATRA治疗时,尤其是诱导治疗过程中,可见皮肤、黏膜干燥,高甘油三酯血症,头痛、骨痛或关节痛,消化道症状或转氨酶增高等不良反应。最严重的不良反应是维A酸综合征(RAS),发生率为15%～25%,主要表现为发热、呼吸窘迫和肺浸润,其他不良反应有体重增加、身体下垂部位水肿、胸膜渗液、肾功能损害,偶见心包积液、心力衰竭或低血压。RAS中位发生时间为治疗后7(2～21)日,病死率一般低于2.5%。部分患者因严重的呼吸困难需机械辅助通气治疗,死亡的主要原因是呼吸衰竭,尸解可见弥漫性肺间质粒细胞浸润。RAS的发生可能与ATRA诱导大量白血病细胞分化或细胞因子的大量释放有关。多数患者发生RAS前外周血白细胞计数明显增高,中位数白细胞计数为31×10⁹/L,但也有患者白细胞不增高。白细胞分选去除、停用ATRA或改用联合化疗均不能使RAS病情逆转,但及时应用大剂量糖皮质激素,如地塞米松10 mg静脉注射,每日2～4次,连用3日,可使3/4

的患者症状迅速好转。因此,ATRA 治疗时应注意观察病情变化,如出现发热、呼吸困难等,立即怀疑 RAS,一般应停用 ATRA,给予大剂量糖皮质激素治疗,等症状消失后再继续用 ATRA 治疗,此后患者一般不会再出现 RAS 的表现。欧洲 APL 协作组报道采用 ATRA 联合化疗可明显降低 RAS 的发生率。

【预后】

APL 由于早期合并 DIC,出血导致的早期病死率比较高,若能避免早期死亡则预后良好,多可治愈,目前急性白血病长期无病生存的几乎均是急性早幼粒细胞白血病患者。

第四节　急性淋巴细胞白血病

急性淋巴细胞白血病(ALL)是一种骨髓和淋巴组织中不成熟淋巴细胞在体内异常增生和聚集,正常造血被取代,并侵袭其他器官和系统(如肝、脾等),使患者出现贫血、感染、出血和浸润等临床症状的一种恶性血液病,属于急性白血病的一种类型。

根据美国 1973—1996 年间 SEER 的资料,淋巴细胞白血病占全部白血病的 47%(急性占 17.3%)。急性淋巴细胞白血病的发病高峰为 0～9 岁,之后于 30 岁前随年龄增长,发病率下降。1974—1976 年与 1989—1995 年各类型白血病的生存情况均有所改善,其中 ALL 患者的差别最显著:0～14 岁儿童 5 年相对生存率为 81.1%,65 岁以上人群仅为 5.8%。故有成人急性淋巴细胞白血病和儿童急性淋巴细胞白血病诊疗之分。

【病因和发病机制】

(一)病因

急性淋巴细胞白血病的明确病因至今不明,但目前较一致的意见认为,其病因研究实际上是危险因素的研究。急性淋巴细胞白血病发生相关危险因素归纳起来可分为三大类,即生物因素、物理因素和化学因素。

1.生物因素　多方面证据表明,遗传因素在白血病发生中起重要作用,另外还有家族聚集倾向;另有研究证明,逆转录病毒与白血病的发生相关联;最后有报道,免疫缺陷或免疫抑制可增加患白血病的风险。

2.物理因素　主要是放射线与白血病的发生息息相关。

3.化学因素　如药物应用史、职业环境、环境因素、饮酒、吸烟等不良生活习惯。

(二)发病机制

研究表明,白血病发病机制与白血病干细胞有关,白血病干细胞是白血病的起始和维持细胞,现有证据显示,具有自我更新能力的白血病干细胞存在于 $CD34^+CD38^-$ 的细胞群。白血病的发生是多个基因突变,多种机制参与的。其中,与 ALL 相关的主要有以下四个方面。

1.细胞分子遗传学异常

(1)E2A 基因重排:E2A 基因重排,如 t(1;19)(q23;p13)发生在 5%～6% 的儿童 ALL 和更小比例的成人前 B-ALL 中。t(1;19)易位使位于 19p13 的 E2A 和 1q23 上的 PBX1 相

融合。t(17;19)是一种少见的同样涉及 E2A 的染色体易位,与早期前 B-ALL 有关,具有易发生弥散性血管内凝血的临床特点。

(2)C-myc 过度表达:C-myc 过度表达可见于 FAB 的 L3 型 ALL。

(3)T-ALL 转录因子突变。

(4)ABL 基因异常:t(9;22)(q34;q11)染色体易位成为 Ph 染色体。5% 儿童 ALL 及 15%～30% 成人 ALL 伴有 t(9;22)。Ph 染色体为 9 号染色体长臂上的 ABL 基因与 22 号染色体上的 BCR 基因发生融合。这是人类白血病染色体易位中发现的第一个融合基因。

2.表观遗传学异常　不改变 DNA 核苷酸序列,而对基因表达水平进行调控的机制称为表观遗传学,主要包括四种:①DNA 甲基化,在 ALL 患者发现了存在 p57KIP2 和 p21WAF1 的甲基化,且后者的甲基化提示预后不良;②组蛋白共价修饰;③核小体重塑;④microRNA。

3.逆转录病毒与成人 T 细胞白血病的发生相关。

4.人类基因多态性与白血病的发生也相关　影响白血病发生的内在因素大体上分为两大类:一类是参与化学毒物代谢的各种酶类,如细胞色素 P450 和谷胱甘肽 S 转移酶等;另一类是致癌毒物存在时参与细胞对这些毒物及毒物的损伤进行反应的各种蛋白质,如 p53、DNA 修复的蛋白和 MDR1 等。

【临床表现】

ALL 患者起病一般急骤,往往以感染、出血、骨痛等为首要表现,起病慢时则以贫血为主,进行性加重,主要与白血病细胞无控性增殖引起骨髓正常造血受抑制和髓外组织器官浸润有关。

常见的症状和体征有以下几个方面。

1.发热和感染　疾病本身起病时多有感染,化疗后的骨髓抑制期感染也很常见。感染部位多样,以口腔、牙龈、鼻咽、肺、消化道、肛门及泌尿系统等开放部位为主,也可迅速发展为菌血症或败血症。白细胞减少、中性粒细胞功能异常、皮肤黏膜屏障功能减低、长期使用广谱抗生素导致菌群失调、自身免疫功能低下和应用免疫抑制剂增加感染机会等是引起感染的主要原因。以细菌感染最为多见,也可合并真菌感染及病毒感染。

2.出血　主要为皮肤和黏膜出血,也可见消化道、呼吸道、泌尿系统、眼底甚至中枢神经系统出血,严重时威胁生命。血小板减少和功能异常、凝血异常和血管壁白血病细胞浸润等是引起出血的主要原因。

3.贫血　少数患者早期可无贫血,但随着疾病进展,必然发生红细胞、血红蛋白进行性减少。化疗期间可出现短暂贫血,表现为头晕、乏力、苍白、耳鸣、心悸、胸闷、消化不良等,严重时可见双下肢水肿。主要原因是白血病细胞浸润和化疗致骨髓红细胞造血抑制,失血、溶血、造血原料缺乏和 EPO 生成减少等也可加重贫血。

4.肝脾大、淋巴结增大及胸腺增大　肝大、脾大见于 70% 以上的 ALL,ALL 常有淋巴结和胸腺增大,胸腺增大见于 7%～10% 的儿童和 15% 的成人患者,并可引起上腔静脉阻塞综合征。

5.皮肤损害　ALL 仅 1% 有皮肤浸润,也可见淤斑、荨麻疹、瘙痒和多形性红斑等非特异性皮肤损害,还可有皮肤疖、痈、丹毒、蜂窝织炎或疱疹等皮肤感染性表现。

6.中枢神经系统及神经根浸润　ALL 的中枢神经系统浸润明显多于 AML,儿童多于成人。约 1/3 的儿童 ALL 初诊时有中枢神经系统白血病(CNSL),以 Burkitt 淋巴瘤或白血病和 T 系 ALL 多见。病程中如未经 CNSL 预防,70％以上的 ALL 可出现 CNSL,轻者无症状或仅有轻微头痛,重者可出现头痛加剧、喷射性呕吐、视物模糊和精神改变,甚至发生脑疝,出现呼吸和心血管中枢抑制等。腰椎穿刺检查可发现脑脊液压力升高,白细胞计数和蛋白质增加,糖和氯化物可减低,还可能发现白血病细胞。

7. 骨和关节疼痛　体格检查常可出现胸骨压痛。骨和关节疼痛在 ALL 多于 AML,尤以儿童 ALL 多见,甚至成为初诊时的主要表现。骨和关节疼痛与白血病细胞大量增殖致骨髓腔内压力增高和白血病侵蚀骨实质、骨膜和关节腔有关。

8. 白血病各器官浸润　白血病各器官浸润,如消化道、口、眼、耳、鼻、乳腺、心血管、泌尿生殖系统等。

9. 电解质及代谢紊乱　大量白血病细胞破坏可致高尿酸血症,大量尿酸盐结晶可损害肾小管和输尿管,引起急性肾衰竭,应及时给予水化、碱化和别嘌醇治疗。

【诊断与分型】

(一)ALL 基本诊断依据

1. 临床症状和体征　有发热、苍白、乏力、出血、骨关节疼痛,有肝大、脾大、淋巴结增大等浸润灶表现。

2. 血常规改变　血红蛋白及红细胞计数降低,血小板减少,白细胞计数增高、正常或减低,分类可发现不等数量的原、幼淋巴细胞或未见原、幼淋巴细胞。

3. 骨髓形态学改变　骨髓形态学改变是确诊本病的主要依据。骨髓涂片中有核细胞大多呈明显增生或极度增生,仅少数呈增生低下,均以淋巴细胞增生为主,增生的有核细胞主要是原始和幼稚淋巴细胞,它们必须达到 20％才可确诊为 ALL。除了对骨髓涂片做瑞特染色分类计数并观察细胞形态改变外,还应该做过氧化酶(POX)、糖原(PAS)、非特异性酯酶(NSE)和酯酶氟化钠(NaF)抑制试验等细胞化学染色检查,以进一步确定异常细胞性质并与其他类型的白血病相鉴别。不同于 AML,ALL 缺乏特异性细胞化学染色检查,POX、SB 染色在 ALL 为阴性,可用于与 AML 的鉴别,非特异性酯酶阴性,可以和急性单核细胞白血病鉴别。ALL 过碘酸-雪夫染色(PAS)反应阳性,形态多为粗大颗粒,或呈小珠状、团块状,但 PAS 染色特异性不强,在红白血病和其他类型白血病中也可以为阳性。末端脱氧核苷酸转移酶(TdT,一种核酶,在所有不成熟淋巴细胞和少数髓系祖细胞中表达)可用于 Burkitt 白血病与其他亚型 ALL 的鉴别。骨髓活体组织检查可辅助诊断,尤其是发生在骨髓穿刺干抽时,骨髓活体组织检查意义更大。

4. 电镜检查　随着现代试验技术的进步,电镜在 ALL 诊断中的地位已下降。目前仅仅用于与急性巨核细胞白血病(ANLL-M_7)相鉴别,后者在电镜下血小板过氧化酶阳性。

5. 免疫学检查　由于使用方便、诊断准确,目前流式细胞仪检测已成为首选的鉴别细胞系的方法。根据免疫表型,ALL 分为前体 B 细胞(precursor-B-cell)ALL、成熟 B 细胞(mature-B-cell)ALL 和 T 细胞(T-lineage)ALL。详见 MICM 分型诊断。

(二)MICM 分型诊断

除了临床及细胞形态学(morphology,M)诊断之外,还应该用单克隆抗体做免疫分型(immunophenotype,I)及细胞遗传学(cytogenetics,C)检查,即 MIC 分型诊断,尽可能做分子遗传学/融合基因(molecular genetics,M)检测,即 MICM 分型。最低标准应进行细胞形态学、免疫表型检查,以保证诊断的可靠性。骨髓中原始和幼稚淋巴细胞比例达到 20% 以上(参考 NCCN 2012 建议)才可以诊断为 ALL。具体分型如下。

1. 细胞形态学分型 淋巴细胞型按 FAB 分型标准分为 L_1、L_2 和 L_3 型,但 L_1、L_2 型之间已不具有明显的预后意义。

2. 免疫分型 免疫分型分为 T 型、B 型两大系列。免疫分型应采用多参数流式细胞术,最低诊断分型建议参考 EGIL 标准(表 4-7),同时应参考欧洲白血病免疫学分型协作组(EGIL)诊断标准以排除混合表型急性白血病(表 4-8)。

表 4-7 欧洲白血病免疫学分型协作组(EGIL)急性淋巴细胞白血病的免疫学分型(1998)

1. B 系 ALL(CD19、CD79a、CD22 至少两个阳性)	
早期前 B-ALL(B-Ⅰ)	无其他 B 细胞分化抗原表达
普通型 ALL(B-Ⅱ)	$CD10^+$
前 B-ALL(B-Ⅲ)	胞质 IgM^+
成熟 B-ALL(B-Ⅳ)	胞质或胞膜 κ 或 λ^+
2. T 系 ALL(胞质/膜 $CD3^+$)	
早期前 T-ALL(T-Ⅰ)	$CD7^+$
前 T-ALL(T-Ⅱ)	$CD2^+$ 和(或)$CD5^+$ 和(或)$CD8^+$
皮质 T-ALL(T-Ⅲ)	$CD1a^+$
成熟 T-ALL(T-Ⅳ)	膜 $CD3^+$,$CD1a^-$
α/β^+ T-ALL(A 组)	抗 $TCR\alpha/\beta^+$
γ/ζ^+ T-ALL(B 组)	抗 $TCR\gamma/\zeta^+$
3. 伴髓系抗原表达的 ALL(My^+ ALL)	表达 1 个或 2 个髓系标志,但未满足混合表型急性白血病的诊断标准

注:α/β^+ T-ALL、γ/ζ^+ T-ALL,以及 T-ALL 是根据膜表面 T 细胞受体的表达情况进行的分组。

表 4-8 欧洲白血病免疫学分型协作组(EGIL)混合表型急性白血病诊断积分系统(1998)

积　分	B 细胞系	T 细胞系	髓　系
2.0	cCD79a	c/mCD3	MPO
	cIgM、cCD22	抗 TCR	
1.0	CD19	CD2	CD117
	CD20	CD5	CD13
	CD10	CD8	CD33
	CD10	CD65	
0.5	TdT	TdT	CD14
	CD24	CD7	CD15
	CD1a	CD64	

注:每一系列达到 2 分以上才可以诊断。

3.细胞遗传学改变

(1)染色体数量改变 有小于或等于45条染色体的低二倍体和大于或等于47条染色体的高二倍体。

(2)染色体核型改变 与ALL预后有利的核型异常有t(12;21)/AML1.TEL(ETV6.CBFA2)融合基因。与ALL预后不利的核型异常有t(9;22)/BCR-ABL融合基因、t(4;11)/MLL-AF4融合基因及其他MLL基因重排。

(三)儿童ALL临床危险度分型

1.与预后确切相关的危险因素

(1)年龄在12个月以下的婴儿白血病或10岁以上的年长儿童。

(2)诊断时外周血白细胞计数达到50×10^9/L。

(3)诊断时已发生中枢神经系统白血病(CNSL)或睾丸白血病(TL)者。

(4)免疫表型为T细胞白血病。

(5)不利的细胞遗传学特征:染色体数目小于45的低二倍体,t(4;11)/MLL-AF4融合基因或其他MLL基因重排,或t(9;22)/BCR-ABL融合基因异常。

(6)早期治疗反应不佳者:泼尼松诱导试验60 mg/(m^2·d),连用7日,第8日外周血幼稚淋巴细胞计数达到1×10^9/L,定为泼尼松不良效应者(PPR),和(或)标准方案联合化疗(包括泼尼松诱导试验)第19日骨髓幼稚淋巴细胞占5%以上者。

(7)初治诱导治疗失败者(标准诱导方案联合化疗6周未获完全缓解)。

2.根据上述危险因素,临床危险度分型分为三型

(1)低危ALL(LR-ALL) 不具备上述任何一项危险因素者。

(2)中危ALL(MR-ALL) 具备以下任何一项或多项者:①年龄在10岁或10岁以上;②诊断时外周血白细胞计数大于或等于50×10^9/L;③诊断时已发生CNSL和(或)TL;④免疫表型为T细胞白血病;⑤染色体数目为45以下的低二倍体,或t(12;21)、t(9;22)核型以外的其他异常染色体核型,或t(4;11)外的其他MLL基因重排。

(3)高危ALL(HR-ALL) 具备以下任何一项或多项者:①年龄小于12个月的婴儿白血病;②诊断时外周血白细胞计数大于或等于100×10^9/L;③染色体核型为t(9;22),有BCR-ABL融合基因,t(4;11),有MLL-AF4融合基因;④早期治疗反应不佳者;⑤初治诱导缓解治疗失败者。

(四)中枢神经系统白血病的诊断标准

1.中枢神经系统白血病的表现

(1)诊断时或治疗过程中脑脊液白细胞计数大于或等于5×10^6/L。

(2)同时在CSF沉淀制片标本中有形态学可确定的原始、幼稚淋巴细胞。

(3)有或无中枢神经系统症状或体征。

2.排除其他病因引起的中枢神经系统病变

(五)睾丸白血病的诊断标准

睾丸单侧或双侧肿大,质地变硬或呈结节状,缺乏弹性,透光试验阴性,超声波检查可发现睾丸呈非均质性浸润灶,活组织检查可见白血病细胞浸润。

(六)鉴别诊断

根据临床表现、血象、骨髓象结合免疫表型及细胞遗传学和分子生物学检查,ALL诊

并不困难。应与下列疾病相鉴别。

1. 再生障碍性贫血　少数 ALL 患者在发生 ALL 前,有一段时间内出现全血细胞减少,此时应注意与再生障碍性贫血相鉴别。部分 ALL 病例对糖皮质激素极其敏感,如诊断前予地塞米松等糖皮质激素治疗,外周血可出现全血细胞减少,骨髓象可表现为增生低下。因此,在获得检查所需标本前慎用糖皮质激素。

2. 急性双表型白血病(HAL)　成人 ALL 伴髓系表面标志表达并不罕见,尤其是 Ph 阳性 ALL 更是如此。ALL 细胞可以是 CD13 和(或)CD33,这种情况称为 ALL 伴髓系表达。HAL 是指急性白血病中两系或两系以上共同累及的一组疾病,常见的为淋巴系和髓系。"ALL 伴髓系表达"需要与 HAL 相鉴别,鉴别的意义在于选择 ALL 还是 AML 的治疗方案。

3. 慢性粒细胞白血病急淋变　Ph 阳性 ALL 不容易与无慢性期的 CML 急淋变相鉴别。CML 急淋变免疫分型与 ALL 相同,因此免疫分型对鉴别没有帮助。部分学者指出 Ph 阳性 ALL 的 Ph 染色体仅见于淋巴系白血病细胞克隆,而 CML 的 Ph 染色体累及多能干细胞,见于所有细胞系。因此全血细胞 BCL/ABL 融合基因荧光原位杂交(FISH)有助于诊断,在 CML 异常的融合基应既可出现于淋巴系骨髓细胞,又可以出现在髓系骨髓细胞,而 Ph 阳性 ALL 异常融合基因一般局限于淋巴系骨髓细胞。

【治疗】

ALL 患者确诊后应尽快根据疾病分型给予合适的治疗。

(一)预治疗

确诊 ALL(Ph 阴性或 Ph 阳性)的患者,若白细胞大于等于 $50 \times 10^9/L$,或者肝、脾、淋巴结明显增大,则进行预治疗,以防止肿瘤溶解综合征的发生。预治疗方案:糖皮质激素(如泼尼松、地塞米松等)口服或静脉给药,连续 3～5 日。可以和 CTX 联合应用[200 mg/(m² · d),静脉滴注,连续 3～5 日]。

(二)Ph 阴性 ALL 的治疗

1. 诱导治疗　至少予以长春新碱(VCR)或长春地辛、蒽环或蒽醌类药物[如柔红霉素(DNR)、去甲氧柔红霉素(IDA)、多柔比星、米托蒽醌等]、糖皮质激素(泼尼松、地塞米松等)为基础的方案(VDP)诱导治疗。推荐采用 VDP 联合 CTX 和左旋天门冬酰胺酶(L-Asp)组成的 VDCLP 方案,鼓励开展临床研究。诱导治疗时蒽环或蒽醌类药物可以连续应用(连续 2～3 日,第 1、3 周或仅第 1 周用药),也可以每周用药 1 次。参考剂量:DNR 30～60 mg/(m² · d),连用 2～3 日;IDA 8～12 mg/(m² · d),连用 2～3 日;米托蒽醌 6～10 mg/(m² · d)(每支 5 mg)或 6～8 mg/(m² · d)(每支 2 mg),连用 2～3 日。单次应用 CTX 剂量超过 1 g 可给予美司钠解救。诱导治疗第 14 日复查骨髓,根据骨髓情况调整第 3 周的治疗。诱导治疗第 28±7 日判断疗效,未达 CR 的患者进入挽救治疗。

2. CR 后的巩固强化治疗

(1)治疗分层　达 CR 后应根据患者的危险度分组情况判断是否需要行 allo-HSCT,需行 allo-HSCT 者积极寻找供体。

(2)达到 CR 后应尽快进入缓解后(巩固强化)治疗　缓解后强烈的巩固治疗可提高疗效(尤其是高危组患者),最常用的方案包括 6～8 个疗程的治疗:含大剂量 MTX、Ara-C、L-

Asp 的方案 2～4 个疗程，再诱导方案 1～2 个疗程。在整个治疗过程中应强调非骨髓抑制性药物（糖皮质激素、VCR、L-Asp 等）的应用。①一般应含有 HD-MTX 方案：MTX 1～3 g/m² （T-ALL 可以用到 5 g/m²）。应用 HD-MTX 时应争取进行血清 MTX 浓度监测，注意甲酰四氢叶酸钙的解救，解救至血清 MTX 浓度 0.1 μmol/L（至少应低于 0.25 μmol/L）可停止解救。②可选择 Ara-C（标准剂量或大剂量）为基础的方案。③可继续应用含 L-Asp 的方案。④缓解后 6 个月左右参考诱导治疗方案再给予诱导强化 1 次。

（3）造血干细胞移植：有合适供体的患者（尤其是高危组患者、微小残留病监测持续阳性的标危组患者）建议行 allo-HSCT 治疗。无合适供体的高危组患者（尤其是微小残留病持续阴性者）、标危组患者可以考虑在充分的巩固强化治疗后进行自体造血干细胞移植（auto-HSCT）。auto-HSCT 后的患者应继续给予维持治疗。无移植条件的患者、持续属于低危组的患者可以继续巩固强化治疗。

3.维持治疗　ALL 患者强调维持治疗。维持治疗的基本方案：巯嘌呤（6-MP）60～100 mg/(m²·d)，MTX 15～30 mg/m²，每周 1 次。注意事项：①6-MP 夜间用药效果较好。可以用硫鸟嘌呤（6-TG）替代 6-MP，维持治疗期间根据血常规和肝功能调整用药剂量。②ALL 的维持治疗既可以在完成巩固强化治疗之后单独连续应用，也可与巩固强化方案交替序贯进行。③取得 CR 后总的治疗周期至少为 2 年。

（三）Ph 阳性 ALL 的治疗

1.非老年人（55 岁以下）Ph 阳性 ALL 的治疗

（1）诱导治疗　开始治疗和一般 Ph 阳性 ALL 相同，建议予以 VCR 或长春地辛、蒽环或蒽醌类药物、糖皮质激素为基础的方案（VDP）诱导治疗；鼓励进行临床研究。一旦融合基因或染色体核型/荧光原位杂交（FISH）结果证实为 Ph/BCR-ABL 阳性，ALL 则进入 Ph 阴性 ALL 治疗序列，可以不再应用 L-Asp。自第 8 日或第 15 日开始加用伊马替尼等酪氨酸激酶抑制剂，伊马替尼用药剂量每日 400～600 mg，持续应用。若粒细胞缺乏（ANC< 0.2×10⁹/L）持续时间超过 1 周、出现感染发热等并发症，可以暂停伊马替尼。建议于诱导化疗结束第 28±7 日复查骨髓和细胞遗传学（诊断时有异常者）、BCR-ABL 融合基因定量检测以判断疗效。有造血干细胞移植条件者，行 HLA 配型，寻找供体。白细胞计数大于等于 1×10⁹/L、血小板计数大于等于 50×10⁹/L 者可进行鞘内注射。

（2）缓解后治疗　Ph 阳性 ALL 的缓解后治疗原则上参考一般 ALL，但可以不再使用 L-Asp。伊马替尼应尽量持续应用至维持治疗结束。无条件应用伊马替尼的患者按一般 ALL 的治疗方案进行，维持治疗可以改为干扰素为基础的方案。有供体的患者可以在一定的巩固强化治疗后，尽早行 allo-HSCT；伊马替尼持续口服至 allo-HSCT。allo-HSCT 后应定期监测 BCR-ABL 融合基因表达，伊马替尼至少应用至 2 次融合基因检测结果为阴性。无供体、无条件或其他原因不能行 allo-HSCT 治疗者，继续接受巩固强化化疗和伊马替尼的联合治疗。分子学检查阴性的患者可选择 auto-HSCT，应用 auto-HSCT 后的患者可继续予以伊马替尼（无条件者用干扰素）维持治疗。无条件应用伊马替尼者按计划化疗，化疗结束后给予干扰素为基础的维持治疗。CNSL 的预防性治疗参考一般 ALL 患者。

（3）维持治疗　有条件者采用伊马替尼维持治疗至 CR 后 2 年，可以联合 VCR、糖皮质激素。不能坚持伊马替尼治疗者，给予干扰素 300 万 U、隔日 1 次维持治疗，可以联合 VCR、糖皮质激素，缓解后至少治疗 2 年。维持治疗期间每 3～6 个月复查 1 次，包括血常规、骨髓象、染色体核型和(或)融合基因(BCR-ABL)。

2. 老年人(55 岁以上)Ph 阳性 ALL 的治疗　可以在确诊后采用伊马替尼+V(D)P 为基础的治疗。伊马替尼连续应用,V(D)P 方案间断应用,整个治疗周期至缓解后至少 2 年。

(四)微小残留病的监测

ALL 整个治疗期间应强调微小残留病的监测。①早期监测:诱导治疗期间(第 14 日)和(或)结束时(第 28 日左右)。②缓解后定期监测:应保证缓解后第 16、22 周的残留病监测。残留病水平高的患者具有较高的复发危险,应进行较强的缓解后治疗,以改善长期疗效。微小残留病的监测一般采用流式细胞术,表达特殊融合基因者(如 BCR-ABL)可结合基因表达来分析。

(五)CNSL 的诊断、预防和治疗

CNSL 是急性白血病(尤其是 ALL)复发的主要根源之一,严重影响白血病的疗效。

1. CNSL 的诊断标准　目前 CNSL 尚无统一诊断标准。1985 年在罗马讨论 ALL 预后危险因素时提出脑脊液白细胞计数大于等于 0.005×10^9/L、离心标本证明细胞为原始细胞者,即可诊断为 CNSL。

2. CNSL 的预防　任何类型的成人 ALL 均应强调 CNSL 的早期预防。预防措施可以包括鞘内化疗、放疗、大剂量全身化疗以及多种措施联合应用。①鞘内化疗:诱导治疗过程中没有中枢神经系统症状者可以在外周血已没有原始细胞、白细胞计数大于等于 1×10^9/L、血小板计数大于等于 50×10^9/L 时行腰椎穿刺、鞘内注射。鞘内注射主要药物包括地塞米松、MTX、Ara-C。用法为 MTX(10~15 mg)或 MTX+Ara-C(30~50 mg)+地塞米松三联或两联用药。巩固强化治疗时也应进行积极的 CNSL 预防,主要是腰椎穿刺、鞘内注射(一般应达 6 次以上,高危组患者可达 12 次以上),鞘内注射频率一般不超过每周 2 次。②预防性头颅放疗:18 岁以上的高危组患者或 35 岁以上的患者可进行预防性头颅放疗。

(六)支持治疗及积极防治感染

(1)尽可能清除急(慢)性感染灶。对疑似结核病者需用抗结核等保护性治疗。

(2)加强营养,不能进食或进食极少者可用静脉营养;加强口腔、皮肤和肛周的清洁与护理;加强保护隔离;预防和避免院内交叉感染。

(3)强烈化疗期间可酌情用成分输血,用少浆红细胞悬液或单采血小板悬液;有条件者还可预防性地应用大剂量静脉丙种球蛋白输注,还可酌情应用粒细胞集落刺激因子(G. CSF 或 GM. CSF)等。

(4)骨髓抑制时应用抗菌优(SMZco)25 mg/(kg·d),每周连用 3 日预防卡氏囊虫肺炎,积极治疗细菌、病毒、真菌等感染。

(5)预防高尿酸血症。在诱导化疗期间充分水化及碱化尿液,白细胞计数大于 25×10^9/L 时必须同时服用别嘌醇 200~300 mg/(m^2·d),共 7~10 日。

(七)化疗的注意事项

(1)每个疗程化疗完成后,一旦血常规恢复(白细胞计数大于等于 3×10^9/L,中性粒细胞计数绝对值大于 1.5×10^9/L)、肝肾功能无异常,需及时行下一阶段化疗,尽量缩短两个疗程之间的间隔时间(一般是 2~3 周)。

(2)在每一化疗疗程中,一旦疗程未完成时出现白细胞计数低下,尤其是诱导过程中出

现骨髓抑制时,不能轻易终止化疗,应该做积极支持治疗的同时,继续完成化疗。一旦出现严重感染,应减缓或暂时中断化疗,待积极控制感染后继续尽快完成化疗。

(3)维持化疗期间,尤其是维持化疗早期,应根据白细胞计数控制在 $3 \times 10^9/L$、中性粒细胞计数绝对值在 $1.5 \times 10^9/L$ 左右,及时调整(增或减)MTX 和 6-MP 的剂量;若白细胞计数始终大于 $4 \times 10^9/L$,不能下降者,易复发;若中性粒细胞计数绝对值过早或长时间小于 $1 \times 10^9/L$,则易发生严重感染。

(4)遇严重出血时,及时大力止血,注意防治 DIC。血小板极低(在 $20 \times 10^9/L$ 以下)时,及时输注足量单采血小板悬液,以免发生致死性颅内出血。

(5)每个疗程前后必须检查肝肾功能,尤其是做 HD MTX 和 HD Ara-C 治疗前后。肝肾功能异常时,须及时积极治疗,以期尽早恢复。10 岁以上的年长患儿在做 HD MTX 治疗前宜做肾图检查,以排除肾隐匿性的分泌和排泄功能障碍。

(6)在缓解后治疗过程中,如遇不能用与化疗相关、感染相关解释的不明原因的白细胞和(或)血小板低下时,并迟迟不能恢复者,要警惕早期复发,应及时做骨髓涂片检查,追查原因。不能盲目等待和延长休疗时间。

(7)用 DNR 前后必须做心电图检查,注意维护心功能正常。须密切注意,DNR 累积量不得大于 $300 \ mg/m^2$,以避免不可逆性的心肌损害。CTX 累计剂量不宜大于 $6.0 \ g/m^2$,以免发生继发性肿瘤和影响生育功能。

【预后】

成人 ALL 的预后分组:标危组,年龄 35 岁以下,白细胞计数小于 $30 \times 10^9/L$(B-ALL)或小于 $100 \times 10^9/L$(T-ALL),4 周内达 CR;高危组,年龄 35 岁或 35 岁以上,白细胞计数大于等于 $30 \times 10^9/L$(B-ALL)或大于等于 $100 \times 10^9/L$(T-ALL),免疫分型为 pro-B-ALL、早期或成熟 T-ALL,伴 t(9;22)/BCR-ABL 或 t(4;11)/MLL-AF4,达 CR 时间超过 4 周。

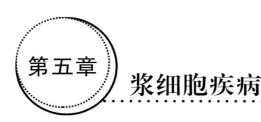

浆细胞疾病

第一节 多发性骨髓瘤

多发性骨髓瘤（MM）是一种恶性浆细胞增殖性疾病，其特征为骨髓中浆细胞克隆性增生，分泌单克隆免疫球蛋白或其片段（M蛋白），并导致相关器官或组织损伤。常见临床表现有多发性溶骨性损害、高钙血症、贫血、肾功能不全。由于正常免疫球蛋白的生成受抑，因此容易出现各种细菌性感染。

MM发病率亚太地区为（2～3)/(10万），白种人为（4～6)/(10万），黑种人为（9～13)/(10万），男女比例为1.6∶1，中位年龄为63岁，大多数患者年龄大于40岁，但在年轻人中髓外病变发病率高，尤其是30岁以下，高达40%。

【病因】

MM的确切病因仍不清楚，电离辐射、接触化学毒物、慢性抗原刺激、自身免疫性疾病、遗传和病毒（人类疱疹病毒8型，HHV8)感染等均可能与发病有关。

1.骨髓瘤细胞起源

(1)骨髓瘤前体细胞来自造血干细胞。

(2)骨髓瘤前体细胞来自不成熟B细胞(pro-B或pre-B)。

(3)骨髓瘤前体细胞来自成熟B细胞。

2.骨髓瘤的细胞遗传学和分子生物学 有众多证据表明，MM的发生与癌基因有关。在MM患者中已发现有C-myc基因重排、突变及mRNA水平升高。C-myc基因重组，部分有高水平的H-RAS基因蛋白质产物，可能与本病发生有关。被激活的癌基因蛋白质产物可能促使一株浆细胞无节制地增殖。目前认为骨髓瘤细胞起源于前B细胞或更早阶段。对MM的染色体研究，虽未发现具有标记性的染色体异常，但已能肯定，出现在MM的一些染色体异常并非是随机性的，其中1号、14号染色体重排最为常见，其次3号、5号、7号、9号、11号染色体的三体性和8号、13号染色体的单体性，以及6号染色体长臂缺失，也较多见于MM。已有研究证明，6号染色体长臂缺失与破骨细胞激活因子（OAF）及肿瘤坏死因子（TNF）生成增多有关，7号染色体异常与多药耐药基因（MDR1）表达有关，8号染色体异常与C-myc癌基因激活有关。

3.细胞因子的作用 白细胞介素-6(IL-6)是促进B细胞分化成浆细胞的调节因子。进展性MM患者骨髓中白细胞介素-6异常升高，提示以白细胞介素-6为中心的细胞因子网络失调导致骨髓瘤细胞增生。除此之外,胰岛素样生长因子1(IGF-1)是多功能肽,能调节细胞增殖、分化和凋亡。血管内皮细胞生长因子(VEGF)是目前发现作用最强、特异性最高的促血管生成因子,VEGF由MM细胞和骨髓基质细胞合成和分泌,它至少部分参与了MM骨髓血管新生。肿瘤坏死因子α(TNF-α)可以通过NF-κB通路,包括细胞因子、趋化因子、细胞黏附分子和一些抗凋亡蛋白,TNF-α可显著促进骨髓基质细胞分泌IL-6,且较VEGF或TNF-β作用更强。TNF-α上调MM细胞和骨髓基质细胞表达细胞间黏附分子1和血管细胞黏附分子1,促进MM细胞和基质细胞间接接触,一方面可进一步促进IL-6等细胞因子表达,另一方面可产生黏附因子介导的细胞耐药。

【发病机制及病理】

1. MM骨病的发病机制 进行性骨质破坏是MM突出临床特点之一。据统计,有85%的MM患者有不同程度的骨破坏,有2/3的患者因为骨痛就诊,常见侵犯骨骼,病变骨的骨小梁破坏,瘤组织可穿透骨皮质,浸润骨膜及周围组织。在显微镜下瘤细胞呈弥漫分布,间质量少,由纤细的纤维组织及薄壁血管组成。小部分肿瘤含有丰富的网状纤维。瘤细胞是不同分化程度的浆细胞,分化好者酷似正常成熟浆细胞,分化差者类似组织细胞,胞体较大,外形不规则,胞质蓝染,核旁空晕不明显,核大且染色质细致,含1~2个核仁。可见双核或多核瘤细胞。

介导MM骨病的主要效应细胞是破骨细胞,破骨细胞受来自恶性浆细胞和骨髓微环境中其他细胞的刺激,数量增多、功能活跃,从而表现为溶骨活跃。另一方面,在原发性溶骨部位,新骨形成减少或消失,即溶骨与成骨失衡是MM骨病最主要的病理生理特点:①核因子κB受体激活因子(RANK)及其配体(RANKL)和护骨素(OPG)系统在MM骨病中的作用;②破骨细胞激活因子;③成骨细胞功能缺陷。

2. MM肾病的发病机制 肾损害是MM最常见和严重的并发症之一,发生率约为50%,20%~25%的患者表现为不同程度的肾功能不全,2%~3%的患者需要血液透析。多种因素参与了MM肾病的发生,最主要的为MM细胞分泌的单克隆免疫球蛋白轻链所致。具体机制如下:①免疫球蛋白轻链对肾小管的毒性作用;②管型肾病;③免疫球蛋白沉积;④其他因素参与,如高钙血症、高尿酸血症、造影剂损伤及肾毒性药物。

3. MM的贫血机制 新诊断MM患者贫血的发病率约为70%,随着疾病发展,几乎所有患者均会发生。引起MM贫血的原因包括:①MM细胞侵入骨髓腔,红系生成受抑制;②MM致肾功能不全时促红细胞生成素(EPO)绝对不足以及肾功能正常使EPO相对不足;③治疗相关的骨髓抑制和(或)增生不良;④自身免疫性溶血性贫血;⑤血液稀释;⑥骨髓IL-6等炎症细胞因子水平升高,红系生成受抑制;⑦其他原因。

4. MM的髓外浸润 骨髓外浸润多见于肝、脾、淋巴结及其他单核-吞噬细胞系统,也见于肾、肺、心、甲状腺、睾丸、卵巢、消化道、子宫、肾上腺及皮下组织。部分病例(8%~15%)的瘤组织及器官有淀粉样物质沉着,即免疫球蛋白轻链沉着,用刚果红染色,在普通光学显微镜下和旋光显微镜下分别呈现特殊绿色和二色性。用免疫荧光法可鉴定其为轻链。在此种淀粉样物质沉着周围有异物巨核细胞反应。

【临床表现】

多发性骨髓瘤起病徐缓,早期无明显症状,容易被误诊。常见的临床表现与骨髓瘤相关组织、器官损伤有关，主要出现骨痛、肾功能不全、感染、出血、神经症状、高钙血症、淀粉样变等。

1. 骨骼症状　约 75% 的患者有骨痛。骨髓瘤细胞分泌破骨细胞活性因子而激活破骨细胞，使骨质溶解、破坏，骨骼疼痛是最常见的症状，多为腰骶、胸骨、肋骨疼痛。由于瘤细胞对骨质破坏，引起病理性骨折，可出现多处骨折同时存在，严重者可合并截瘫。

2. 贫血　贫血较常见，为首发症状，早期贫血轻，后期贫血严重。贫血通常为正细胞正色素性。

3. 出血倾向　出血多表现为浅表黏膜渗血和皮肤紫癜，内脏和颅内出血见于晚期患者。导致出血的原因：①血小板减少；②M 蛋白覆盖在血小板及凝血因子的表面，影响血小板的黏附、聚集和释放，干扰凝血因子 Ⅰ、Ⅱ、Ⅴ、Ⅶ 和 Ⅷ 的功能，其中常见的是妨碍纤维蛋白单体的聚合，引起血块退缩缺陷和凝血酶时间延长；③血液黏滞性高，微循环不良，毛细血管受损。

4. 器官浸润　骨髓瘤细胞生长依赖骨髓微环境，其他器官浸润少见。肝、脾、淋巴结和肾病变多见，也可以侵犯其他软组织，其病程长者，发病率高。

肝脾大，颈部淋巴结增大，骨髓瘤肾。器官肿大或者异常肿物需要考虑髓外浆细胞瘤或者淀粉样变。

5. 神经系统症状　MM 神经损伤的病因涉及多个方面，包括肿瘤直接压迫、浸润、继发性代谢异常及药物因素等。神经损害多表现为神经根痛。脊髓压迫是典型的较为严重的神经受损表现，胸髓累及较为常见，常造成截瘫。累及脑神经以及分支是罕见骨髓瘤并发症，可以出现嗜睡、昏迷、复视、失明、视力减退。

6. 感染　MM 细胞分泌的 M 蛋白无免疫功能，而正常免疫球蛋白合成受抑制，呈现体液免疫功能缺陷，故易发生感染。最常见的感染为细菌性肺炎或（和）泌尿系统感染，病毒性带状疱疹也容易发生，尤其是治疗后免疫低下的患者。在疾病晚期，感染成为死亡主要原因之一。

7. 高尿酸血症及高钙血症　由于瘤细胞裂解，血中尿酸水平升高，严重者可并发尿路结石，影响肾功能。国外有文献报道，约 1/3 的 MM 患者在被诊断时出现血清钙浓度升高，我国高钙血症发生率较低，一旦发生往往提示其病程进展。部分高钙血症的患者表现为进行性溶骨破坏，典型的症状包括恶心、呕吐、畏食、烦渴、脱水、乏力、意识模糊、多尿或便秘、思维混乱（神志模糊），甚至昏迷等症状。

8. 肾功能损害　50% 患者早期即出现蛋白尿、血尿、管型尿。在所有患者的 MM 中近 50% 患者可发展为肾衰竭，25% 患者死于肾衰竭，是仅次于感染的第二大死亡原因。常常表现为轻链管型肾病、蛋白尿、肌酐清除率下降。

9. 高黏滞综合征　血清中的免疫球蛋白水平明显升高，使血浆相对于水的黏度增加，正常血浆相对黏度不大于 1.8，当血浆相对黏度达 5～6 时可出现症状，可发生头晕、眼花、耳鸣、视力障碍，并可突发晕厥、意识障碍。此外，部分患者的 M 蛋白成分为冷球蛋白，可引起微循环障碍，出现雷诺现象。

10. 淀粉样变　淀粉样变发病率约为 10%，MM 发生淀粉样变主要是由于大量的 M 蛋白的轻链可变区片段或整个单克隆的轻链片段在组织中沉积，引起相应器官的功能障碍所致。临床表现为舌体肥大、腮腺肿大、皮肤苔藓样病变、心脏扩大、腹泻或便秘、肾功能损伤、肝脾大等,晚期还可有出血表现。

【辅助检查】

1. 血常规检查 见于多数患者,随病情进展可加重,多表现为正细胞、正色素性贫血,也可因失血而表现为小细胞低色素贫血。血涂片上红细胞呈缗钱状排列。白细胞计数正常或减低,外周血涂片偶可见个别瘤细胞,若出现大量瘤细胞,应考虑浆细胞白血病。血小板计数正常或减少。

2. 骨髓检查 骨髓涂片和活体组织检查是诊断本病的主要检查之一。浆细胞数目异常增多,可伴有形态异常,是 MM 的主要特征。一般呈增生性骨髓象,浆细胞超过 10%,诊断标准国内认为应大于 15%。当浆细胞小于 10% 时,细胞畸形对诊断显得尤为重要。粒细胞系、红细胞系可大致正常,巨核细胞数也在正常范围。瘤细胞数量多时,粒细胞系、红细胞系及巨核细胞均可明显减少。典型的骨髓瘤细胞较成熟浆细胞大,细胞外形不规则,可有伪足,核较大,少数瘤细胞具有双核或多核,但核分裂并不常见。

3. 血清异常单克隆免疫球蛋白检测 单克隆免疫球蛋白增多引起的高球蛋白血症是本病的重要特征之一。

(1)血清总蛋白增高 球蛋白增高,白蛋白正常或减低。

(2)血清蛋白电泳 多数患者出现 M 蛋白,即在 γ 区带之前或在 α_2 与 β 之间可见单株峰,是单克隆球蛋白或轻链蛋白(本周蛋白),正常 γ 球蛋白减少。

(3)免疫电泳 可以进一步鉴别 M 蛋白成分(包括亚型)和型别。

(4)聚合酶链反应(PCR)技术 PCR 检测免疫球蛋白重连基因重排作为单克隆 B 细胞-浆细胞恶性增生的标记,用于本病与良性免疫球蛋白增多鉴别。

(5)血清游离轻链(free light chain,FLC) FLC 是血清中未与重链结合成完整免疫球蛋白的游离轻链。近年来的研究证实,血 FLC 的检测是一种检测体内是否存在克隆性浆细胞的高度敏感的方法。通过免疫比浊法测定出血清中游离轻链 κ 和 λ 的量,κ/λ 值的正常范围是 0.26~1.65,若此值高于 1.65 或低于 0.26,表明体内可能存在单克降性浆细胞增殖。

4. 尿常规检查 尿液常规检查发现有蛋白尿、镜下血尿,但管型尿少见,有时可见到浆(瘤)细胞。具有诊断意义的是,尿中出现本周(Bence-Jones)蛋白,既往用酸加热法检测本周蛋白的阳性率为 30%~60%,且有假阳性;采用尿液轻链定量法的阳性率几乎达到 100%,且不出现假阳性。正常人尿中有 κ 和 λ 两种轻链,含量均低。尿中出现大量单一轻链,而另一种轻链含量减低甚至检测不出,是 MM 的特征之一。

5. 肾功能检查 常受损,尤多见于病程中期、晚期。血肌肝、尿素氮、内生肌酐清除率测定、酚红排泄实验、放射性核素肾图等检查可确定肾功能是否受损及受损程度。晚期可发生尿毒症,成为死因之一。

6. 血液生化 国外报道高钙血症在 MM 的发生率为 30%~60%,国内报道其发生率为 15%~20%。血磷一般正常,肾功能不全时可引起血磷升高。胆固醇可正常、升高或降低,高胆固醇血症多见于 IgA 型骨髓瘤,低胆固醇血症多见于 IgG 型骨髓瘤。碱性磷酸酶可正常、降低或升高,高尿酸血症在本病常见,可并发泌尿道结石。β_2-微球蛋白是判断疗效和疾病预后的重要指标,骨髓往往增高。血清乳酸脱氢酶可以反映肿瘤负荷大小,与疾病严重程度相关。血清 IL-6 测定及可溶性 IL-6 受体有助于判断病情和预后。免疫球蛋白重链基因(IgH)克隆性重排用于骨髓瘤行克隆性检测,有助于 MM 的诊断。

7. X 线及其他影像学检查 X 线检查有弥漫性骨质疏松、溶骨性病变、病理性骨折、多发性溶骨性穿凿样骨质缺损区或骨质疏松、病理性骨折及骨质硬化表现。电子计算机体层成像(CT)、磁共振成像(MRI)和正电子发射断层显像(PET)对骨质病变及髓外病变的检查较为敏感。因此,若条件许可,应对患者进行 CT、MRI 和 PET 检查,全面了解病情,为诊断和临床分期提供准确依据。

8. 荧光原位杂交(FISH) FISH 不但可以对分裂期细胞,也可以对间期肿瘤细胞进行遗传学分析。对疾病诊断及预后有很大价值。

【诊断】

(一)我国多发性骨髓瘤工作组对 MM 的诊断标准

1. 有症状骨髓瘤(满足全部三条标准)

(1)骨髓单克隆浆细胞比例大于等于 10% 和(或)活体组织检查证明有浆细胞瘤,在少数情况下,骨髓单克隆浆细胞比例小于 10%,但能证实临床症状由克隆浆细胞引起,也可诊断。

(2)血和(或)尿出现单克隆 M 蛋白,无血、尿 M 蛋白量的限制。如未检测出 M 蛋白(诊断不分泌型 MM),则需骨髓瘤单克隆浆细胞在 30% 以上或活体组织检查为浆细胞瘤并需免疫组化等证实 κ 或 λ 轻链限制性表达。

(3)骨髓瘤相关靶器官损害(至少一项或多项)包括贫血、高钙血症、溶骨性破坏或病理性骨折、肾功能不全等。

2. 无症状(冒烟型)骨髓瘤

(1)血清单克隆 M 蛋白大于等于 30 g/L。

(2)骨髓中单克隆浆细胞占 10% 以上。

(3)无相关器官及组织的损害(无终末器官损害,包括溶骨改变)。

3. 分型 根据 M 成分特点,依照增多的异常免疫球蛋白类型将多发性骨髓瘤分为以下类型:IgG 型、IgA 型、IgD 型、IgM 型、IgE 型、轻链型、双克隆型以及不分泌型。根据轻链类型分为 κ 型、λ 型。

(二)国外诊断标准(WHO 2001)

1. MM 的诊断 需具备下列 1 项主要指标和 1 项次要指标,或具备下列 3 项次要指标,但其中必须包括(1)项和(2)项次要指标,而且患者应有 MM 相关临床表现。

2. 主要指标

(1)骨髓中浆细胞增多,即浆细胞占 30% 以上。

(2)活体组织检查证实为浆细胞瘤。

(3)M 成分:血清 IgG>35 g/L;IgA>20 g/L;尿本周蛋白>1 g/24 h。

3. 次要指标

(1)骨髓浆细胞增多,即浆细胞占 10%~30%。

(2)M 成分存在,但低于主要诊断标准。

(3)有溶骨性病变。

(4)正常免疫球蛋白减少(正常小于 50%):IgG<6 g/L;IgA<1 g/L;IgM<0.5 g/L。

(三)WHO 制定的冒烟型骨髓瘤(SMM)和惰性骨髓瘤(IMM)的诊断标准

1.WHO 诊断 SMM 标准

(1)血清 M 蛋白水平达到诊断 MM 水平。

(2)骨髓中浆细胞占 10%~30%。

(3)无溶骨性病变。

(4)无骨髓瘤相关症状。

2.WHO 诊断 IMM 的标准

(1)骨髓中浆细胞占 30%以上或活体组织检查证实为浆细胞瘤。

(2)血清 M 蛋白 IgG<70 g/L 或 IgA<50 g/L。

(3)溶骨性病变不多于 3 处,无压缩性骨折。

(4)血红蛋白、血钙、肌苷水平正常。

(5)无感染。

(四)分期

MM 分期多沿用 Durie-Salmon 分期(DS 分期)体系和国际分期体系(ISS),具体见表 5-1、表 5-2。

表 5-1　多发性骨髓瘤分期体系(DS 分期)

分　期	分　期　标　准
Ⅰ 期	满足所有条件: (1)血红蛋白>100 g/L (2)血清钙正常 (3)无骨质破坏 (4)M 骨成分水平:IgG<50 g/L,IgA<30 g/L,尿轻链<4 g/24 h
Ⅱ 期	既不符合 Ⅰ 期又达不到 Ⅲ 期者
Ⅲ 期	满足下列 1 项或 1 项以上者 (1)血红蛋白<85 g/L (2)高钙血症 (3)进展性溶骨病变 (4)M 骨成分水平:IgG>70 g/L,IgA>50 g/L,尿轻链>12 g/24 h
亚型 A 亚型 B	肾功能正常[血肌酐<177 μmol/L(2.0 mg/dL)] 肾功能正常[血肌酐≥177 μmol/L(2.0 mg/dL)]

表 5-2　国际分期体系

分　期	β_2 微球蛋白	白　蛋　白
Ⅰ 期	<3.5 mg/L	≥35 g/L
Ⅱ 期	介于 Ⅰ 期和 Ⅲ 期之间	
Ⅲ 期	>5.5 mg/L	

近年来研究表明,细胞遗传学改变对 MM 的预后有重要影响。13 号染色体缺失或

13q-、t(4;14)和 p53 缺失都与不良预后有关。

【鉴别诊断】

1.反应性浆细胞增多症 反应性浆细胞增多症有原发病的表现,如慢性炎症、伤寒、系统性红斑狼疮、肝硬化、转移癌等;骨髓瘤中浆细胞在 30% 以下且形态正常;免疫球蛋白呈多克隆性增多;IgH 基因克隆性重排阴性。

2.意义未明的单克隆丙种球蛋白病(MCUS) 骨髓中单克隆浆细胞在 10% 以下,形态正常;血清单克隆 M 蛋白小于 30 g/L,正常免疫球蛋白不减少;没有骨质病变和 MM 相关症状(贫血、肾功能不全、高钙血症、高黏滞综合征、感染)。

3.肾病 肾损害是 MM 的重要临床表现之一。MM 患者易与慢性肾小球肾炎、肾病综合征混淆。鉴别肾疾病与 MM 并不困难,关键在于能否想到 MM 的可能性。遇到老年患者有肾损害的同时还有骨骼疼痛或与肾功能不全并不平行的贫血(肾性贫血与肾功能不全程度平行)时,应针对 MM 进行检查。

4.原发性巨球蛋白血症 原发性巨球蛋白血症又称巨球蛋白血症。其特点是血清或尿中出现大量单克隆免疫球蛋白 IgM,骨髓或其他组织中有淋巴样浆细胞浸润,一般无溶骨性病变,高钙血症、肾功能不全少见。无 IgH 异位,常常有 MYD88 L265P 突变。

5.原发性系统性淀粉样变 原发性系统性淀粉样变存在淀粉样蛋白相关的系统性症状(如肾、肝、心、胃肠道或外周神经受累时);血清和(或)尿中可能检测出单克隆免疫球蛋白轻链,可有低蛋白血症、肾功能不全(血尿素氮、肌酐升高)。骨髓中无骨髓瘤细胞浸润,骨骼无溶骨性病变,无高钙血症、高黏滞综合征。

6.重链病 重链病是一种少见的恶性浆细胞病,其特征是病变克隆浆细胞合成和分泌不完整单克隆免疫球蛋白,即仅有重链而轻链缺如。目前仅发现 γ、α、μ、δ 四种重链病,尚无 ε 重链病病例报告。临床表现和实验室检查所见均依重链类型不同而不同。和 MM 的鉴别主要依赖免疫电泳发现血中仅有单克隆免疫球蛋白重链存在,而无单克隆免疫球蛋白轻链存在。血和尿中免疫球蛋白轻链定量测定可帮助鉴别重链病和 MM,前者血和尿中无而后者血和尿中有单克隆免疫球蛋白轻链存在。

7.转移癌的溶骨性病变 转移癌多伴有成骨现象,在溶骨病变周围有骨密度的增加,且血清碱性磷酸酶常升高,骨痛多在静止时尤以夜间为甚。一般血中无 M 蛋白,偶伴发单克隆免疫球蛋白增多,其增高水平也有限;骨髓穿刺或活体组织检查可见成堆转移癌细胞;骨痛以静止及夜间痛明显;多数患者可查见原发病灶。POEMS 综合征患者骨折、高钙血症、肾功能不全极少见。淋巴结增大、肝脾大、内分泌异常。

8.POEMS 综合征 典型表现为多发周围神经病变、器官肿大、内分泌病变、M 蛋白和皮肤改变五大临床特征。POEMS 综合征的骨质损害主要为骨质硬化,MM 主要表现为溶骨病变。多发周围神经病变是 POEMS 综合征最突出的表现,POEMS 综合征患者骨折、高钙血症、肾功能不全极少见。淋巴结增大、肝脾大、内分泌异常在 POEMS 综合征多见,而在 MM 少见。M 蛋白浓度和骨髓浆细胞比例较 MM 患者低,达 MM 诊断标准的罕见,如达到 MM 诊断标准,又具有 POEMS 综合征的其他表现,可诊断为 MM 伴发 POEMS 综合征。

9.伴发于非浆细胞病的单克隆免疫球蛋白增高 单克隆免疫球蛋白增高也可以见于下列非浆细胞病变:慢性感染、自身免疫性疾病、恶性血液病、非恶性血液病、非血液系统恶性肿瘤、神经系统疾病、皮肤病、器官移植等。鉴别要点如下:单克隆免疫球蛋白增高水平有限,通常 IgG 小于 35 g/L,IgA 小于 20 g/L,IgM 小于 10 g/L;本身不引起任何临床症状,其临床表现完全取决于原发病;腰穿无骨髓瘤细胞,X 线检查无溶骨性病变。

10.其他侵犯骨骼病变 甲亢、淋巴瘤、其他肿瘤、骨结核等都有相应疾病改变。

【治疗】

规范化的治疗是延长生存期、改善预后的重要途径。MM 的治疗包括初始治疗、造血干细胞移植、维持治疗、挽救治疗和支持治疗。

（一）治疗原则

（1）无症状骨髓瘤患者不建议化疗（除非进行临床试验），但至少每 3 个月复查相关指标。包括肌酐、白蛋白、乳酸脱氢酶、钙、β_2 微球蛋白、血清免疫球蛋白定量、血清蛋白电泳及血清免疫固定电泳、24 h 尿总蛋白、尿蛋白电泳及尿免疫固定电泳。血清 FLC 有助于判断疾病进展。骨骼检查每年 1 次或有临床症状时进行,直至出现症状后再治疗。

2.有症状的 MM 患者应积极治疗。

3.年龄小于 65 岁,适合自体干细胞移植者,避免使用烷化剂和亚硝基脲类药物。

4.所有适合临床试验者,可考虑进入临床试验。

（二）治疗方法

1.支持治疗

（1）骨病

①骨痛限制活动时,可用止痛剂或局部放射达到止痛效果。所有活动性 MM 的患者,可使用口服或静脉输注双磷酸盐,包括氯屈膦酸、唑来膦酸或帕米膦酸二钠。建议发病前 2 年每月 1 次静脉输注制剂或每日口服氯屈磷酸盐,2 年后可每 3 个月 1 次（或根据利弊权衡）。使用前后注意监测肾功能,并根据肾功能调整药物剂量。帕米膦酸二钠或唑来膦酸有引起颌骨坏死的报道,使用前应该进行口腔检查,使用时尽量减少口腔侵袭性操作。

②有长骨病理性骨折、脊柱骨折压迫脊髓或脊柱不稳者可行外科手术治疗。

③低剂量放疗（10～30 Gy）可以作为姑息治疗,用于不能控制的疼痛,即将发生的病理性骨折或即将发生的脊髓压迫;在干细胞采集前,避免全身放疗。

（2）高钙血症 轻者给予糖皮质激素、双磷酸盐、水化、利尿治疗。如患者尿量正常,日补液 2000～3000 mL;保持尿量在 1500 mL/24 h 以上。重症者给予降钙素治疗。

（3）肾功能不全 水化、利尿,以避免肾功能不全;减少尿酸形成和促进尿酸排泄;有肾功能衰竭者,应积极透析;避免使用非甾体消炎药（NSAIDs）;避免使用静脉造影剂;并非是移植的禁忌证;血浆置换疗效有限;长期接受双磷酸盐治疗的患者需监控肾功能。

（4）贫血或血小板减少 贫血可考虑输注红细胞改善患者一般状况,使之耐受化疗。促红细胞生成素有助于改善贫血。血小板减少引起出血时,可输浓缩血小板。

（5）感染 如果发生反复感染或危及生命,可考虑静脉使用免疫球蛋白;如果使用大剂量地塞米松,应预防卡氏肺孢子菌肺炎、疱疹和真菌感染;如有条件,可以接种肺炎和流感疫苗。

（6）高凝血症或血栓 以沙利度胺或雷利度胺为基础的方案可预防性地进行抗凝治疗。

（7）高黏血症 血浆置换可作为症状性高黏血症患者的辅助治疗。

2.有症状性骨髓瘤的治疗

(1)诱导治疗　对适合自体干细胞移植者可选以下方案之一诱导治疗3～4个疗程,达到部分缓解(PR)及更好疗效者,可进行干细胞动员采集。对高危患者可预防使用抗凝治疗。具体方案:硼替佐米/地塞米松±沙利度胺(BD±T);硼替佐米/多柔比星/地塞米松±沙利度胺(PAD±T);硼替佐米/环磷酰胺/地塞米松(BCD)/沙利度胺/多柔比星/地塞米松(TAD);沙利度胺/地塞米松(TD);沙利度胺/环磷酰胺/地塞米松(TCD);长春新碱/多柔比星/地塞米松(VAD)。方案中的多柔比星均可用脂质体多柔比星替代。

(2)不适合自体干细胞移植者　除上述方案外,还可选用以下方案。具体方案:①白消安/泼尼松/硼替佐米(MPV);②白消安/泼尼松/沙利度胺(MPT);③白消安+泼尼松(MP);④环磷酰胺/长春新碱/卡莫司汀/白消安/泼尼松(M_2)。

3.自体干细胞移植　自体干细胞移植可提高缓解率,改善患者总生存期和无事件生存,特别是高危患者获益更明显,是适合移植患者的标准治疗。尽管在复发时移植(作为挽救治疗)的总生存期与早期移植相似,但建议诱导治疗后直接进行大剂量化疗及干细胞移植,而非将干细胞移植留待挽救治疗阶段,因为接受早期移植患者可以获得更长的无症状期而得到更大的临床效果;原发耐药或对诱导治疗耐药患者可将自体干细胞移植作为挽救治疗策略。如需进行双次移植,可在第一次移植后6个月内进行。

4.巩固治疗　诱导治疗或自体造血干细胞移植获得缓解后可考虑使用原方案2～4个疗程巩固。

5.维持治疗　非移植的患者在取得最佳疗效后到达平台期再进行维持治疗;接受自体造血干细胞移植者在移植后造血重建恢复后进行。如果在诱导治疗或干细胞移植后行巩固治疗,维持治疗在巩固治疗后进行,可选用沙利度胺单独应用或联合硼替佐米应用,或选用泼尼松单独应用或联合沙利度胺、干扰素应用。

6.原发耐药MM的治疗

(1)换用未用过的新方案,如能获得PR及以上疗效,条件合适者应尽快行自体干细胞移植。未使用过的新方案:来那度胺+地塞米松(RD);来那度胺+硼替佐米+地塞米松(RVD);来那度胺+泼尼松+白消安(MPR);来那度胺+环磷酰胺+地塞米松(RCD);来那度胺+多柔比星+地塞米松(RAD);地塞米松+环磷酰胺+依托泊苷+顺铂±硼替佐米(DCEP±B);地塞米松+沙利度胺+顺铂+多柔比星+环磷酰胺+依托泊苷±硼替佐米(DT-PACE±B);大剂量环磷酰胺(HD-CTX)。

(2)符合(1)者,进入临床试验。

7.MM复发的治疗

(1)化疗后复发　缓解后半年内复发,换用以前未用过的新方案;缓解后半年以上复发,可以试用原诱导缓解的方案;无效者,换用以前未用过的新方案;条件合适者进行干细胞移植。

(2)移植后复发　①异基因移植后复发:供体淋巴细胞输注;使用以前未使用的含硼替佐米等靶向治疗的新方案。②行第二次自体干细胞移植后复发:使用以前未使用的含硼替佐米等靶向治疗的新方案;可考虑异基因造血干细胞移植。

8.异基因造血干细胞移植　对MM患者可以进行自体干细胞移植和降低预处理方案的异基因造血干细胞移植。降低预处理方案的异基因造血干细胞移植一般在自体干细胞移植后半年内进行。清髓性异基因造血干细胞移植可在年轻患者中进行，常用于难治的易复发的 MM 患者。

【疗效标准】

我国多发性骨髓瘤（MM）的疗效标准参照了欧洲骨髓移植协作组（EBMT）和国际骨髓瘤工作组（IMWG）的疗效标准。

（一）EBMT 疗效标准

1. CR 须符合以下全部条件

（1）免疫固定电泳检测血清和尿中单克隆 M 蛋白消失，持续 6 周以上（存在寡克隆区带伴寡克隆免疫重建的不排除 CR）。

（2）骨髓穿刺涂片和（或）骨髓活体组织检查中浆细胞比例小于 0.05。如果 M 蛋白持续阴性达 6 周，则无须重复骨髓检测（不分泌型 MM 患者必须至少间隔 6 周后重复骨髓检测，以确定 CR）。

（3）溶骨性病变的数目和大小没有增加（发生压缩性骨折不排除缓解）。

（4）软组织浆细胞瘤消失。

2. PR 须符合以下全部条件

（1）血清单克隆 M 蛋白减少 50% 以上（不分泌型 MM 患者骨髓穿刺涂片和（或）骨髓活体组织检查切片浆细胞减少 50% 以上），持续 6 周以上。

（2）24 h 尿轻链减少 90% 以上或降至 200 mg，至少持续 6 周。

（3）影像学或临床检查软组织浆细胞瘤大小减少（50% 以上）。

（4）溶骨性病变的数量和大小没有增加（发生压缩性骨折不排除缓解）。

3. MR 须符合以下全部条件

（1）血清单克隆 M 蛋白减少 25%～49%（不分泌型 MM 患者骨髓穿刺涂片和（或）骨髓活体组织检查切片浆细胞减少 25%～49%），持续 6 周以上。

（2）24 h 尿轻链减少 50%～89%，但仍超过 200 mg，持续 6 周以上。

（3）影像学或临床检查软组织浆细胞瘤大小减少（25%～49%）。

（4）溶骨性病变的数量和大小没有增加（发生压缩性骨折不排除缓解）。

4. 无变化（NC）　未达到 MR 或 PD 的标准。

5. 平台期　各项指标稳定（判断疗效时，各项指标变化在 25% 以内），维持至少 3 个月。

6. CR 后复发须至少符合以下一项

（1）免疫固定电泳或常规电泳检查血或尿 M 蛋白再次出现（须排除寡克隆免疫重建）。

（2）骨髓穿刺涂片或骨髓活体组织检查切片浆细胞比例大于 5%。

（3）出现新的溶骨性病变或软组织浆细胞瘤，或残留骨病变扩大（发生压缩性骨折可能不表明疾病进展）。

（4）排除其他原因引起的高钙血症加重（校正后血钙大于 2.8 mmol/L 或 115 mg/dL）。

7. PD（对未获得 CR 的患者）须至少符合下述一项

（1）血清单克隆 M 蛋白水平升高 25% 以上（即 M 蛋白大于 5 g/L）。

（2）24 h 尿轻链增加 25% 以上（尿轻链大于 200 mg/24 h）。

（3）骨髓穿刺涂片或骨髓活体组织检查切片，浆细胞比例增高 25% 以上。

（4）现存骨病变或软组织浆细胞瘤增大。

（5）出现新的溶骨性病变或软组织浆细胞瘤（发生压缩性骨折可能不表明疾病进展）。

（6）排除其他原因引起的高钙血症加重（校正后血钙大于 2.8 mmol/L 或11.5 mg/mL）。

（二）IMWG 疗效标准

1.sCR 满足 CR 标准的同时要求游离轻链（FLC）比率正常和经免疫组化、免疫荧光证实，骨髓中无克隆细胞。

2.CR 血清和尿免疫固定电泳阴性，软组织浆细胞瘤消失。骨髓中浆细胞比例小于0.05。

3.VGPR 血清和尿免疫固定电泳阳性，但一般蛋白电泳检测不出，或血清 M 蛋白降低 90％以上并且尿 M 蛋白小于 100 mg/24 h。

4.PR

（1）血清 M 蛋白减少 50％以上，24 h 尿 M 蛋白减少 90％以上或低于 200 mg/24 h。

（2）如果血清和尿中 M 蛋白无法检测，则要求受累 FLC 与非受累 FLC 之间的差值缩小 50％以上。

（3）如果血清和尿中 M 蛋白以及血清 FLC 都无法测定，并且基线骨髓浆细胞比例大于0.30，则要求骨髓内浆细胞数目减少 50％以上。

（4）除了上述标准外，如果基线存在软组织浆细胞瘤，则要求浆细胞瘤缩小 50％以上。

5.疾病稳定（SD） 不符合 CR、VGPR、PR 及 PD 标准。SD 不再推荐作为疗效指标，最好用疾病进展时间（TTP）来评价 SD。

6.PD 包括原发性疾病进展和治疗中或治疗后的疾病进展，用于计算包括 CR 患者在内的所有患者 TTP 和无疾病进展生存期（PFS）。PD 须至少符合以下一项比基线值升高 25％以上。

（1）血清 M 蛋白升高，达到 5 g/L。

（2）尿 M 蛋白升高，达到 200 mg/24 h。

（3）如果血清和尿 M 蛋白无法检出，血清受累 FLC 与非受累 FLC 之间的差值应大于 100 mg/L。

（4）骨髓浆细胞比例大于 0.10。

（5）出现新的溶骨性病变或软组织浆细胞瘤，或者现存骨病变或软组织浆细胞瘤增大。

（6）出现仅与浆细胞异常增殖相关的高钙血症（校正后血钙大于 2.8 mmol/L 或11.5 mg/dL）。

7.临床复发 至少符合以下一项。

（1）出现新的骨病变或者软组织浆细胞瘤。

（2）明确的骨病变或者软组织浆细胞瘤增大。取所有可测量病灶中增大最明显者，明确增大定义为病灶两垂径乘积较前增大了 50％以上，并至少增大了 1 cm^2。

（3）高钙血症（2.8 mmol/L 或 11.5 mg/mL）。

（4）Hb 下降了 20 g/L 以上。

（5）血肌酐上升到 176.8 μmol/L（2 mg/dL）以上。临床复发为 PD 和（或）终末器官功能障碍（CRAB 特征）的直接征象。不用于计算 TTS 或 PFS，但在临床上可参考选用。

【附】 多发性骨髓瘤常用化疗方案

1. MP 方案　白消安（M）8 mg/（m² · d）口服，共 4 日；泼泥松（P）60 mg/（m² · d）口服，共 4 日，每 4～6 周重复一次，至少一年。

2. M2（VMCBP）方案　卡莫司汀（BCNU）20 mg/（m² · d），静脉输注，第 1 日；环磷酰胺（CTX）400 mg/（m² · d），静脉输注，第 1 日；白消安（M）8 mg/（m² · d），口服，第 1～4 日；泼泥松（P）60 mg/（m² · d），口服，第 1～14 日；长春新碱（VCR）1.2 mg/（m² · d），静脉注射，第 1 日。

3. VAD 方案　长春新碱（VCR）0.4 mg/（m² · d），持续静脉滴注 24 h，第 1～4 日；多柔比星（ADM）9 mg/（m² · d），持续静脉滴注 24 h，第 1～4 日；地塞米松每日 40 mg，口服，第 1～4 日、第 9～12 日、第 15～18 日。

4. TD 方案　沙利多胺每日 150～200 mg；地塞米松每日 40 mg，口服，第 1～4 日、第 9～12 日、第 15～18 日。

5. DVD 方案　盐酸多柔比星脂质体（凯莱）20 mg/m²，静脉滴注。第 1 日，长春新碱（VCR）每日 1.5 mg，静脉注射；第 1 日，地塞米松每日 40 mg，口服，第 1～4 日、第 9～12 日、第 15～18 日。

6. VD 方案　硼替佐米（V）1.3 mg/（m² · d），第 1、4、8、11 日静脉注射；地塞米松每日 40 mg，口服，第 1～4 日、第 9～12 日、第 15～18 日。

7. PAD 方案　硼替佐米（V）1.3 mg/（m² · d），第 1、4、8、11 日静脉注射；多柔比星（ADM）9 mg/（m² · d）持续静脉滴注 24 h，第 1～4 日；地塞米松每日 40 mg，口服，第 1～4 日、第 9～12 日、第 15～18 日。

8. VMP 方案　硼替佐米（V）1.3 mg/（m² · d），第 1、4、8、11 日静脉注射；白消安（M）8 mg/（m² · d），口服，第 1～4 日；泼泥松（P）60 mg/（m² · d），口服，第 1～4 日。

9. VCD 方案　硼替佐米（V）1.3 mg/（m² · d），第 1、4、8、11 日静脉注射；环磷酰胺（CTX）300 mg/（m² · d），第 1、8、15 日口服。

10. LD 方案　来那多胺（L）每日 25 mg，第 1～21 日，28 日为 1 个疗程；地塞米松每日 40 mg，口服，第 1～4 日、第 9～12 日、第 17～20 日。

【预后】

具有高度异质性，进展期 MM 自然病程大约有 6 个月，治疗后中位数生存期为 3～4 年，有些患者可存活 10 年以上。影响 MM 的预后因素有年龄、C 反应蛋白（CRP）水平、骨髓浆细胞浸润程度及 Durie-Salmon 临床分期（包括肾功能）和 ISS 分期。初诊时血清免疫球蛋白游离轻链（rFLC）比值异常是 MM 不良的预后因素，rFLC 联合 ISS 对 MM 预后的预测价值更大。细胞遗传学改变是决定 MM 疗效反应和生存期的重要因素。WHO 根据国际广泛研究结果认为，与预后不良相关的染色体异常是 t(4;14)、t(14;16)、t(14;20)、del(17p)，中期细胞遗传学检出 13q- 也是高危因素之一。另外，体能状态对 MM 生存期极可能具有很强的预测价值。

第二节 孤立性浆细胞瘤以及髓外浆细胞瘤

一、孤立性浆细胞瘤

原发于骨骼、单个孤立的浆细胞瘤称为孤立性浆细胞瘤（solitary plasmacytoma），约占全部恶性浆细胞病的 3%，是一种少见的恶性浆细胞病，男女患病率之比是 2∶1。发病年龄比多发性骨髓瘤小，多数患者年龄大于 50 岁，部分患者年龄小于 50 岁，个别患者年龄在 20～30 岁之间。

【临床表现】

以局部骨骼肿物伴有疼痛为特征。最常受侵犯的部位是脊椎骨骼，不仅椎体受累，而且椎弓根也常受破坏引发神经根症状。其他好发部位依次是骨盆、股骨、肱骨、肋骨，而颅骨受侵罕见。在 X 线影像上，病变多呈多孔状或呈肥皂泡状溶骨性，病变边界不像多发性骨髓瘤溶骨性病变那样锐利、清晰。少数患者表现为受损部位骨质硬化。病理性骨折可发生在受损骨骼部位。除孤立的骨骼浆细胞瘤外，其他骨骼无病变。骨髓象、血常规正常。仅 10%～20% 的孤立性浆细胞瘤患者血和尿中伴有单克隆免疫球蛋白增多或轻链增多，大多数患者无单克隆免疫球蛋白增多或其多肽链亚单位（轻链）增多，也无贫血、高钙血症、高黏滞综合征、肾功能损害等症状。

【诊断】

(1) 在 X 线、MRI 影像上呈现单个溶骨性肿瘤。

(2) 肿瘤组织活体组织检查证实为浆细胞瘤，多部位骨髓穿刺为正常骨髓象。

(3) 没有继发于浆细胞病的贫血，高钙血症和肾损害。

(4) 一般不伴有单克隆免疫球蛋白增多，若增多，则会因孤立性浆细胞瘤的根治（放射治疗或者手术＋放射治疗）而消失。

【治疗】

孤立性浆细胞瘤可以进展为多发性骨髓瘤，一般在 3～5 年内发生，但部分患者可以延迟十余年，甚至更久。原发性病变在脊柱者多向多发性骨髓瘤转化，发生率高达 60% 以上，而原发性病变在周围四肢骨骼者相对较少发展为多发性骨髓瘤，发生率为 25%～30%。转为多发性骨髓瘤后，临床表现、治疗方法以及预后均与多发性骨髓瘤相同。除发展为多发性骨髓瘤外，本病也可侵犯局部邻近淋巴结，但很少侵犯软组织。

治疗以局部放射治疗为首选，总放射量应大于 45 Gy。如果病变局限易于切除，则手术切除后局部放疗效果更佳。当脊椎骨受损发生压缩性骨折时，尤当并发神经系统损害可能导致截瘫时，可行病椎切除、人工椎体置换术，术后予以局部放射治疗，多可获得满意效果。对肿瘤直径大于 5 cm 的高危患者，在局部放疗后应给予联合化疗，联合化疗方案与多发性骨髓瘤相同。部分病例可以治愈。

二、髓外浆细胞瘤

髓外浆细胞瘤是指原发于骨骼、骨髓之外任何其他部位的浆细胞瘤。此种浆细胞瘤约占全部浆细胞肿瘤的 4%。发病年龄与多发性骨髓瘤近似，男性多于女性。

该疾病临床表现取决于髓外浆细胞瘤发生的部位。据国外某文献报道，发生于上呼吸道者约占 75%，下呼吸道者占 4%，淋巴结及脾者占 6%，皮肤及皮下组织者占 4%，胃肠道者占 3%，甲状腺者占 3%，睾丸者占 1%，其他部位者约占 4%。发生于鼻腔和鼻窦时引起鼻塞、鼻出血、局部隆起伴有疼痛及压痛。起源于上呼吸道（包括鼻窦）黏膜上皮下组织，常为女性。淋巴结浆细胞瘤以颈部多个淋巴结受累、增大最为多见。脾浆细胞瘤常为多发性，导致脾大。胃肠道中以胃浆细胞瘤最为多见，但同时常有肠部病变，大肠、小肠各部分均可受累，引起相应症状。除原发病灶外，本病可向其他部位扩散，其中以骨骼受累最常见，通常是单个溶骨性病变，呈圆形或不规则形，边界不清，多见于四肢骨骼；其次是邻近淋巴结或远距离淋巴结和皮下软组织。甚至向肝、肺、胸膜、乳腺、子宫、膀胱、前列腺、甲状腺、腮腺、牙龈、心脏等处扩散，虽然均有报道，但少见。

本病一般不伴有单克隆免疫球蛋白异常，但发生广泛播散时，血和尿中可能出现异常增多的单克隆免疫球蛋白及其轻链（本周蛋白）。

放射治疗是局限性髓外浆细胞瘤的首先治疗。放射剂量为 40～50 Gy。若邻近淋巴结受累，则应包括在视野内。对已有广泛播散的病例或者放射治疗后复发者，则应进行联合化疗，化疗方案及应用与多发性骨髓瘤相同，但本病对化疗的反应比多发性骨髓瘤好。

本病的预后优于孤立性浆细胞瘤，更优于多发性骨髓瘤。局部放疗后复发或者广泛播散大多发生在发病 5 年内。60%～70% 的患者存活期在 10 年以上。其中原发于上呼吸道的局限性髓外浆细胞瘤预后最好，而发生于头颈部之外的巨大髓外浆细胞瘤或多发髓外浆细胞瘤易发生扩散，预后较差。

第三节　原发性巨球蛋白血症

原发性巨球蛋白血症又称华氏巨球蛋白血症（WM），属于罕见的 B 细胞肿瘤，主要特征为骨髓淋巴样浆细胞浸润和单克隆 IgM 血症，可伴有贫血、出血、高黏滞综合征等一系列临床表现。国外资料显示年发病率为 0.3/（10 万），男性多于女性。40 岁以下患者罕见。

【病因和发病机制】

WM 病因及发病机制至今不明。目前认为 WM 的病因是先天遗传倾向与后天环境因素共同参与的结果。近年来，Treon 等发现 91% 的 WM 患者中存在着髓样分化因子基因 MYD88 突变，它是编码蛋白的 265 号氨基酸从亮氨酸变为脯氨酸（L265P），而 WM 患者的正常组织标本、健康人的外周血 B 细胞、骨髓瘤标本（包括 IgM 型骨髓瘤）中均未检测到该突变。此后一系列研究均发现在 WM 和 IgM 型意义未明的单克隆球蛋白增多症（MGUS）中，MYD88、L265P 突变发生率很高。L265P 发生突变后，可通过两条独立通路即 BTK 和（或）IRAK1/IRAK4 来激活磷酸化导致核因子 κB（NF-κB），从而导致 B 细胞增殖。MYD88、L265P 突变可能是促进 WM 发生的早期致癌事件。

【临床表现】

WM病情进展缓慢,临床表现可分为两类:组织浸润的表现,如贫血、全身症状、器官肿大;单克隆IgM引起的损害,包括高黏滞综合征、冷球蛋白血症、自身免疫损害(如周围神经病变、冷凝集素病),淀粉样变很少见。

1.贫血 贫血是最常见的临床表现,多数患者在诊断时已有贫血。贫血的原因可能与红细胞寿命轻度缩短、造血功能破坏、溶血、血容量中度增加及出血相关。

2.出血 多表现为鼻、皮肤、黏膜出血,晚期可发生内脏等重要器官出血。

3.高黏滞综合征及雷诺现象 高黏滞综合征及雷诺现象表现为头痛、头晕、共济失调,重者导致意识障碍甚至昏迷;可出现周围神经损害或中枢神经损害症状。眼底检查时可见视网膜静脉扩张弯曲,并伴有出血和视盘水肿。血容量增加及血液黏滞度增高导致心力衰竭。单克隆IgM可以是冷球蛋白,遇冷发生沉淀,故而引起雷诺现象。

4.神经系统症状 神经系统症状多种多样,既可出现周围神经病,又可出现局限性中枢神经系统损害,甚至出现弥漫性脑功能障碍,其中以周围神经病最为常见。四肢感觉和运动障碍呈对称性,感觉障碍常为重运动障碍,下肢症状常首先出现,且常重于上肢。此外,部分患者的单克隆IgM可特异地与神经髓鞘磷脂相关糖蛋白结合或与神经糖脂结合,推测此种自身免疫反应导致了脱髓鞘病变。但是,并非所有患者的单克隆IgM均具有此特性。WM患者中少见伴发POMES综合征(多发神经病变、器官肿大、内分泌病、M蛋白和皮肤改变)。

5.肾功能 本病肾功能不全发生率显著低于多发性骨髓瘤。本周蛋白尿也较少见。大质量IgM沉淀于肾小球引起肾小球损害为本病特点。

6.肿瘤浸润的临床表现 本病可累及多种器官,如肝、脾、淋巴结、肺。淀粉样变见于部分患者,舌、心肌、胃肠道、肝、脾、神经系统、皮肤及其他组织器官均可累及。

7.感染、溶骨性病变及其他 本病患者易继发感染,特别是肺炎,但本病的免疫缺陷不如多发性骨髓瘤严重。溶骨性病变在本病少见,这正是本病与IgM型多发性骨髓瘤的重要鉴别点之一。

【辅助检查】

1.血常规检查 贫血是有症状的WM患者最常见的血液系统异常表现,通常为正细胞正色素性贫血,红细胞呈缗钱状排列。由于存在红细胞聚集,仪器测量出的平均红细胞体积(MCV)可能会显著升高。也有白细胞和血小板减少,但其计数通常是正常的。红细胞沉降率(ESR)明显增快。

2.生化检查 用高分辨蛋白电泳与免疫固定电泳同时检测患者的血清和尿,以鉴别单克隆IgM蛋白。$75\%\sim80\%$的患者单克隆IgM轻链为κ。血清单克隆蛋白在$15\sim45$ g/L之间变化。虽然本周蛋白尿常见,但仅有3%的患者24 h本周蛋白尿超过1 g,意义不大。WM患者的IgM水平升高,IgA、IgG的水平大多降低,且治疗有效后也不恢复。这提示WM患者中有某些缺陷会阻止浆细胞发育或IgH重链基因重排。

3.骨髓检查 WM常累及骨髓,由于骨髓穿刺常干抽,因此必须进行骨髓活体组织检查。骨髓活体组织检查提示淋巴样浆细胞浸润,根据骨髓浸润的形式分为弥漫型、间质性和结节性，通常为骨小梁内浸润。可用流式细胞仪或免疫组化法确定肿瘤细胞免疫表型。WM 的特征性免疫表型为 sIgM$^+$、CD19$^+$、CD20$^+$、CD22$^+$、CD79$^+$，不到 20% 的病例可表达 CD5、CD10 或者 CD23。核内糖原染色（PAS）反应阳性，阳性物质为沉积在核周或在核内空泡中的 IgM 沉积物包含体，偶尔在淋巴细胞内也可看到。

【诊断】

现在临床上仍然广泛沿用 2002 年第二届 WM 国际工作组制定的 WM 诊断标准，即患者出现如下症状可作出诊断：单克隆 IgM 血症（IgM 浓度不限）；骨髓小淋巴细胞、淋巴样浆细胞和浆细胞浸润；骨髓浸润呈弥漫性、间质性或结节性；免疫表型特点为 sIgM$^+$、CD19$^+$、CD20$^+$，而 CD5、CD10、CD23 大多为阴性，但有 10%~20% 的患者可能为阳性。

2008 年 WHO 制定了 WM 新的诊断标准，即患者出现如下症状可作出诊断：淋巴浆细胞性淋巴瘤合并骨髓侵犯、单克隆 IgM 血症（IgM 浓度不限）。

【鉴别诊断】

WM 与其他产生单克隆 IgM 的淋巴系统肿瘤的鉴别诊断见表 5-3。

表 5-3　原发性巨球蛋白血症的鉴别诊断

疾　病	临 床 表 现	实验室检查
意义未明的单克隆免疫球蛋白疾病（MGUS）（IgM 型）	无	骨髓中无淋巴样浆细胞侵犯
多发型骨髓瘤（IgM 型）	多发性骨髓瘤少见类型，发生率大概为 1%，骨质破坏易见	骨髓瘤细胞浸润；染色体易位，包括 IgH，尤其是 t(11;14)(q13;q32) 常见，但无 MYD88、L265P 突变
脾边缘区淋巴瘤（SMZL）	脾大常见	高表达 CD22 和 CD11c，19% 的患者出现 7q 缺失和 +3q，10% 出现 +5q。而 WM 表现为 6q 缺失。多数 WM 患者有 MYD88、L265P 突变。SMZL 患者 MYD88、L265P 突变率仅占 10%
慢性淋巴细胞性白血病（CLL）	常有肝、脾及淋巴结增大	骨髓成熟小淋巴细胞浸润；CD5 表达多呈阳性，MYD88 突变率小于 10%
套细胞淋巴瘤	常有肝、脾及淋巴结增大	CD5 表达多呈阳性，90% 患者发生 t(11;14)(q13;q32)
滤泡性淋巴瘤	广泛的淋巴结受累	小裂细胞；易见 BCL-2 重排

【治疗】

对于无症状的 WM 患者，建议随访，直到疾病有进展证据时。但患者出现如下症状时应开始治疗：反复发热、盗汗、体重减轻；单克隆 IgM 引起的损害，如高黏滞表现，神经病变，淀粉样变，肾功能不全，冷凝集素病，冷球蛋白血症；肿瘤浸润的表现，如进行性器官肿大，淋巴结显著肿大，骨髓侵犯致全血细胞减少（血红蛋白小于 100 g/L，血小板小于 100×10^9/L）。治疗药物包括烷化剂、核苷类似物、利妥昔单抗、硼替佐米、免疫调节剂沙利度胺或来那度胺等。目前尚没有针对 WM 的特异性药物，对于初诊患者也缺乏标准的一线治疗方案。

1.烷化剂 单用烷化剂或联合类固醇用于 WM 的初始治疗已广泛应用。苯丁酸氮芥,目前倾向于连续给药方案,即持续每日服用 0.1 mg/kg,同间断每日服用 0.3 mg/kg(每 6 周连续服用 7 日)相比,总缓解率和中位数总生存率无差异。此外,间断给药的患者骨髓增生异常综合征及急性髓细胞白血病的发生率比连续给药者多。联合类固醇与烷化剂治疗的方案也可以获得较好的效果。口服苯丁酸氮芥(8 mg/m²)联合泼尼松(40 mg/m²)治疗方案,共 10 日,6 周为 1 个疗程,缓解率为 72%。联合化疗,如卡氮芥、长春新碱、环磷酰胺、白消安和泼尼松组成的 M2 方案,或环磷酰胺、长春新碱、多柔比星、泼尼松组成的 CHOP 方案,可用于疾病进展期,并可增加有效率。但对于行自体造血干细胞移植的患者,因烷化剂损伤干细胞,使用前应权衡利弊。

2.核苷类似物 近年来应用核苷类似物氟达拉滨,剂量 25 mg/(m²·d),连用 5 日,4 周为 1 个疗程;克拉屈滨,剂量 0.1~0.3 mg/(kg·d),连用 5~7 日,治疗 WM 可获得较好疗效。初治和曾经治疗过的 WM 患者用 5 日给药方案每日注射氟达拉滨,其总缓解率分别为 38%~100% 及 30%~40%。在初治及曾经治疗过的 WM 患者中,单用克拉屈滨,可使 40%~90% 初治患者获得主要缓解,而曾经治疗过的患者的缓解率为 38%~54%。对初治和经治患者的研究显示,尽管用核苷类似物作为一线治疗的缓解率较高,诱导效应出现较快,缓解持续时间较长,但总存活率无本质上的区别。由于核苷类似物干细胞毒性和导致二次肿瘤的可能,所以对于需要自体移植或年轻患者不推荐使用。

3.单克隆抗体 单克隆抗体用于初治及难治 WM 患者有确切的疗效。

(1)利妥昔单抗 利妥昔单抗应用比较普遍。标准剂量即 375 mg/m² 静脉注射,每周 1 次,共 4 周,27%~75% 的初治及难治的 WM 患者可获得缓解。部分患者在初治输注利妥昔单抗时,血清 IgM 会一过性升高,有引起高黏滞相关事件的危险,应严密监控血清 IgM 和血黏滞度。

利妥昔单抗和核苷类似物的联合治疗可进一步提高缓解率,用利妥昔单抗 375 mg/m²,静脉注射 1 日和克拉屈滨 0.1 mg/kg,皮下注射,共 5 日,每月 1 个疗程,总缓解率可达 90%。用利妥昔单抗 375 mg/(m²·d),氟达拉滨 25 mg/(m²·d),静脉注射,第 2~4 日和环磷酰胺 250 mg/(m²·d),静脉注射,第 2~4 日,4 周为 1 个疗程,80% 患者达到部分缓解。

利妥昔单抗和化疗药物联合治疗反应时间迅速,缓解率高。利妥昔单抗 375 mg/(m²·d)静脉注射 1 日,地塞米松 20 mg,静脉注射 1 日和环磷酰胺 100 mg/(m²·d),口服,连用 5 日,每日 2 次,21 日为 1 个疗程,总缓解率达 83%。使用 R-CHOP 方案治疗,部分缓解达 91%。主要副反应为骨髓抑制。

(2)阿仑单抗 初始 3 日实验剂量(3 mg、10 mg 和 30 mg 静脉注射),接着阿仑单抗 30 mg静脉注射,每周 3 次,共 12 周。所有患者均接受预防性治疗。25 例可评定疗效,总缓解率为 76%,其中部分缓解 8 例(32%)和轻微缓解 11 例(44%),死亡 3 例,与治疗有关。4 级中性粒细胞减少(39%)、血小板减少(18%)和贫血(7%)。

(3)硼替佐米 用硼替佐米 1.3 mg/(m²·d)静脉注射,在第 1 日、第 4 日、第 8 日、第 11 日进行注射,21 日为 1 个疗程,共 8 个疗程,总缓解率为 85%。用硼替佐米联合地塞米松及利妥昔单抗首次治疗 WM 患者。硼替佐米 1.3 mg/(m²·d)和地塞米松 40 mg 在第 1 日、第 4 日、第 8 日、第 11 日进行静脉注射,利妥昔单抗 375 mg/(m²·d)在第 1 日进行静脉注射,用 4 个连续的周期,总缓解率为 96%。有 1/5 患者发生了 3 级周围神经病变,大多可逆,带状疱疹的发生率增加。

4.免疫调节剂 一项 Ⅱ 期临床试验中,对有症状的 WM 患者用沙利度胺或来那度胺加利妥昔单抗(RT 方案)联合治疗。沙利度胺每日 200 mg,口服 2 周,以后每日 400 mg,口服 1 年;接受沙利度胺 1 周后,用利妥昔单抗 375 mg/m² 静脉滴注,每周 1 次,共 4 周,在第 13 周开始再用利妥昔单抗 375 mg/m² 静脉滴注,每周 1 次,共 4 次。总缓解率达 78%。来那度胺和利妥昔单抗联合治疗的临床研究显示,总缓解率为 67%。

5.造血干细胞移植 自体或异体干细胞移植用于复发难治 WM 的经验非常有限,均为个例或小样本报道。一项 WM 患者进行自体干细胞移植的回顾性分析表明,5 年无进展和总生存率分别是 33% 和 61%,治疗相关病死率是 8%。对 12 例 WM 患者进行减少强度的异体干细胞移植,在可评定的 11 例中,5 年无进展生存率是 61%,治疗相关病死率是 17%。以上资料证实了对 WM 患者进行自体和异体干细胞移植是可行的,但在异体干细胞移植中有一定比例的治疗相关病死率。

【疗效评估】

2010 年第 6 次 WM 国际工作组制定了最新版 WM 疗效评估标准,具体见表 5-4。

表 5-4　WM 疗效评估标准(2010)

完全缓解(CR)	免疫固定电泳时阴性,无骨髓侵犯的组织学证据,所有增大的淋巴结和器官恢复正常(经 CT 扫描),无任何 WM 的症状和体征,至少间隔 6 周的免疫固定电泳证实 CR
部分缓解(PR)	蛋白电泳血清单克隆 IgM 下降 50% 以上,在体检和 CT 扫描时增大的淋巴结和器官有所缩小,无活动性疾病的症状和体征
轻微缓解(MR)	蛋白电泳血清单克隆 IgM 下降 25% 以上,但是小于 50%,无活动性疾病的症状和体征
疾病稳定(SD)	蛋白电泳血清单克隆 IgM 下降小于 25% 或增加小于 25%,无进展性淋巴结增大、器官巨大症和血细胞减少症,无明显的临床症状和体征
疾病进展(PD)	蛋白电泳二次证实血清单克隆 IgM 升高 25% 以上或现有临床显著意义的疾病进展(即贫血、血小板减少、白细胞减少、淋巴结增大)或者体征[无法解释的反复发热(体温超过 38.4℃)、夜间盗汗(汗量多于 10 mL/kg)、高黏滞血症、神经病变、冷球细胞血症或者淀粉样变]

【预后评估】

最新的预后分级是 2009 年发表的 WM 国际预后分级,纳入五个不利预后因素:年龄大于 65 岁,血红蛋白小于 115 g/L,血小板小于 100×10^9/L,血 β_2-微球蛋白大于 3 mg/L,单克隆 IgM 大于 70 g/L。根据上述五个危险因素将 WM 分为 3 个预后组:低危组(不包括年龄;0~1 个预后因子),中危组(年龄大于 65 岁或 2 个预后因子),高危组(多于 2 个危险因素)。这三组患者的 5 年生存率分别为 87%、67%、36%。

【预后】

本病大多发展缓慢,患者病程长短不一,但经过各种治疗后,中位数生存期 5~10 年,甚至超过 10 年。尽管尚有争议,6q 缺失具有预后价值。药物治疗虽可缓解症状,但无法治愈本病。主要死因是骨髓造血功能衰竭、感染、栓塞、心力衰竭。

第四节 意义未明的单克隆免疫球蛋白血症

意义未明的单克隆免疫球蛋白血症(MGUS)又称为原发性单克隆免疫球蛋白血症,其特点是患者无恶性浆细胞病或可引起免疫球蛋白增多的疾病,单克隆免疫球蛋白水平升高有限(血 M 蛋白小于 30 g/L),骨髓浆细胞少于 10%,尿中有少量或无 M 蛋白,无靶器官损害的症状,如溶骨性损害、贫血、高钙血症或肾功能不全。但是,部分患者可发展为多发性骨髓瘤、巨球蛋白血症或淋巴瘤。

【病因和发病机制】

MGUS 病因尚不明了,遗传学改变可能是其重要因素,通过 FISH 技术检测 59 例 MGUS 患者,45% 的患者存在 IgH 易位,包括 25% 的 t(11;14)、9% 的 t(4;14)(p16.3;q32)、5% 的 t(14;16)(q32;q23)及 13 号染色体缺失。此外,MGUS 恶性转化可能与骨髓微血管增生有关,可能与促进和抑制血管增生的细胞因子表达失衡有关。

【临床表现】

MGUS 本身并不引起任何临床症状和体征,患者常常是体格检查或患有其他无关疾病进行检查时发现单克隆免疫球蛋白增多。免疫球蛋白常为 IgG,但也可以是 IgA、IgM 或轻链型。冷凝集反应可为阳性。

【诊断】

WHO 2008 年制定的诊断标准需同时符合以下四条标准。
(1)血清 M 蛋白少于 30 g/L。
(2)骨髓浆细胞少于 10%,且形态正常。
(3)无高钙血症、肾功能不全、贫血和骨骼破坏(即无 CRAB 征)。
(4)无其他 B 细胞增殖性疾病存在。

【鉴别诊断】

MGUS 首先应与继发性免疫球蛋白增多症以及其他疾病伴有单克隆 M 蛋白相鉴别,再则,还须与 SMM、原发性巨球蛋白血症相鉴别。

1.继发性免疫球蛋白增多症 转移癌也可有溶骨性病变、中等量 M 蛋白,骨髓浆细胞少于 10%;此外,自身免疫性疾病(如系统性红斑狼疮等)、某些感染性疾病(结核分枝杆菌感染、细菌性心内膜炎等)、肝病(病毒性肝炎、肝硬化等)、内分泌系统疾病(甲状旁腺功能亢进症等)可出现免疫球蛋白增多,多呈多克隆性,并有原发病的临床特点。

2.无症状(冒烟型)骨髓瘤(SMM) SMM 指符合 MM 诊断标准,但病情进展缓慢,且无临床症状的 MM。诊断标准如下:血清单克隆 M 蛋白浓度大于 30 g/L 和(或)骨髓中单克隆浆细胞占 10% 以上;无相关器官及组织的损害(无终末器官损害,包括溶骨改变)。同 MGUS 相比更容易进展为 MM。

3.原发性巨球蛋白血症 原发性巨球蛋白血症是一种较为少见的 B 细胞异常增殖性

疾病,现 WHO 肿瘤分类称之为淋巴浆细胞淋巴瘤,以淋巴浆细胞骨髓浸润和血清单克隆M 蛋白血症(通常是 IgM 型,少数是 IgG 或 IgA)为主要特征,常伴高黏滞综合征、肾损害。

【治疗】

本病不需特殊治疗,确诊后必须长期随防。对存在疾病进展风险的患者,每 6 个月随访1 次,对低危 MGUS 患者可每年复查 1 次。随访内容包括问诊和体格检查(淋巴结、肝、脾有无肿大)。实验室检查包括血常规、尿常规、血小板计数、血 LDH、β_2 微球蛋白、血钙、血尿素氮、肌酐、血白蛋白、免疫球蛋白定量,有条件的还需送检血清和尿免疫固定电泳、游离轻链测定,分析评估 MGUS 是否向 MM、WM、原发性淀粉样变(AL)等恶性血液病发展。对于具有高危染色体特性的 MGUS 患者,可以考虑进行早期干预治疗。

【预后】

早期的小样本研究中,25% 的患者 10 年(中位时间)后会发展为多发性骨髓瘤或巨球蛋白血症或淋巴瘤。近年来,根据血清游离轻链比值异常、免疫球蛋白类型和血清 M 蛋白将MGUS 分为低危组和高危组,低危组 20 年疾病进展的风险为 5%。约 40%MGUS 为低危,因疾病进展的终身风险非常低,可无须进行随访。

第五节 重 链 病

重链病是合成和分泌不完全免疫球蛋白重链的 B 细胞增殖性疾病,根据其产生的结构异常免疫球蛋白分子而定义。这种免疫球蛋白重链不完整且缺乏轻链,轻链与重链不能合成完整的免疫球蛋白,主要包括 α、γ、μ、δ 四种类型重链病。

【病因和发病机制】

重链病的病因尚不清楚,感染、自身免疫性疾病及免疫球蛋白合成缺陷与其发病有密切关系。α-重链病与胃肠道感染相关,单用抗生素可成功治疗该病,说明感染与发病机制之间存在因果关系。重链疾病发生之前容易伴发自身免疫性疾病,特别是 γ-重链病,临床表现类似淋巴瘤。缺陷型免疫球蛋白分子,包括缺陷型 γ-重链、缺陷型 α-重链、缺陷型 μ-重链。缺陷型 γ-重链主要缺失 CH1 区,保留 V、D、J 序列的多数或全部,没有与缺陷性重链相关的轻链。缺陷型 α-重链主要是缺失 V 区、丢失 CH1 区并缺乏相关的轻链。缺陷型 μ-重链包含 V、D、J 序列的大部缺失,通常 CH1 恒定区保留,可出现单个碱基的突变。

【临床表现】

1.γ-重链病　γ-重链病又称为 IgG 重链病,多见于 40 岁以上患者,女性多于男性,临床表现与淋巴瘤相似,头部和颈部淋巴结受累多见。常伴发类风湿关节炎、自身免疫性溶血性贫血、甲状腺炎等。初始症状为贫血、体重减轻、发热、乏力、肝脾大、淋巴结增大,一般无骨质破坏及肾损害。约 25% 患者可出现腭部红斑及水肿,是由咽淋巴环淋巴结增大所致,后期可导致气管压迫。

2.α-重链病　α-重链病又称 IgA 重链病,年轻患者多见,男性多于女性,常见临床表现为伴腹痛的腹泻、体重减轻、发热,另外多见生长发育迟缓、杵状指(趾)。25%患者可出现中等程度肝大、低蛋白血症及腹水。脾一般不受累及。

3.μ-重链病　μ-重链病又称 IgM 重链病,40 岁以上起病,患者肝、脾和腹腔淋巴结增大多见,可合并慢性淋巴细胞白血病或淋巴瘤。临床表现通常为体重减轻、发热、贫血及反复感染。

4.δ-重链病　δ-重链病非常少见,迄今为止仅有 1 例报道,临床表现为肾功能不全、溶骨性损害及骨髓中浆细胞增多,免疫蛋白电泳见 δ-重链四聚体。

【辅助检查】

本病各型的诊断均需要依赖免疫电泳证实存在免疫球蛋白重链而无免疫球蛋白轻链。通过蛋白电泳、免疫电泳、免疫固定电泳、免疫荧光、免疫组化技术相结合发现异常免疫球蛋白重链而轻链缺如,则可以明确 HCD 的诊断。患者血清或尿液蛋白电泳可见均一的 β 区条带。免疫电泳采用特异性抗重链和抗轻链抗血清,可以显示重链特异性条带,而不与抗 κ 或者抗 λ 抗反应。若患者血清、尿液中 HCD 蛋白量较低,有时蛋白电泳和免疫电泳无法检测,常需结合更敏感的免疫固定电泳或免疫荧光、免疫组化进行鉴定,检测淋巴结或骨髓中的淋巴细胞或浆细胞是否仅合成免疫球蛋白重链而无轻链。对于 α-重链病患者,空肠的连续活体组织检查至关重要,以检测 α 单克隆免疫球蛋白重链表达情况。

【诊断】

本病临床表现缺乏特异性,单克隆免疫球蛋白重链的存在是诊断 HCD 的唯一条件。各型诊断要点,临床表现结合相关实验室检查明确诊断。

1.γ-重链病　γ-重链病中老年患者多见,常伴发自身免疫性疾病,以贫血、乏力、发热,肝、脾、淋巴结增大多见,一般无骨质破坏及肾损害。血常规可见轻度全血细胞,外周血及骨髓中嗜酸性粒细胞增多,并可见不典型淋巴样浆细胞。血清及尿液免疫电泳仅见单克隆 γ-重链,而轻链缺如。

2.α-重链病　α-重链病青年患者多见,男性多于女性,常有慢性腹泻伴腹痛,明显体重减轻,可出现间断发热。外周血及骨髓可见异常淋巴细胞或浆细胞。血清、浓缩尿、空肠液免疫电泳仅有单克隆 α-重链,轻链缺如。

3.μ-重链病　μ-重链病多见中老年患者,临床表现为体重减轻、发热、贫血及反复感染。多伴发于慢性淋巴细胞白血病或者恶性淋巴细胞疾病。肝脾大,而浅表淋巴结增大常不明显。血清蛋白免疫电泳仅见 μ-重链,而轻链缺如。

【治疗】

1.γ-重链病　γ-重链病生存期存在明显不同,从发现异常蛋白开始的生存时间为 1 个月到 20 年不等。其治疗选择有赖于伴发的疾病及病理表现,无症状的患者不需要治疗;伴发自身免疫性疾病的患者应该接受标准糖皮质激素治疗;有淋巴瘤表现的患者较无淋巴增生性疾病的患者更具有侵袭性,可采用苯丁酸氮芥治疗;若增生为浆细胞,可考虑美法仑联合泼尼松治疗;有进展性淋巴浆细胞增生性疾病或者高度恶性非霍奇金淋巴瘤证据患者可选择 COP 或 CHOP 方案化疗;合并 CD20 阳性的淋巴瘤患者选用利妥昔单抗疗效好。治疗后 γ 免疫球蛋白重链消失并不是治疗预后好的预测指标,通常认为血清 γ 免疫球蛋白重

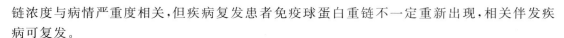

链浓度与病情严重度相关,但疾病复发患者免疫球蛋白重链不一定重新出现,相关伴发疾病可复发。

2.α-重链病　α-重链病患者如不治疗,疾病呈进展性,治疗方法根据患者黏膜层浸润程度决定,A 期是黏膜层可见浆细胞,B 和 C 期有深层浸润或淋巴结扩散。A 期患者应给予抗生素治疗,通常口服四环素,每日 1~2 g,维持治疗 6~8 个月,累积反应率为 53%。B 期和 C 期患者以及 A 期经 6 个月抗生素治疗无效者应考虑化疗,通常选择淋巴瘤的化疗方案、COPP 或 CHOP 方案。

3.μ-重链病　较罕见,有症状后临床过程呈现多样性,生存时间通常为 1~11 个月,无症状患者可密切随访,如出现症状性淋巴增殖性疾病,就应该考虑化疗。各种治疗方案都可采用,包括烷化剂(苯丁酸氮芥、美法仑、环磷酰胺),也可联合多柔比星化疗,治疗反应不一。

第六节　淀粉样变

淀粉样变是指一组因蛋白质代谢紊乱产生的淀粉样物质沉积到一处或多处器官组织,造成组织器官结构和功能改变。淀粉样变本质上是细胞合成和分泌的可溶性蛋白质分子在生理条件下发生纤维化,形成不溶性纤维组织沉积导致器官功能障碍。目前已经从人淀粉样变的不同形式中分离出 19 种原纤维蛋白。

【病因和发病机制】

淀粉样物质产生和沉积到组织的原因尚不清楚,在不同的淀粉样变类型中,病因学机制可能会不同。淀粉样变是体内的蛋白二级结构病变形成原纤维的遗传改变,如转甲状腺素(TTR)、溶菌酶、凝血因子 Iα 链、免疫球蛋白轻链、免疫球蛋白重链、β_2 微球蛋白等,沉积物主要在细胞外,但也有报道沉积在巨噬细胞的溶酶体和骨髓浆细胞内。局部型淀粉样变沉积部位在可溶性蛋白前体合成部位,导致局部器官的病变。全身性淀粉样变通常包括前体合成部位及其余组织器官,轻链型淀粉样变通常是全身性疾病。

【临床表现】

轻链型淀粉样变为最常见的全身性淀粉样变,患者平均诊断年龄 64 岁,B 细胞淋巴增殖性疾病容易伴发轻链型淀粉样变,其临床症状与所受累器官相关,肾是最常受累器官,其次为心脏、消化道、神经系统、肝。临床上心脏受累患者预后最差。初次就诊患者发现舌肥大,高度提示淀粉样变为轻链型。肾方面主要表现为蛋白尿,也可引起血尿。氮质血症是肾性轻链型淀粉样变的晚期表现,透析为进展为肾衰竭患者的治疗选择。75% 的患者均可出现心脏受累,50% 的患者因心脏有沉积物导致心力衰竭或心律失常而死亡。心内膜活体组织检查为最有效的检验手段。心电图表现肢导联 QRS 波群低电压。心脏超声心动图表现是室间隔增厚、室壁增厚和粒状闪耀、射血分数正常。胃肠道症状主要包括舌肥大引起的吞咽和呼吸困难,胃部受累引起呕血、恶心、呕吐,肠道受累表现为出血、梗阻、便秘、腹泻。肝轻链型病变主要引起肝大,肝功能异常较少见。20% 轻链型淀粉样变患者出现周围神经病变,可引起感觉运动功能障碍,对称性感觉神经受损和反应变弱,下肢较上肢更易受累。全身皮肤黏膜紫癜是由于淀粉样物质沉积在小血管内皮，导致毛细血管脆性增加所致。

【辅助检查】

病变部位活体组织检查：刚果红染色后在光镜下表现为砖红色、偏振光显微镜下表现为特有的苹果绿双折射光。受累器官活体组织检查标本应针对主要淀粉样变纤维前体的抗体，对活体组织检查标本进行免疫组织化学染色确诊。80%～90%的患者血清和尿中可检测到单克隆免疫球蛋白轻链，正常免疫球蛋白浓度降低。大约40%的患者骨髓中浆细胞大于10%。凝血系统表现为凝血酶原时间和部分凝血酶原时间延长。

【鉴别诊断】

1. 转甲状腺素（TTR）淀粉样变　TTR淀粉样变对周围神经和自主神经系统，以及心脏和胃肠道方面的影响与轻链淀粉样变相似。TTR淀粉样变包括正常序列的TTR和存在点突变的TTR，前者主要病变通常在心室、胃肠道、腕韧带，好发于老年人，易与轻链型淀粉样变混淆，同时血清和尿中易见单克隆免疫球蛋白；后者病变通常累及心脏和周围神经，一般好发于年轻人。家族性淀粉样变综合征（FAC）是指TTR主要累及心脏而无明显的神经病变，并且存在TTR突变。

2. AA型淀粉样变　AA型淀粉样变主要为继发性淀粉样变，遗传因素导致的家族性地中海热属此型。大多发生于慢性炎症之后，其淀粉样物质来源于血清淀粉样蛋白A。多数发生在慢性感染如麻风病、骨髓炎、结核或类风湿关节炎、家族性地中海热，多数AA型淀粉样变患者存在肾疾病、肾静脉血栓。心脏、神经受累较少见。肾AA淀粉样变与某些肿瘤相关，如肾细胞癌、霍奇金淋巴瘤和心房黏液瘤。

3. AH型淀粉样变　AH型淀粉样变比较少见，其淀粉样蛋白主要有免疫球蛋白重链形成，导致全身性淀粉样变。

4. β_2微球蛋白淀粉样变　与长期血液透析明显相关，淀粉样变主要累及滑膜、骨囊肿和破坏性脊椎关节病。根据长期的肾衰透析病史、骨髓瘤溶骨性病变的X线表现、抗β_2抗血清染色可诊断。

【治疗】

迄今为止，尚无有效去除淀粉样物质沉积灶的方法，治疗的重点是选择合适的方法减少淀粉样前体蛋白，合理的治疗原则：控制原发病，根据淀粉样蛋白质种类减少淀粉样纤维前体的生成，消除淀粉样沉积灶，对重要器官功能进行维持和替代治疗。

全身性淀粉样变有效化疗方案如下。

1. MP方案　苯丙酸氮芥0.15 mg/(kg·d)，口服第1～7日；泼尼松0.8 mg/(kg·d)，口服第1～7日，6周为1个疗程，持续治疗1年。

2. VAD方案　长春新碱每日0.4 mg，静脉滴注24 h第1～4日，多柔比星9 mg/(m²·d)，静脉滴注24 h，第1～4日，地塞米松每日40 mg，口服，第1～4日，4周为1个疗程。

适用于家族性地中海热、溃疡性结肠炎、强直性脊柱炎和类风湿关节炎合并淀粉样变：秋水仙碱0.6 mg，口服每日3次，至症状缓解或出现不良反应。

局部放疗可破坏产生轻链淀粉样变前体的局部浆细胞群体，舌肥大患者应用激光治疗可能有效。

　　心脏淀粉样变应用利尿剂、血管扩张剂易导致回心血量减少和心排血量进一步下降，诱发低血压，要密切注意。淀粉样变心肌对洋地黄类药物敏感，可引起严重心律失常而猝死。

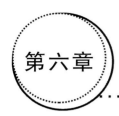

第六章　霍奇金淋巴瘤

霍奇金淋巴瘤(HL)是淋巴系统的一种独特的恶性疾病,是青年人中最常见的恶性肿瘤之一。病变主要发生在淋巴结,以颈部淋巴结和锁骨上淋巴结最为常见,其次是纵隔、腹膜后、主动脉旁淋巴结。病变从一个或一组淋巴结开始,很少开始就是多发性,逐渐由临近的淋巴结向远处扩散。晚期可以侵犯血管、胃及脾、肝、骨髓和消化道等处。其组织病理学特征为恶性 Reed-Sternberg(里-斯)细胞的出现和适当数量的细胞背景。根据其外观和里-斯细胞、淋巴细胞以及纤维化的相对比例可分为四种组织学类型:淋巴细胞为主型、结节硬化型、混合细胞型和淋巴细胞耗竭型。组织学亚型是决定患者临床表现、预后和恰当治疗的主要因素。

淋巴结增大是霍奇金淋巴瘤的最常见临床表现,初诊时多数患者无明显全身症状,20%～30%患者表现为发热、盗汗、消瘦。发热可为低热,有时为间歇高热(Pel-Ebstein热)。此外还可出现瘙痒、乏力等。男性多于女性,发病比例为(1.3～1.4):1。发病年龄发达国家呈双峰分布,第 1 年龄高峰在 15～39 岁,第 2 年龄高峰在 50 岁以后。我国和日本发病无年龄的双峰分布,发病多为 40 岁左右。

【病因和发病机制】

霍奇金淋巴瘤至今病因不明,EB 病毒的病因研究最受关注,约 50%患者的 RS 细胞中可检出 EB 病毒基因组片段。已知具有免疫缺陷和自身免疫性疾病的患者霍奇金淋巴瘤的发病危险增加。单合子孪生子霍奇金淋巴瘤患者,其同胞的发病危险性高 99 倍。本病的病因及发病机制尚待进一步研究。

【病理及分期】

1. 霍奇金淋巴瘤病理组织学表现

(1)病变部位　淋巴结等正常淋巴组织结构全部或部分破坏。

(2)呈现多种非肿瘤性反应性细胞成分　多为淋巴细胞,并可见浆细胞、嗜酸性粒细胞、中性粒细胞、组织细胞、成纤维细胞及纤维组织。在多种反应性细胞成分背景中散在数量不等的典型 RS 细胞及其变异型(图 6-1)。典型 RS 细胞为双核或多核巨细胞,核仁嗜酸性,大而明显,胞质丰富。细胞表现对称的双核称为镜影细胞。RS 细胞及不典型(变异型)RS 细胞是霍奇金淋巴瘤的真正肿瘤细胞。最近应用单细胞显微技术结合免疫表型和基因型检测证明,RS 细胞来源于淋巴细胞,主要来源于 B 细胞。

2. 病理组织学分类　近 30 余年来国际上广泛采用 1965 年制定的霍奇金淋巴瘤 Rye 分类方案,按照 Ann Arbor 提出的 HL 临床分期方案(NHL 也参照使用),分为 Ⅰ～Ⅵ期。

Ⅰ期:单个淋巴结区域或淋巴样组织受累(如脾、胸腺、韦氏环等)。

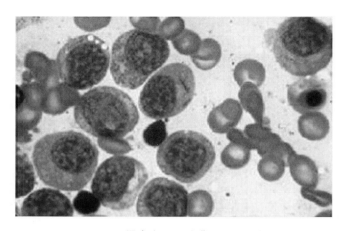

图 6-1　霍奇金淋巴瘤典型 RS 细胞

Ⅱ期:在膈肌同侧的两组或多组淋巴结受累(纵为单一部位,而双侧肺门淋巴结属不同区域),受累区域数目应以脚注标出(如Ⅱ₃)。

Ⅲ期:受累淋巴结区域或结构位于横膈两侧。Ⅲ₁伴有或不伴有脾、肺门、腹腔或门脉淋巴结;Ⅲ₂伴有主动脉旁、髂动脉旁或肠系膜淋巴结。

Ⅳ期:除了与受累淋巴结邻近的结外器官有病变外,一个或多个其他结外部位也受累。

各期又按有无 B 症状分为 A 或 B。①A:无 B 症状。②B:有 B 症状,即发热(体温超过38℃)或盗汗,或 6 个月内不明原因的体重下降(下降程度超过 10%)。

下列情况须以符号表示。①X:巨大瘤块(纵隔增宽 1/3 以上,或增大淋巴结最大直径超过 10 cm)。②E:单一结外部位受累,邻近已知淋巴结区。

WHO 2008 分类:将霍奇金淋巴瘤分为结节性淋巴细胞为主型(NLPHL)和经典型(classical HL,CHL)。

(1)经典型 HL(CHL)　CHL 是由分散在各种非肿瘤性的小淋巴细胞、嗜酸性粒细胞、中性粒细胞、组织细胞、浆细胞、成纤维细胞和胶原纤维形成的混合性浸润背景中的由单核的 Hodgkin 细胞和多核的 Reed-Sternberg 细胞组成的单克隆性的淋巴样肿瘤。基于反应性的背景浸润和肿瘤性的 H/R-S 细胞的特点,经典的 HL 可分为四种亚型,即富于淋巴细胞的经典 HL、结节硬化型 HL、混合细胞型 HL 和淋巴细胞减少型 HL。在以上各组织学亚型中,肿瘤性的 H/R-S 细胞的免疫表型和分子遗传学特点是一致的,而临床特点在各亚型则有所不同。经典的 HL 占所有 HL 的 95%,发病高峰在 10～35 岁和老年。有传染性单核细胞增多症历史的患者发病率较高。发生在颈部淋巴结的占 75%,然后是纵隔、腋下和主动脉旁淋巴结。非对称性的淋巴结,如肠系膜和滑车上淋巴结很少累及。55% 的患者发病时处于Ⅰ～Ⅱ期。大约 60% 的患者,其中大多数是结节硬化型,由纵隔累及。脾累及不少见(20%),脾累及后可增加结外播散的危险。骨髓累及仅 5%,由于骨髓中无淋巴管,骨髓累及提示有血行播散(Ⅳ期)。镜下见淋巴结受累区域由数量不一的 H/R-S 细胞和丰富的炎性细胞背景组成。肿瘤性 H/R-S 细胞仅仅占细胞总数的 0.1%～10.0%,而反应性成分的比例按照组织学亚型的不同而有所不同。免疫表型 CD30⁺(几乎 100%)、CD15⁺(70%～85%)、J 链⁻、CD68⁻、CD20⁺(40%)、CD79 常为阴性,B 细胞特异性活化蛋白(BSAP)⁺(90%),EB 病毒潜在膜蛋白(LMP-1)常阳性,少数可表达 T 细胞抗原无 TCR 重排而有 Ig 基因重排。

（2）结节硬化型 HL(NSHL)　结节硬化型 HL 是经典的 HL 的一种亚型，其组织学特点为至少存在一个胶原纤维包绕的结节和腔隙型的 H/R-S 细胞。该型在欧美为最常见的亚型，约占 70%，在我国占 30%～40%。结节硬化型 HL 不转变为其他亚型，而是按照富于细胞期→结节形成→融合→纤维化的程序发展。光镜可见：累及的淋巴结呈结节状的生长方式、胶原束分割和腔隙型 H/R-S 细胞三大特点。①纤维母细胞胶原束围绕至少一个结节，胶原束在相差显微镜下观察呈双折光改变，胶原分割的过程中伴有淋巴结的包膜增厚；②结节内腔隙型 H/R-S 细胞常分散在炎性背景中；③有时也可见诊断性的 R-S 细胞。

（3）富于淋巴细胞的经典型 HL　富于淋巴细胞的经典型 HL 是一种具有以小淋巴细胞为主的，缺乏嗜酸性和中性粒细胞的，呈结节性或弥漫性细胞背景的，有散在 H/R-S 细胞的亚型，约占所有 HL 的 5%，可以转变为混合细胞型。镜下可见结节性和弥漫性两种生长方式，以结节性多见。多个结节侵犯淋巴结，可导致结节之间的 T 区的减少或缺乏。

（4）混合细胞型 HL(MCHL)　混合细胞型 HL 是经典的 HL 的一种亚型，组织学特点为散在经典的 H/R-S 细胞分散在弥漫性或模糊的结节性的炎性背景中，无结节性的硬化和纤维化，占经典型 HL 的 20%～25%。在发展中国家和 HIV 感染患者中本型更为多见，国外报告的中位数发病年龄为 37 岁，70% 为男性。中国的报告占所有 HL 的 40% 以上。尤其在儿童多见，并和 EB 病毒感染有一定的关系。此型预后较好，后期可转化为淋巴细胞减少型 HL。镜下见淋巴结结构破坏，淋巴结可呈部分（常在副皮质区）或弥漫性受累。散在的霍奇金细胞与数量相当多的诊断性的 R-S 细胞散在分布于各种炎细胞（包括小淋巴细胞、嗜酸性粒细胞、中性粒细胞、组织细胞、上皮样细胞、浆细胞等）组成的背景中，可出现嗜酸性无定型物质沉积，还可出现灶性坏死，坏死灶周围可出现纤维化，但胶原纤维无双折光。有时可见散在上皮样细胞团，甚至可出现肉芽肿。

（5）淋巴细胞减少型 HL(LDHL)　淋巴细胞减少型 HL 是一种罕见的弥漫性的以 H/R-S 细胞增多或者非肿瘤性淋巴细胞减少为特点的经典 HL，它在所有 HL 中所占百分比少于 5%。中位数发病年龄为 37 岁，75% 为男性，常伴有 HIV 感染，在发展中国家更为多见。预后是本病各型中最差的。此型的组织学特点为淋巴细胞的数量减少而 R-S 细胞或变异型的多形性 R-S 细胞相对较多，包括两种不同的形态。①弥漫纤维化型：淋巴结内细胞明显减少，由排列不规则的非双折光性网状纤维增加和无定形蛋白物质的沉积所取代，其间有少数诊断性 R-S 细胞、组织细胞和淋巴细胞，常出现坏死。②网状细胞型：特点是细胞丰富。由多数多形性 R-S 细胞和少量诊断性 R-S 细胞组成，甚至可见梭形肿瘤细胞。成熟淋巴细胞、嗜酸性粒细胞、浆细胞、中性粒细胞和组织细胞少见。坏死区比其他类型 HL 更为广泛。

（6）结节性淋巴细胞为主型 HL(NLPHL)　结节性淋巴细胞为主型 HL 是一种以结节性或者结节性和弥漫性的多型性增生为特点的单克隆性的 B 细胞肿瘤，约占所有 HL 的 5%，患者多数为男性，最常见于 30～50 岁年龄组。病程较慢，易复发，对于治疗反应好，部分患者可转化为大 B 细胞淋巴瘤。镜下可见淋巴结结构全部或部分被结节性浸润所取代，或被结节性及弥漫性浸润所取代。结节由弥漫分布的小淋巴细胞、散在组织细胞和上皮样细胞混合组成。其中有散在的 L&H 型 R-S 细胞。在结节边缘可见组织细胞和多克隆性浆细胞，缺乏嗜酸性粒细胞。弥漫性区域由小淋巴细胞组成，组织细胞或上皮样细胞散在或成簇分布,可出现数量不等的 L&H 型 R-S 细胞。细胞免疫表型有 CD20$^+$、CD79a$^+$、BCL-6$^+$、CD45$^+$、CD15$^+$、CD30$^+$、Oct2$^+$、BOB1$^+$、EB 病毒阴性。

欧美发达国家以结节硬化型多见,我国以混合细胞型较多。WHO 分类较好地反映了不同组织学类型与其病程、临床生物学特征及预后的相关性。目前我国正在推广应用 WHO 分类。

【临床表现】

各年龄阶段均可发病,以 20~40 岁多见,男性发病率明显多于女性。

1. 淋巴结增大　淋巴结增大是霍奇金淋巴瘤最常见的临床表现,90% 患者以淋巴结增大就诊,约 70% 表现颈部淋巴结增大,50% 具有纵隔淋巴结增大。淋巴结常呈无痛性、进行性增大。淋巴结增大可以压迫邻近器官组织造成功能障碍和相应临床表现,如一侧肢体水肿、腹腔积液、胸腔积液少尿等。

2. 淋巴结外器官受累　霍奇金淋巴瘤原发于淋巴结外器官或组织少见(占 10% 以下)。原发于结外或病变晚期累及淋巴结外器官可造成相应器官的解剖和功能障碍,引起多种多样的临床表现,常见部位是小肠、胃和咽淋巴环。可累及神经系统造成截瘫,累及骨骼出现病理性骨折,可侵犯骨髓、乳腺、甲状腺等。

3. 全身症状　全身症状在 55% 患者初诊时可以出现,20%~30% 患者表现为发热、盗汗、消瘦。发热可为低热,1/6 的患者出现周期性发热,特点为数日内体温逐渐升高,达到 38~40 ℃,持续数日后逐渐下降,经过 10 日或更长时间的间歇期,体温又上升,周而复始,并且逐渐缩短间歇期。此外,还可出现瘙痒、乏力、饮酒后淋巴结疼痛等。

4. 不同组织学类型的临床表现　结节性淋巴细胞为主型占 HL 的 4%~5%。发病中位数年龄为 35 岁,男性多见,男女之比为 3∶1。病变通常累及周围淋巴结,初诊时多为早期局限性病变,约 80% 属Ⅰ期、Ⅱ期。自然病程缓慢,预后好,治疗完全缓解率可达 90%,10 年生存率约 90%,但晚期(Ⅲ期、Ⅳ期)患者预后差。富于淋巴细胞经典型霍奇金淋巴瘤约占 6%,平均年龄较大,男性多见。临床特征介于结节性淋巴细胞为主型与经典型霍奇金淋巴瘤之间,常表现为早期局限性病变,罕见巨块病灶、纵隔病变及 B 症状,预后较好,但生存率较 NLPHL 低。

经典型霍奇金淋巴瘤的结节硬化型在发达国家最常见,占 60%~80%。多见于年轻成人及青少年,女性略多,常表现为纵隔及隔上其他部位淋巴结病变,预后较好。混合细胞型在欧美国家占 15%~30%,不同年龄均可发病。临床表现腹腔淋巴结及脾病变更常见,就诊时约半数患者已处晚期(Ⅲ期、Ⅳ期),预后较差。淋巴细胞消减型少见,约 1%,多见于老年人及人类免疫缺陷病毒(HIV)感染者。常累及腹腔淋巴结、脾、肝和骨髓,诊断时通常已广泛播散,易发生血行播散。常伴全身症状,病情进展迅速,预后不良。

【辅助检查】

1. 实验室检查　①血常规:可出现中性粒细胞增多及不同程度的嗜酸性粒细胞增多,早期血常规多无异常,贫血多见于晚期患者,为正色素、正细胞性贫血。晚期可出现全血细胞减少。②红细胞沉降率增快及粒细胞碱性磷酸酶活性增高,往往提示疾病处于活动期。③在本病晚期,骨髓穿刺可能发现典型 R-S 细胞或单个核的类似细胞。④少数患者可并发 Coombs 试验阳性或阴性的溶血性贫血。

2.骨髓检查　多无异常发现,在本病晚期,骨髓穿刺可能发现典型 R-S 细胞或单个核的类似细胞,骨髓活体组织检查发现 R-S 细胞可能性大,还可出现程度不同的骨髓纤维化。

3.免疫学检查　本病存在细胞免疫缺陷,表现为迟发性皮肤免疫反应低下。经典型霍奇金淋巴瘤的 R-S 细胞、CD15 及 CD30 抗原表达阳性,是识别 R-S 细胞的重要免疫标志。

4.其他辅助检查　当疑有纵隔、肺门淋巴结及肺部淋巴瘤时,可做胸后前位及侧位 X 线摄片、骨 X 线检查、核素扫描等。

5.病理组织学检查　病理组织学检查是诊断本病的主要依据。选取较大的淋巴结,完整取出,避免挤压,切开后在玻璃片上做淋巴结印片,然后置于固定液中。深部淋巴结可依靠 B 超或 CT 引导下细针穿刺涂片,然后做细胞病理形态学检查,病理诊断学检查是诊断 HL 的基本方法。HL 典型病理学改变为,有 R-S 细胞,其典型形态为巨大双核或多核细胞,直径 $25\sim30~\mu m$,核仁巨大而明显。在肿瘤细胞周围有大量小淋巴细胞、浆细胞、组织细胞的炎性细胞浸润。

【诊断】

进行性、无痛性淋巴结增大,应做淋巴结印片、病理切片或淋巴结穿刺物涂片检查。怀疑皮肤淋巴瘤时应做皮肤活体组织检查及印片。伴有血细胞数量及质量异常、血清碱性磷酸酶增高或有骨骼病变时,应做骨髓涂片和骨髓活体组织检查寻找 R-S 细胞,了解骨髓受累情况,根据组织病理学检查结果,做出 HL 的诊断和分类分型诊断。应尽量采用单克隆抗体、细胞遗传学和分子生物学技术。

依 WHO 分类,可将 HL 分为结节性淋巴细胞为主型和经典型,后者包括结节硬化型、混合细胞型、淋巴细胞消减型、富于淋巴细胞为主型。

【鉴别诊断】

(1)本病与淋巴结增大的鉴别:局部淋巴结增大要排除淋巴结炎和恶性肿瘤淋巴转移。结核性淋巴结炎多局限于颈部的两侧,可以彼此融合,与周围组织粘连,晚期由于软化、破溃而形成窦道。颈部淋巴结增大也应排除鼻咽癌、甲状腺癌、胸腺瘤等。

(2)以发热为主的淋巴瘤需与结核病、败血症、结缔组织病相鉴别。

(3)结外淋巴瘤须与相应器官的其他恶性肿瘤相鉴别。

(4)病毒感染,如传染性单核细胞增多症、非霍奇金淋巴瘤都具有相似症状和体征,需要进行鉴别。

以上疾病的鉴别主要依靠病理组织学检查,病理组织学诊断是 HL 确诊的必要依据。病理学诊断通常要具有典型的 RS 细胞,并须结合淋巴细胞、浆细胞、嗜酸性粒细胞等多种反应性细胞成分背景的总体组织表现,结合 CD15、CD30 等免疫标志做出诊断。

【治疗】

HL 的治疗总体上是以化疗为主的化疗、放疗相结合的综合治疗。

1.早期霍奇金淋巴瘤的治疗

(1)早期霍奇金淋巴瘤的传统治疗　放射治疗是Ⅰ期、Ⅱ期及Ⅲ1A 期 HL 传统的治疗方法。20 世纪 60 年代 Kaplan 等确定了肿瘤根治的照射剂量为 $3600\sim4400$ cGy/4～5 周,并采用扩大野照射技术,照射野包括病变淋巴结区及临床未发现病灶的邻近淋巴结区。设计了斗篷野(mantle野)、锄形野、盆腔野,锄形野加盆腔野组成倒Y野。次全淋巴结照射(STNI)包括斗篷野加锄形野,全淋巴结照射(TNI)包括斗篷野和倒Y野。Ⅰ期、Ⅱ期、Ⅲ1A期HL传统的标准治疗采用STNI(膈上病变可不予盆腔野照射)或TNI。Ⅰ期、Ⅱ期患者10年生存率约90%,Ⅲ1A期患者10年生存率为70%~80%。

(2)早期(CSⅠ、Ⅱ期)HL治疗的新认识和新策略 现代放疗和化疗的应用使霍奇金淋巴瘤已成为可治愈性肿瘤,但大量长期生存患者的随诊结果显示15年病死率较普通人群高31%。死亡原因中第二肿瘤占11%~38%(实体瘤和急性非淋巴细胞白血病,急性心肌梗死占13%,肺纤维化占1%~6%)。此外,还可引起不育以及畸形等。MOPP及COPP化疗方案中烷化剂(氮芥、环磷酰胺)及丙卡巴肼可导致急性非淋巴细胞白血病及不育,ABVD方案中多柔比星等蒽环类药可造成迟发心脏损害,如心力衰竭。博来霉素可产生肺纤维化。放疗可引起实体瘤(如肺癌、乳腺癌),放射性肺炎(斗篷野照射)及不育(照射卵巢、睾丸),心脏损害可使急性心肌梗死的危险增加3倍(斗篷野照射)。在对HL治疗远期并发症新认识的基础上,提出了防止和减少远期严重并发症、提高生存质量的新治疗策略。目前早期霍奇金淋巴瘤的治疗主要根据患者临床分期结合预后因素制定新的治疗策略。主要不良预后因素包括年龄大于50岁、B症状(主要指发热、消瘦)、纵隔或脾巨大肿块病变(巨大肿块指肿块最大直径大于10 cm,纵隔巨大肿块指后前位胸部X线片肿块最大直径大于胸椎5~6水平胸腔内径的1/3)、病变有3个或3个以上淋巴结区受累、红细胞沉降率快(大于30 mm/h伴有B症状,大于50 mm/h不伴有B症状)。早期(CSⅠ期、Ⅱ期)HL根据上述预后因素分为预后良好组(无上述不良预后因素)及预后不良组(具有1个或更多不良预后因素),并分别制定不同的治疗策略。20世纪90年代以来分析百万电子伏特X线的治疗资料得出达到照射野内肿瘤控制率98%,亚临床灶肿瘤照射量为32.4 Gy,6 cm以下肿瘤照射量为36.9 Gy,6 cm以上肿瘤照射剂量为37.4 Gy。新资料表明,照射剂量可适当减少。根据放疗和化疗作用的不同特点和远期并发症的不同,取长补短有机结合,可适当减少放射剂量及缩小放射野,同时适当减少化疗周期数及减少烷化剂的应用。适量应用蒽环类药及博来霉素可减少心脏损害和肺毒性的并发症。采用ABVD化疗方案可避免第二肿瘤和不育,从而在保持或提高早期(CSⅠ期、Ⅱ期)HL治愈率的前提下,减少远期并发症,改善生活质量。Diehl等推荐CSⅠ~Ⅱ期无不良预后因素的患者可采用扩大野照射(DT 30~36 Gy);或4~6周期化疗(如ABVD方案)加病灶野放疗(DT 20~36 Gy)。CSⅠ期、Ⅱ期伴有不良预后因素的患者可采用4~6周期化疗加病灶野放疗(DT 20~36 Gy)。

2.晚期(CSⅢ、Ⅳ期)霍奇金淋巴瘤的治疗 联合化学治疗是晚期(CSⅢ、Ⅳ期)HL的主要治疗手段。常用的联合化疗方案有MOPP、COPP、ABVD和ABVD/MOPP(或COPP)交替方案。MOPP或COPP治疗完全缓解率为70%~80%,ABVD治疗完全缓解率为75%~82%,ABVD/MOPP交替方案完全缓解率为83%~89%。应用联合化疗治疗达完全缓解后需再给予2个周期的巩固化疗,通常共需6~8个周期。Ⅲ期、Ⅳ期患者治愈率为50%~70%。巨块病灶或残存病灶可加病灶野放疗。

3.挽救治疗晚期霍奇金淋巴瘤 应用ABVD或MOPP(COPP)/ABVD联合化疗方案完全缓解率约80%,复发率约30%,治愈率约65%。初治应用联合化疗不能达到完全缓解的难治病例或完全缓解后复发病例需给予挽救治疗。

(1)初治单独放射治疗后复发病例可给予联合化疗,仍可取得良好的疗效。总生存率与初治接受放疗与化疗的综合治疗无显著性差异。

(2)初治联合化疗完全缓解后超过12个月以上的延迟复发病例应用最初的化疗方案仍可取得良好疗效,长期生存率约为45%。

(3)初治联合化疗方案,如MOPP和COPP不能达到完全缓解的病例或完全缓解后12个月内短期复发病例,应改用与原化疗方案无明显交叉耐药性的新方案,如MOPP或COPP改为ABVD方案,或ABVD改为COPP方案。如对MOPP及ABVD方案均耐药可改用依托泊苷、长春瑞滨、司莫司汀等药组成新的化疗方案。短期复发病例上述挽救化疗疗效不佳,长期生存率约为14%。

(4)短期(12个月内)复发病例及初治联合化疗方案不能达到完全缓解的难治病例,可进行大剂量化疗联合自体造血干细胞移植治疗,其中化疗尚敏感的病例疗效较好,长期生存率为30%～50%,化疗耐药病例仅约20%。

4.生物治疗 生物治疗是利用树突状细胞(DC)和细胞因子诱导的杀伤细胞(CIK)两种细胞联合治疗肿瘤。生物治疗不仅能激发、增强肿瘤患者特异性抗肿瘤免疫应答,有效清除体内残留病灶,而且还可在患者体内诱发免疫记忆,从而获得长期的抗瘤效应,因而能够防治常规治疗后肿瘤残留病灶导致的复发,是一种全新、特异、有效的治疗手段。

5.并发症防治 主要并发多器官功能损害,个别的还可转化为白血病等。并发症防治要特别注意免疫抑制阶段机会性感染的防治,如结核、真菌感染、肝炎与巨细胞病毒感染等。

【预后】

下列各种因素在HL初诊时有提示预后的价值。

(1)疾病的临床分期:疾病分期越早,预后越好。

(2)组织学亚型:淋巴细胞为主型和结节硬化型较混合细胞型预后为佳,淋巴细胞耗竭型预后最差。

(3)肿瘤细胞负荷大者差。

(4)有全身症状者差。

(5)年龄大于45岁者较差。

(6)疾病部位的数目、结外病变的数目以及有无骨髓病变。

(7)性别:女性较男性疾病进展慢。

(8)白细胞大于$15 \times 10^9/L$,淋巴细胞小于$0.6 \times 10^9/L$。

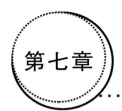

第七章 非霍奇金淋巴瘤

非霍奇金淋巴瘤（NHL）是一组具有不同的组织学变化、起病部位和临床所见的淋巴瘤。此组淋巴瘤在临床症状、病理、扩散方式和对治疗的反应等方面都不同于霍奇金病（HD），多为分化极差的瘤细胞，在诊断时早期常已广泛扩散。

第一节　非霍奇金淋巴瘤的病因及流行病学

目前 NHL 病因不明，可能与下列因素有关。

1.免疫功能异常　先天性或获得性免疫功能失调是 NHL 的相关因素，NHL 发病率在严重免疫功能失调中增高，器官移植等医源性免疫抑制者，NHL 的风险增加 2～15 倍，多次移植后尤为明显。免疫受抑制可增加 NHL 发病风险，最好的例证是艾滋病患者 NHL 发病增高，其他的免疫缺陷状态如类风湿关节炎、口眼干燥综合征可增加 NHL 发病风险。

2.病毒因素　某些病毒感染因素可大大增加 NHL 的发病风险，包括 EBV、HTLV-I（人类 T 细胞淋巴瘤/白血病病毒）、乙型肝炎病毒 C（HCV）、人类免疫缺陷病毒（HIV）、人类疱疹病毒-8（HHV-8）、伯氏疏螺旋体等。

3.细菌感染　胃黏膜相关淋巴组织淋巴瘤的发生与幽门螺旋杆菌感染有关，但确切机制还不十分清楚，多数人认为与环境、微生物、遗传因素的共同作用有关。

4.环境和职业　在农业工作者中，NHL 发病率高于一般的人群，大量研究表明，接触杀虫剂以及除莠剂 24-二氯苯氧乙酸（24-D）可增加 NHL 发病风险。除此之外，接触化学试剂的工作者如化学家、干洗工人、印刷工人、木工、美容师等，暴露于苯氧乙酸、氯仿等溶剂环境中的人群 NHL 发病风险也增高。尤其是使用永久性染发制剂可增加 NHL 的发病风险。一个研究揭示，应用染发制剂引起的 NHL 在 NHL 病例中约占 20%。

5.营养与饮食　有研究表明，蛋白质摄入增多或维生素和蔬菜摄入减少与 NHL 病情进展有关。美国在一项研究中对 88410 例女性和 47336 例男性，使用维生素 A、维生素 C 和维生素 E 或多种维生素，研究维生素是否可增加 NHL 发病风险，结果表明应用多种维生素可增加女性的 NHL 发病风险，而男性不受影响，仅仅应用维生素 A、维生素 C 和维生素 E 与 NHL 发病无关。对于女性，仅应用维生素 A、维生素 C 和维生素 E 可增加 NHL 发病风险。但是，这种风险继发于多种维生素应用之后。

6.化疗药物　一般认为放射线接触不是 NHL 发病的主要因素，但是暴露于某些化学药物是 NHL 主要风险因素。放射线接触，如核爆炸及核反应堆意外的幸存者、接受放疗和化疗的肿瘤患者，NHL 发病危险增高。

7.其他 血液输注可使 NHL 发病风险增加 1.5～2.5 倍,这种风险可能与转移感染因子和免疫抑制效应相关。

第二节 非霍奇金淋巴瘤的分类

1.1982 年美国国立癌症研究所制定的国际工作分类(IWF)

(1)低度恶性 小淋巴细胞性、滤泡性小裂细胞型、滤泡性小裂和大裂细胞混合型。

(2)中度恶性 滤泡性大细胞型、弥散性小裂细胞型、弥散性大小细胞混合型、弥散性大细胞型。

(3)高度恶性 免疫母细胞型、淋巴母细胞型(曲核、非曲核)、小无裂细胞型(伯基特或非伯基特淋巴瘤)。

(4)其他 毛细胞型、皮肤 T 细胞型、组织细胞型、髓外浆细胞瘤、不能分型及其他。

2.WHO 2008 年分类(NCCN 2008)

1)前体细胞肿瘤

(1)B 母细胞性白血病或淋巴瘤。

(2)T 母细胞性白血病或淋巴瘤。

(3)母细胞性浆细胞样树突状细胞肿瘤。

2)成熟 B 细胞肿瘤

(1)慢性淋巴细胞白血病或小淋巴细胞性淋巴瘤。

(2)B 细胞性前淋巴细胞性白血病。

(3)脾边缘区淋巴瘤。

(4)毛细胞白血病。

(5)脾淋巴瘤或白血病,不能分类。

(6)脾弥漫性红髓小 B 细胞淋巴瘤。

(7)毛细胞白血病变异型。

(8)淋巴浆细胞性淋巴瘤。

(9)Walderstrom 巨球蛋白血症。

3)成熟 B 细胞肿瘤

(1)重链病。

(2)浆细胞性骨髓瘤。

(3)骨孤立性浆细胞瘤。

(4)骨外浆细胞瘤。

(5)结外黏膜相关淋巴组织的边缘区淋巴瘤(MALT 淋巴瘤)。

(6)淋巴结边缘区淋巴瘤。

(7)儿童淋巴结边缘区淋巴瘤。

(8)滤泡性淋巴瘤。

(9)儿童滤泡性淋巴瘤。

(10)原发皮肤滤泡中心性淋巴瘤。

（11）套细胞淋巴瘤。

4）成熟 B 细胞肿瘤

（1）弥漫性大 B 细胞淋巴瘤，非特指。

（2）富于 T 细胞/组织细胞的大 B 细胞淋巴瘤。

（3）原发中枢神经的弥漫性大 B 细胞淋巴瘤。

（4）原发皮肤的弥漫性大 B 细胞淋巴瘤，腿型。

（5）老年 EBV 阳性弥漫性大 B 细胞淋巴瘤。

5）成熟 B 细胞肿瘤

（1）弥漫性大 B 细胞淋巴瘤。

（2）慢性炎症相关弥漫性大 B 细胞淋巴瘤。

（3）淋巴瘤样肉芽肿。

（4）原发纵隔（胸腺）大 B 细胞淋巴瘤。

（5）血管内大 B 细胞淋巴瘤。

（6）ALK 阳性弥漫性大 B 细胞淋巴瘤。

（7）浆母细胞性淋巴瘤。

（8）起源于 HHV8 相关的多中心 Castleman 病的大 B 细胞淋巴瘤。

（9）原发渗出性淋巴瘤。

6）成熟 B 细胞肿瘤

（1）伯基特淋巴瘤。

（2）介于弥漫性大 B 细胞淋巴瘤和伯基特淋巴瘤之间的不能分类的 B 细胞淋巴瘤。

（3）介于弥漫性大 B 细胞淋巴瘤和经典霍奇金淋巴瘤之间的不能分类的 B 细胞淋巴瘤。

7）成熟 T/NK 细胞肿瘤

（1）T 细胞性前淋巴细胞白血病。

（2）T 细胞性大颗粒淋巴细胞白血病。

（3）NK 细胞性慢性淋巴增生性疾病。

（4）侵袭性 NK 细胞白血病。

（5）儿童系统性 EBV 阳性 T 细胞性淋巴细胞增生性疾病。

（6）种痘水疱病样淋巴瘤。

（7）成人 T 细胞白血病或淋巴瘤。

（8）结外 NK/T 细胞淋巴瘤，鼻型。

（9）肠病相关 T 细胞淋巴瘤。

（10）肝脾 T 细胞淋巴瘤。

8）成熟 T/NK 细胞肿瘤（皮肤原发）

（1）皮下脂膜炎样 T 细胞淋巴瘤。

（2）蕈样真菌病。

（3）Serary 综合征。

（4）原发皮肤 CD30 阳性 T 细胞性淋巴增生性疾病。

（5）淋巴瘤样丘疹病。

(6)原发皮肤间变性大细胞淋巴瘤。

(7)原发皮肤 T 细胞淋巴瘤。

(8)原发皮肤 CD8 阳性侵袭性嗜表皮性细胞毒性 T 细胞淋巴瘤。

(9)原发皮肤 CD4 阳性小/中 T 细胞淋巴瘤。

9)成熟 T/NK 细胞肿瘤

(1)外周 T 细胞淋巴瘤,非特指。

(2)血管免疫母细胞性 T 细胞淋巴瘤。

(3)间变性大细胞淋巴瘤,ALK 阳性。

(4)间变性大细胞淋巴瘤,ALK 阴性。

3.NCCN 非霍奇金淋巴瘤临床实践指南(2010 年第一版)

(1)慢性淋巴细胞白血病(CLL)/小淋巴细胞淋巴瘤(SLL)(CSLL-1)。

(2)滤泡性淋巴瘤(FOLL-1)。

(3)边缘带淋巴瘤(MZL-1)。

(4)胃 MALT 淋巴瘤(MALT-1)。

(5)非胃 MALT 淋巴瘤(NGMLT-1)。

(6)结内边缘带淋巴瘤(NODE-1)。

(7)脾边缘带淋巴瘤(SPLN-1)。

(8)套细胞淋巴瘤(MANT-1)。

(9)弥漫大 B 细胞淋巴瘤(BCEL-1)。

(10)伯基特淋巴瘤(BURK-1)。

(11)淋巴母细胞淋巴瘤(BLAST-1)。

(12)AIDS 相关性 B 细胞淋巴瘤(AIDS-1)。

(13)外周 T 细胞淋巴瘤,非皮肤性(TCEL-1)。

(14)蕈样肉芽肿或 Sezary 综合征(MFSS-1)。

(15)原发性皮肤 B 细胞淋巴瘤(CUTB-1)。

(16)成人 T 细胞白血病或淋巴瘤(ATLL-1)。

(17)原发性中枢神经系统淋巴瘤。

(18)华氏巨球蛋白血症。

第三节 非霍奇金淋巴瘤的临床表现

NHL 由于病变部位和范围不相同,临床表现不一致。本病可见于任何年龄,好发于40～60 岁,以疼痛和肿块为主要表现,常发生病理性骨折。

(一)浅表淋巴结增大或形成结节肿块

浅表淋巴结增大或形成结节肿块为最常见的首发临床表现,占全部病例的 60%～70%,尤以颈淋巴结增大最为常见(49.3%),其次为腋窝、腹股沟淋巴结(各占 12.9%、12.7%)。肿块大小不等,常不对称、质实有弹性,多无压痛。低度恶性淋巴瘤时淋巴结增大多为分散无粘连、易活动的多个淋巴结而具有侵袭性或高度侵袭性的淋巴瘤。进展迅速者,淋巴结往往融合成团,有时与基底及皮肤粘连,并可能有局部软组织浸润压迫、水肿的表现。

(二)体内深部淋巴结肿块

体内深部淋巴结肿块可因其发生在不同的部位而引起相应的浸润、压迫梗阻或组织破坏而致相应症状。例如纵隔、肺门淋巴结肿块可致胸闷、胸痛、呼吸困难、上腔静脉压迫综合征等临床表现,腹腔内(肠系膜淋巴结、腹膜后淋巴结)肿块可致腹痛腹块肠梗阻、输尿管梗阻、肾盂积液等表现。

(三)结外淋巴组织的增生和肿块

结外淋巴组织的增生和肿块也可因不同部位而引起相应症状。初诊时单纯表现为结外病灶而无表浅淋巴结增大者约占 21.9%,结外病灶以咽环为最常见,表现为腭扁桃体增大或咽部肿块。胃肠道黏膜下淋巴组织可受侵犯引起腹痛、腹块、胃肠道梗阻、出血、穿孔等表现。肝受淋巴瘤侵犯时可肿大,发生黄疸。结外淋巴瘤还可侵犯眼眶致眼球突出单侧或双侧乳腺肿块,并可侵犯骨髓致贫血骨痛骨质破坏甚至病理性骨折。颅内受侵犯时,可致头痛、视力障碍等颅内压增高,也可压迫末梢神经致神经瘫痪,如面神经瘫痪,还可以侵入椎管内,引起脊髓压迫症而致截瘫。有些类型的非霍奇金淋巴瘤特别是 T 细胞淋巴瘤易出现皮肤的浸润结节或肿瘤。蕈样真菌病及 Sézary 综合征是特殊类型的皮肤 T 细胞淋巴瘤,还有一种类型的结外淋巴瘤,即鼻和鼻型 NK/T 细胞淋巴瘤,曾被称为中线坏死性肉芽肿、血管中心性淋巴瘤,临床上最常见的首发部位为鼻腔,其次为腭部、鼻咽和扁桃体。

(四)全身症状

NHL 也可有全身症状,包括一般消耗性症状,如贫血消瘦、衰弱外,也可有特殊的 B 症状(同霍奇金淋巴瘤,包括发热、盗汗及体重减轻)。但一般来说,NHL 的全身症状不及 HL 多见,且多见于疾病的较晚期。实际上,在疾病晚期常见的发热、盗汗及体重下降,有时不易区分究竟是本病的临床表现,还是长期治疗(化疗放疗)的后果,或因晚期免疫功能受损而发生合并感染所致。

(五)晚期症状

1.淋巴结增大 淋巴结增大为典型症状,其特点是增大的淋巴结呈进行性、无痛性,质硬,多可推动,早期彼此不粘连,晚期则可融合,抗炎、抗结核治疗无效。浅表淋巴结以颈部为多见,其次为腋下及腹股沟。患者多先在颈部触摸到肿大的淋巴结,开始为单一肿大,随时间增肿大加则数目增加。

2.发热 发热类型不规则,多数患者在 38~39℃ 之间,部分患者可呈持续高热,也可间歇低热,少数为周期热。

3.消瘦 多数患者有体重减轻的表现。

4.盗汗 夜间或入睡后出汗。

5.胃肠道症状 15%~25% 的 NHL 患者出现胃肠道症状,临床表现有食欲下降、腹痛、腹泻、腹胀、肠梗阻和出血等。多数病变侵犯小肠,其中半数以上为回肠,其次为胃,结肠很少受累。原发性小肠肿瘤以非霍奇金淋巴瘤最多见,以吸收不良综合征或脂肪泻为主要临床表现。

6.肝区疼痛 肝实质受侵可引起肝区疼痛,肝内弥漫浸润或肿大。

7.骨骼疼痛 部分患者表现为局部骨骼疼痛症状。

（六）并发症

感染、发热、胸闷、胸痛、咳嗽、气短、吞咽困难、呼吸困难、腹绞痛、肠梗阻、黄疸、腹腔积液、肝硬化、肾盂积水、尿毒症、贫血、头痛、视力障碍等都是 NHL 的并发症。

第四节 低度恶性淋巴瘤

低度恶性淋巴瘤主要指惰性淋巴瘤(FL)，占低度恶性淋巴瘤的比例可高达 70%，占美国成人非霍奇金淋巴瘤的 35%，占全世界的 22%。FL 的发病率在欧洲、亚洲及不发达国家要低一些，FL 主要影响到成人，平均年龄 59 岁，男女比例为 1:1.7，20 岁以下的人罕见。我国 FL 占 NHL 的 5.5%～11.0%。FL 包括小淋巴细胞性、滤泡性小裂细胞型、滤泡性小裂和大裂细胞混合型、淋巴浆细胞性淋巴瘤、边缘带 B 细胞淋巴瘤、滤泡型淋巴瘤及蕈样真菌病。低度恶性淋巴瘤自然病程长，中位数生存期多为 6～7 年。多见于老年人，常表现为全身淋巴结明显增大，有时伴有局部压迫症状，腹腔淋巴结亦可增大而表现为腹块。诊断时约 90% 为全身病变，常伴有骨髓及肝、脾的侵犯。伴有外周血中、小淋巴细胞增多时，则称为慢性淋巴细胞白血病，病变通常发展缓渐，患者可长年带瘤生存而无明显症状。

低度恶性淋巴瘤，I～II 期的治疗占 10%～20% 的病例。一项 17 个中心临床试验(1066 例)表明，放射治疗是首选治疗，可能治愈，加用化疗可提高无病生存率，但对总生存期无影响。III 期的治疗占 10%～15% 的惰性淋巴瘤，多数患者用 IV 期患者的化疗方法，放射治疗 5 年的 FFS 约 60%，是否能治愈有争论。IV 期的治疗多数患者使用烷化剂，是姑息治疗的首选药物，经常复发，但再用仍有效。无证据表明，开始治疗用联合化疗相对于单药治疗能延长生存期。无本病引起的相关症状，治疗可推迟。加用干扰素于初始化疗，可增加有效率和延长缓解期，但仍无足够的证据证明能延长生存期。烷化剂治疗后复发或对其耐药用其他药物仍有效，特别是蒽环类或嘌呤类。Fludarabine/mitoxantrone/corticosteroids 有效率非常高(有效率 70%～90%)；单克隆抗体(Rituximab)对约 50% 的复发患者有效。关于超大剂量化疗，一项 19 个中心临床试验(1639 例)研究结果显示：复发的患者，自体和异体骨髓移植可以取得较长期缓解，但延长生存期的证据仍不足；用于初治阶段或复发阶段，是否能提高无病长期生存率，仍需进一步研究。

第五节 侵袭性淋巴瘤

侵袭性淋巴瘤包括弥漫大 B 细胞淋巴瘤(DLBCL)、套细胞淋巴瘤(MCL)、外周 T 细胞淋巴瘤(PTCL)非特指或特指型、间变大细胞淋巴瘤(ALCL)、滤泡淋巴瘤 III 级(FL3)。

侵袭性淋巴瘤对放疗及化疗敏感，以积极的多药联合化疗为主，配合局部放疗。CHOP方案目前依然被认为是治疗侵袭性淋巴瘤的金标准化疗方案。治疗应争取达到完全缓解，其后给予 2～3 个周期的巩固化疗，总共需 6～9 个周期。巨大肿块或残存病灶可局部病灶野放疗。复发的病例可给予挽救联合化疗。初治不能达到完全缓解的难治病例和复发病

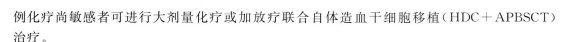

例化疗尚敏感者可进行大剂量化疗或加放疗联合自体造血干细胞移植（HDC＋APBSCT）治疗。

1.早期侵袭性淋巴瘤的治疗　DLBCL 中，真正表现为局限期的患者少于 20％。排除临床研究，局限期 DLBCL 推荐治疗为短疗程化疗联合受累野放疗，或进行单纯化疗。化疗6～8 周期后加放疗能否带来进一步的生存获益尚不清楚。

国外的随机研究对 8 个周期 CHOP 方案单纯化疗或 3 个周期 CHOP 化疗联合受累野放疗治疗局限期 DLBCL 患者进行了比较，结果显示，短疗程化疗联合受累野放疗优于单纯化疗。单纯 CHOP 方案化疗组显著高于短疗程化疗联合受累野放疗组患者；年龄超过 60岁的患者通过短疗程化疗联合受累野放疗获益更大。

2.晚期侵袭性淋巴瘤的治疗　目前对于晚期 DLBCL 或 PTCL，无论患者年龄大于还是小于 60 岁，都推荐采用 R-CHOP 或 CHOP 方案联合化疗。临床研究需要解决的主要问题是化疗的周期数以及周期的间隔时间。

对于年龄 60～80 岁的老年 DLBCL 患者，GELA 的研究显示，R-CHOP 优于 CHOP，且治疗相关毒性无差别。

第六节　高度恶性淋巴瘤

高度恶性淋巴瘤包括 Burkitt 淋巴瘤和前体淋巴母细胞淋巴瘤，即免疫母细胞型、淋巴母细胞型（曲核、非曲核）、小无裂细胞型（Burkitt 或非 Burkitt 淋巴瘤）。疾病进展迅速，易出现骨髓和中枢神经受侵。一线治疗极为重要，应积极进行大剂量强化治疗。

高度恶性淋巴瘤的治疗以淋巴母细胞型淋巴瘤的治疗为代表。采用急性淋巴细胞白血病的治疗方案，其要点为剂量要大、疗程要长，分别包括诱导缓解、强化治疗及维持治疗等三个阶段。

1.Burkitt 淋巴瘤（BL）　BL 呈高度侵袭性，多见于儿童，发病呈地方性（非洲）及散发性，多发生在淋巴结外，如颌面部及腹部，易播散至骨髓及中枢神经系统。治疗应给予积极的强烈联合化疗：①根据 BL 的生物学特点，化疗应采用高强度、短疗程的治疗方案，剂量强度与预后相关；②当采用改进后与儿童相似的高强度、短疗程的常规化疗方案时，成人和儿童的疗效相当；③加强全身化疗的强度，特别是增加易透过血脑屏障的药物，如 Ara-C 和MTX 的剂量，结合预防性鞘内注射，可以提高患者的治愈率；④即使晚期患者，包括骨髓和中枢神经受累的病例，采用大剂量化疗也可能治愈；⑤BL 复发常发生在诊断后 1 年内，患者 2 年不复发可视为治愈，2 年无病生存率为 50％～60％。

2.前体淋巴母细胞淋巴瘤（LBL）　无论是 Ⅰ 期还是 Ⅳ 期 LBL 患者，均应按全身性疾病治疗。治疗方案首选 Hyper-CVAD（环磷酰胺 300 mg/m²，每 12 h 一次，第 1～3 日，长春新碱 2 mg 第 4 日，第 11 日；多柔比星 50 mg/m²，第 4 日；地塞米松 40 mg，第 1～4 日，第 11～14 日）与交替的大剂量甲氨蝶呤（MTX）联合阿糖胞苷（Ara-C）方案（MTX 1 g/m²，第 1 日；Ara-C 3 g/m²，每 12 h 一次，第 2～3 日）。这个方案的特点是采用无交叉耐药的多个药物组成联合方案，并针对 LBL 细胞增殖分裂快的特点，采用分割并加大 CTX 的用量。在激素的应用上以地塞米松替代泼尼松，因地塞米松在中枢神经系统内的半衰期较泼尼松长，可以更好地预防中枢神经系统的受侵或复发,同时体外实验显示,地塞米松对淋巴细胞的毒性比泼尼松大几倍至十几倍。大剂量的 MTX、Ara-C 可以更有效、更快速地杀伤肿瘤细胞,使患者尽快地达到完全缓解,从而避免耐药细胞的产生,降低复发率,同时又加强预防了中枢神经系统的受侵或复发。完全缓解后需给予巩固化疗及维持化疗。成人治疗 5 年生存率为 30%～40%。高危患者可进行大剂量化疗或加放疗联合自体或同种异体造血干细胞移植(HDC＋auto/allo-PBSCT)。此外,也可以采用成人 ALL 方案。

1.诱导缓解 VDCP 方案:长春新碱 1.4 mg/(m² · d),静脉注射,第 1、8、15、22 日;柔红霉素 40～60 mg/(m² · d),静脉注射,第 1、8、15、22 日;环磷酰胺 1.2 g/m²,第 1、15 日;泼尼松 40～60 mg/(m² · d),第 1～28 日。或者 VDLP 方案:VCR 同上;DNR 30～40 ms/(m² · d),静脉注射,第 1、2、3 日;左旋天门冬酰胺酶 5000～10000 U 静脉滴注,第 19～28 日;Pred 40～60 mg/(m² · d),口服,第 1～28 日。

2.巩固和强化治疗 CR 后可用原诱导方案巩固,也可用诱导缓解时未用过的新的化疗药物,主张联合用药、大剂量、交替使用,可用阿糖胞苷、甲氨蝶呤等。

3.维持治疗 常用 MTX、巯嘌呤(6-MP)等。

4.CNSL 的防治 ①MTX 或 Ara-C 加地塞米松鞘内注射;②头颅放射;③中大剂量 MTX 或 Ara-C 静脉滴注。

第七节 胃 淋 巴 瘤

胃恶性淋巴瘤是指原发于胃而起源于黏膜下层淋巴组织的恶性肿瘤,可为全身恶性淋巴瘤的一部分。HL 与 NHL 的影像学诊断不尽相同,但两者鉴别困难。常见的临床表现有上腹痛、恶心、呕吐、食欲下降、上胃肠道出血及上腹部扪及肿块。继发的胃淋巴瘤则可出现发热、体重减轻、肝大、脾大等全身症状。

【病因和发病机制】

原发性胃淋巴瘤的病因尚不清楚,有学者认为,可能与某些病毒的感染有关。恶性淋巴瘤患者被发现细胞免疫功能低下,故推测可能在某些病毒的感染下,出现细胞免疫功能紊乱和失调而导致发病。另外,胃淋巴瘤起源于黏膜下或黏膜固有层的淋巴组织,该处组织不暴露于胃腔,不直接与食物中的致癌物质接触。因此,其发病原因与胃癌不同,因而更可能与全身性因素引起胃局部淋巴组织的异形增生有关。

原发性胃淋巴瘤与幽门螺杆菌(Hp)感染的关系受到广泛关注。Parsonnet 等发现,原发性胃淋巴瘤包括胃黏膜相关性淋巴样组织(MALT)患者,其 HP 感染率为 85%,而对照组仅为 55%,提示 Hp 感染与胃淋巴瘤的发生相关。临床微生物学与组织病理学研究表明,胃黏膜 MALT 的获得是由 Hp 感染机体后免疫反应的结果。Hp 的慢性感染状态刺激了黏膜内淋巴细胞聚集,由此而引发的一系列自身免疫反应激活免疫细胞及其活性因子,如 IL-2 等造成了胃黏膜内淋巴滤泡的增生,为胃淋巴瘤的发生奠定了基础。MALT 的发生与 Hp 感染有关,而根除 Hp 的治疗能使 MALT 消退,这引起了人们的关注。Bayerdorffer E 等报告,对 33 例同时有原发性低度恶性 MALT 淋巴瘤的 Hp 胃炎患者进行根治 Hp 的治疗,结果发现 80% 以上的患者在根除 Hp 感染后肿瘤可完全消失。而进展期肿瘤或向高度恶性移行的肿瘤则对治愈 Hp 感染无反应,进而提示原发性低度恶性 MALT 淋巴瘤的发展可能与 Hp 慢性感染有关,但单纯根除 Hp 治疗对于胃 MALT 淋巴瘤的远期疗效尚待长期随访研究。关于胃酸低下或缺乏与胃淋巴瘤的关系仍不确定。

【分型】

1.溃疡型　溃疡型最为常见,有时与溃疡型胃癌难以区别。淋巴瘤可以呈多发溃疡,但胃癌通常为单个溃疡。淋巴瘤所致的溃疡较表浅,直径数厘米至十余厘米,溃疡底部不平,可被灰黄色坏死物覆盖,边缘凸起且较硬,周围皱襞增厚变粗,呈放射状。

2.浸润型　浸润型与胃硬癌相似,胃壁表现为胃局限性或弥漫性浸润肥厚,皱襞变粗,隆起,胃小区增大呈颗粒状。黏膜和黏膜下层极度增厚成为灰白色,肌层常被浸润分离甚至破坏,浆膜下层也常被累及。

3.结节型　胃黏膜内有多数散在的小结节,直径半厘米至数厘米,其黏膜面通常有浅表或较深的溃疡产生。结节间的胃黏膜皱襞常增厚,结节位于黏膜和黏膜下层,常扩展至浆膜面,呈灰白色,边界不清、变粗甚至可形成巨大皱襞。

4.息肉型　息肉型较少见。在胃黏膜下形成局限性肿块,向胃腔内突起,呈息肉状,或呈蕈状,有的则呈扁盘状。病变质地较软,其黏膜常有溃疡形成。

5.混合型　在一个病例标本中,同时有以上 2～3 种类型的病变形式存在。

【临床表现】

（一）症状

原发性胃淋巴瘤的症状极似胃癌。

1.腹痛　胃恶性淋巴瘤最常见的症状是腹痛,发生率在 90% 以上。疼痛性质不定,自轻度不适到剧烈腹痛不等,甚至有因急腹症而就诊者。最多的是隐痛和胀痛,进食可加重,最初的印象一般是溃疡病,但制酸剂常不能缓解腹痛,可能是恶性淋巴瘤原发性损伤周围神经或肿大淋巴结压迫所致。

2.体重减轻　体重减轻约 60% 为肿瘤组织大量消耗营养物质和胃纳差摄入减少所引起,重者可呈恶病质。

3.呕吐　呕吐与肿瘤引起的不全幽门梗阻有关,胃窦部和幽门前区较易发生。

4.贫血　贫血比胃癌更常见,有时可伴呕血或黑便。

（二）体征

上腹部触痛和腹部包块是最常见的体征,有转移者可发生肝脾大。少部分患者可无任何体征。

【辅助检查】

1.影像学检查　低度恶性黏膜相关淋巴瘤表现为胃内结节,多位于胃窦部。更为具体的评估可用水将胃充满经螺旋 CT 检查来获得。此技术可以识别多达 88% 的病例,这些病例大部分表现为结节或增宽的皱襞。用此技术还可评估肿瘤侵犯黏膜下层的范围。高级别恶性淋巴瘤常比较大,常以肿块或溃疡的形式存在。一些病例的放射学特点可能类似于弥漫型胃癌。超声内镜检查为评估淋巴瘤在胃壁中的浸润范围提供了选择。局部淋巴结受累也可用此方法进行评估。

2.内镜检查　一些病例表现为胃皱襞增大、胃炎、浅表糜烂或溃疡。这些病例中,周围看似正常的胃黏膜可能就隐藏着淋巴瘤,确定病变位置需要从各个部位多点取材,包括大体上看似正常的区域。在一部分病例,内镜检查显示了非常小的变化,如呈苍白色等高级别贫血貌。在另一些病例,随意对显然是正常的黏膜活体组织检查就可以发现淋巴瘤。高级别恶性淋巴瘤常表现为鲜红色的溃疡和肿块性病变。内镜下区分淋巴瘤和癌常常是不可能的。

【诊断】

1.病史　详细询问发病时间、病程、以往检查结果及治疗经过,有无上腹痛、疼痛性质和程度;有无上腹饱胀、食欲下降、消瘦、乏力、恶心、嗳气、返酸,有无呕血、黑便,出血量多少,上腹部有无肿块发现以及变化情况,有无发热,家族中有无同类疾病发生。

2.体格检查　注意全身营养情况,有无贫血貌;浅表淋巴结有无增大;上腹部有无压痛,有无肿块,注意肿块部位、大小、形状、质地、边界、与附近器官关系及活动度;肝、脾是否肿大;有无腹水征;有无振水音。通常恶性淋巴瘤患者贫血或恶病质征象不明显,约1/4患者上腹部能触及较大肿块。

3.实验室检查　查血常规,了解有无贫血及贫血程度;粪便隐血试验是否阳性。

【鉴别诊断】

胃淋巴瘤的临床症状常与胃癌或胃溃疡相似,要注意鉴别诊断。

1.胃癌　除病理以外,临床上胃淋巴瘤与胃癌的鉴别确有一定的困难。胃淋巴瘤的主要特点如下:①平均发病年龄较胃癌轻;②病程较长而全身情况尚好;③梗阻、贫血和恶病质较少见;④肿瘤质地较软,切面偏红;⑤肿瘤表面黏膜完整或未完全破坏。

2.假性淋巴瘤　应注意与良性的假性淋巴瘤相区别,二者的临床症状、X线表现均极为相似。在组织学上,淋巴网状细胞的肿块中呈现一混合的感染浸润,成熟的淋巴细胞及其他各种感染细胞同时出现在滤泡组织内,并且与普遍存在的瘢痕组织交错混合在一起。仔细寻找真正的生发中心有重要意义,常可借此与淋巴细胞肉瘤相区别。

【治疗】

原发性胃淋巴瘤的手术切除率和术后5年生存率均优于胃癌,并且对放射治疗和化学治疗均有良好的反应,故对原发性胃淋巴瘤应采用以手术切除为主的综合治疗。由于原发性胃淋巴瘤缺乏特异性临床征象,术前诊断和术中判断的正确率较低,所以,主要通过手术探查活体组织以明确诊断,并按病变大小及扩展范围确定其临床分期,以进一步选择合理的适当的治疗方案。

1.手术治疗　手术原则基本上与胃癌相似。大多数学者对切除胃淋巴瘤的原发病灶持积极态度。

对于ⅠE期和Ⅱ1E期的病变,因病灶较局限,以手术治疗为主,尽可能地根治性切除原发病灶及邻近的区域淋巴结,术后辅以化疗或放疗达到治愈的目的。Ⅱ2E期、ⅢE期及Ⅳ期的患者则以联合化疗与放疗为主,若患者情况许可,应尽可能切除原发病灶,以提高术后化疗或放疗的效果,并可避免由此引起的出血或穿孔等并发症。

胃淋巴瘤的胃切除范围应根据病变大小、部位、大体形态特征进行确定,一般对局限于胃壁的息肉或结节状肿块行胃次全切除术。有时局限的淋巴瘤的边界可能难以辨认,因此需要术中将切除标本的远端和近端边缘做冷冻切片检查。如活体组织检查有肿瘤,则需做更广泛的切除,若肿瘤浸润或扩展范围过广,边界不清或胃壁内有多个病灶,则应行全胃切除术。术前或术中怀疑有恶性淋巴瘤时,即使瘤体较大或周围有粘连,也不应轻易放弃手术,可在术中做活组织检查,如确系恶性淋巴瘤,则应力争切除,这不仅在技术上是可能的,而且常可获得较好的疗效。肿瘤较大需做全胃切除的,术后 5 年生存率仍可达 50%。

胃恶性淋巴瘤可引起较严重的并发症,如梗阻、出血及穿孔等,若不能根治切除也应争取做姑息性切除;对不能根治病例的姑息性切除,成功率约为 50%。姑息性切除术不但有助于防止或解除并发症,而且其残留的转移瘤有自然消退的可能。也有报告称,在姑息性切除术后辅以放疗,部分病例仍可获长期生存,因此对胃恶性淋巴瘤的姑息切除手术应比胃癌更为积极。对已不能施行姑息切除的病例,术中可将肿瘤定位后,予以术后放疗,也常获得一定的疗效。淋巴结清除范围:淋巴结转移是胃淋巴瘤的主要转移途径,约占 50%,因此在根治手术中应注意对应区域淋巴结的清除。

2. 放疗　鉴于淋巴瘤对放射的敏感性,通常将放疗作为手术切除后的辅助治疗或作为对晚期病变不能切除时的治疗。关于手术后放疗的价值,人们意见不一:有些学者主张放疗只限于不能切除的病变及术后残留或复发的肿瘤;另一些学者则坚持认为不论肿瘤或淋巴结转移与否,都应接受术后放疗,理由是外科医师术中不能正确估计淋巴结有无转移或淋巴结转移的程度。总之,放疗成功的前提是需要精确的病灶定位及分期。一般照射剂量为 40～45 Gy,肿瘤侵犯的邻近区域照射剂量为 30～40 Gy。

3. 化疗　原发性胃淋巴瘤有别于胃癌,其化疗之敏感性已众所周知。化疗可作为术后辅助治疗的一种手段,以进一步巩固和提高疗效。通常对恶性淋巴瘤采用联合化疗的方法,有效的联合化疗有 MOPP、COPP 及 CHOP 等方案。近年来,临床或临床试验性治疗所启用的联合化疗方案相当多,除 MOPP 等方案外,主要还有 ABVD、CVB、SCABVABCDM-BACOD 等,据报道,均可获较高的 5 年生存率。

化疗前应在全面了解、分析病理类型、临床分期、病变侵犯范围及全身状况等基础上制定一个合理的治疗方案以增强疗效,延长缓解期和无瘤生存期。

（1）MOPP 方案　氮芥 6 mg/m² 及长春新碱 1.4 mg/m²,第 1、8 日静脉给药;丙卡巴肼（甲基苄肼）100 mg/m² 及泼尼松 40 mg/m²,第 1～14 日,每日口服给药。每 28 日为 1 个周期,连用 6 个周期以上。泼尼松仅在第 1、3、5 周期给予。

（2）COPP 方案　环磷酰胺 650 mg/m² 及长春新碱 1.4 mg/m²,第 18 日静脉给药;丙卡巴肼 100 mg/m² 及泼尼松 30 mg/m²,口服,连用 14 日。每 28 日为 1 个周期,共 6 个周期。

（3）CHOP 方案　环磷酰胺 500 mg/m²、多柔比星 40 mg/m² 及长春新碱 1.4 mg/m²,第 1 日静脉给药;泼尼松 30 mg/m²,第 1～5 日口服。每 21 日为 1 个周期,共 6 个周期。

第八节　原发性中枢神经系统淋巴瘤

原发性中枢神经系统淋巴瘤（PCNSL）是一少见的高度恶性非霍奇金淋巴瘤,它在人免疫缺陷病毒感染人群中的发病率显著高于正常人群,可发生于任何年龄,但发病高峰在

40～50岁,有免疫缺陷者发病年龄较早,如儿童期感染艾滋病病毒者发病高峰在10岁左右。该病在病理上为广泛浸润整个脑实质、脊髓及软脑膜等多个部位的弥漫性病变。PCNSL的发病机制不明。大剂量甲氨蝶呤为主的联合化疗、放疗结合甲氨蝶呤鞘内注射能明显改善其疗效及生存率。

【病因和发病机制】

PCNSL的病因目前尚不清楚,较受重视的有以下四种学说。

(1)一般认为PCNSL是中枢神经系统内的原位淋巴细胞恶性克隆增生所致,但到目前为止,研究并未发现PCNSL与继发性中枢神经系统淋巴瘤的肿瘤细胞表型有所不同,所以这个学说尚无确切依据。

(2)肿瘤细胞来源于全身系统中的淋巴细胞,而此种淋巴细胞有嗜中枢性,它通过特殊细胞表面的黏附分子的表达,产生嗜中枢性,并在中枢内异常增生。大部分中枢神经系统淋巴瘤细胞的B细胞活化标志,如B5、Blast2、BB1均为阴性,而这恰恰与全身系统性淋巴瘤细胞相反。如前所述,原发性和继发性中枢神经系统淋巴瘤的细胞表型并无不同,所以这个学说虽已受到重视,但有待进一步证实。

(3)有学说认为,原发性中枢神经系统淋巴瘤之所以仅存在于中枢中,而无全身性的转移,是因为中枢神经的血-脑脊液屏障产生的中枢系统庇护所效应。众所周知,血-脑脊液屏障是由毛细血管内皮细胞的紧密而连续的连接所形成的,它限制了大分子物质的进出,同时也限制了中枢神经系统的外来抗原与细胞和体液免疫系统的接触。

(4)在免疫系统功能缺陷的PCNSL患者中,病毒感染学说较受重视,主要是EBV,也有疱疹病毒等。在很多免疫受限的原发性中枢神经系统淋巴瘤患者中,可以发现较高的EBV的DNA滴度。EBV目前被认为能引起B细胞增殖,同时在流行病的调查中,EBV的发生与Burkitt淋巴瘤有很大的相关性。

【临床表现】

1.病史 询问有无头痛、恶心、呕吐等颅内高压症状,有无视力障碍、肢体无力、癫痫、失语、眩晕、步态不稳等神经系统症状,有无智力降低和行为异常,还应询问是否接受器官移植、是否为艾滋病患者和先天性免疫缺陷者。

2.体格检查 检查神经系统有无颅内高压和脑损害或脊髓受损的临床表现。

3.临床表现 检查有无头痛、恶心、呕吐等颅内高压症状,视力障碍、肢体无力、癫痫、失语、眩晕、步态不稳等神经系统症状,以及智力降低和行为异常。

【辅助检查】

1.脑脊液检查 蛋白质超过1.0 g/L,淋巴细胞计数为$(0～400)\times10^6/\text{L}$,脑脊液离心后经免疫细胞学检查可增加阳性检出率。

2.CT和MRI扫描 CT可发现较大的规则团块影,呈高密度或等密度,增强效应明显,室管膜下浸润时脑室周围增强。MRI可显示脑实质内淋巴瘤,增强效应明显,但不易显示蛛网膜下腔和玻璃体的病灶。T_2加权对复发的小病灶有较好的诊断意义。

【治疗】

采用综合治疗,包块型应先行手术切除,再行放疗和化疗;多发结节型,采用立体定向活体组织检查,确诊后行放疗和化疗;沿脑室壁和硬脑膜下匍匐生长者,确诊后行放疗和化疗。

第九节　原发性皮肤淋巴瘤

一、原发性皮肤 T 细胞淋巴瘤

原发性皮肤 T 细胞淋巴瘤(CTCL)曾称为蕈状肉芽肿(granuloma fungoid),是 T 细胞(特别是 T 辅助细胞亚群)起源的一种皮肤原发淋巴癌。呈慢性进行性经过,可累及淋巴结和内脏。

【临床表现】

CTCL 可分为红斑期、斑块期和肿瘤期,但各期表现可重叠。

1. 红斑期　红斑期皮损无特异性,可类似于慢性单纯性苔藓样变、湿疹、慢性接触性皮炎、脂溢性皮炎、特应性皮炎、副银屑病等,多伴有剧烈顽固性瘙痒。

2. 斑块期　斑块期可由红斑期发展而来或直接在正常皮肤上发生。皮损呈形态不规则、境界清楚、略高起的浸润性斑块,颜面暗红至紫色,可自行消退,也可以融合形成大的斑块,边缘呈环状、弓形或匍行性,颜面受累时皮肤皱褶加深形成狮面样。

3. 肿瘤期　肿瘤期皮损呈褐红色隆起性结节,大小、形状各异,易早期破溃,形成深在性卵圆形溃疡,基底被覆坏死性灰白色物质,溃疡边缘卷曲;继发感染可伴有疼痛及恶臭。患者常在数年内死亡。偶尔也可见到,开始即表现为肿瘤而未经红斑期或斑块期皮损者,称为暴力型皮肤 T 细胞淋巴瘤,预后差。

除皮肤外,淋巴结最常受累,其他依次为脾、肺、肝、骨髓、肾、舌、会厌、心脏、胰腺和甲状腺,内脏受累往往在尸检时才能发现。

【诊断】

红斑期皮损及组织病理均无特异性,往往难以作出诊断。临床上对拟诊为其他慢性瘙痒性皮肤病但常规治疗方法无效者,应考虑本病,必要时多次及多部位取材,并做连续切片观察,以便能早期作出诊断。斑块期及肿瘤期根据临床表现,结合组织病理表现可作出诊断。

原发性皮肤 T 细胞淋巴瘤真皮浸润中多数 T 细胞(80%～90%)为辅助性 T 细胞,仅10%～20%为抑制性 T 细胞,因此应用抗 T 细胞单克隆抗体进行免疫过氧化酶染色有助于诊断。此外,T 细胞受体的基因重排亦为诊断提供了较为特异的手段。

【治疗】

早期皮损以增强患者免疫力和局部治疗为主,可用干扰素、卡介菌或转移因子等治疗。局部治疗可选用氮芥或芳香维 A 酸外用,电子束照射、X 线、光化学疗法等均有一定疗效。晚期患者应采用化疗(如环磷酰胺等),与局部治疗联用可获更好疗效。

二、原发性皮肤 B 细胞淋巴瘤

原发性皮肤 B 细胞淋巴瘤（PCBLC）是 NHL 的一种类型，NHL 是一种起源于淋巴系统的具有异质性的恶性疾病。约 25% 的 NHL 发生于结外，除胃肠道外，皮肤是第二大常见的结外侵犯部位。

【发病机制】

遗传学和染色体异常在结节性 B 细胞淋巴瘤中的发生已为人所熟知，对 PCBLC 进行此种观察却没有发现这种异常。t(14;18)(q32;q21) 在 70%～90% 滤泡结节性淋巴瘤中发现，这种易位可引起 BCL-2 重排并过度表达阻滞凋亡。相反，观察者发现原发于皮肤的滤泡中心性淋巴瘤很少有 t(14;18) 易位或 BCL-2 表达。因此，提示可能它在区分原发与继发皮肤淋巴瘤上有一定帮助。但也有研究显示，原发与继发皮肤侵犯的均有 BCL-2 表达。因此，它在临床实际应用价值上仍存在争议。

PCBLC 当前认为属滤泡中心性细胞起源。一些研究者注意到，在临床进程、免疫表型和发病机制上 PCBLC 与 MALT 型淋巴瘤非常相似，他们认为 PCBLC 起源于边缘区细胞。事实上，曾提议应用皮肤相关性淋巴组织性淋巴瘤这一术语，至少可作为 PCBLC 的一种亚群边缘区淋巴瘤。最近，PCBLC 的分子学分析显示，由于高度体细胞突变，PCBLC 具有克隆内多样性鶒。这些发现提示从转化的滤泡中心性 B 细胞转化而来的抗原诱导过程的存在。

【临床表现】

PCBLC 通常以孤立的局限性红点发展为紫色丘疹或结节，偶尔也可在某一局限的皮肤上出现多发性或成群的缺损。也有报道，PCBLC 呈现周围性红斑较小的丘疹、浸润性斑块和（或）花样红斑鶒。大范围或溃疡少见。特殊的亚型可能有其好发部位，如滤泡中心性淋巴瘤好发于头皮和躯干，免疫细胞瘤好发于肢端。

一旦 PCBLC 诊断确立，就应当进行全面的病史询问和体格检查以排除全身性侵犯。应当询问有无 B 症状，如发热、盗汗和体重减轻，应进行包括淋巴瘤、肝、脾触诊在内的全面体格检查。分期程序包括外周血细胞计数及分类、多器官化学物质检测（包括 LDH）、胸部 X 线摄片、腹部和盆腔 CT 扫描、镓扫描和骨髓活体组织检查。当患者诊断为皮肤浆细胞瘤时，应当评估血浆或尿中的 M 蛋白（血浆蛋白电泳/尿蛋白电泳）。对于 PCBLC 患者，如发病少于 6 个月，不应有全身侵犯证据。现在还不清楚分期应多久重复一次，对于体格检查无全身侵犯证据的，是否有必要按分期步骤进行也不清楚。

对于 PCBLC 患者的分期还不一致，对于原发于皮肤的 NHL，Ann Arbor 分期不适用，按照此分期，结外侵犯如皮肤，应列为 IV 期，提示其预后差。很明显，对于 PCBLC，需要更精确的分期系统。1984 年，Burg 等建议的分期与 CTCL 的肿瘤结节转移系统相似，但没有广泛使用。国际上 NHL 预后因素以多中心研究为基础，为侵袭性淋巴瘤设计出国际指数。所计算的国际指数包括：年龄活动状态、分期、结外侵犯和 LDH。这种国际指数对 125 例全身性低度恶性淋巴瘤进行评估，发现鶒是重要的预后工具。它可辨别出不同缓解期和生存可能性的患者。

1.惰性　亚型包括滤泡中心性淋巴瘤、免疫细胞瘤/边缘区淋巴瘤。

2. 中度恶性亚型　中度恶性亚型包括腿部的大 B 细胞淋巴瘤。

3. 未定型的及其他亚型　①浆细胞瘤;②血管内大细胞性淋巴瘤/恶性血管内皮瘤;③套区淋巴瘤;④富于 T 细胞 B 细胞性淋巴瘤。

【诊断及鉴别诊断】

PCBLC 的诊断很难,不但要依赖组织学诊断,还要依靠免疫表型及肿瘤基因进行诊断。目前对于 PCBLC 的诊断还没有标准,因此必须应用所有可利用的诊断手段以得到明确的诊断。

PCBLC 主要与反应性淋巴细胞增多症(RLH)相鉴别,因为有相似的特征。反应性淋巴细胞增多症是指由于各种抗原刺激而引起的反应性淋巴细胞增生,这些抗原有昆虫叮咬(蜱和螨)、文身创伤、疫苗、抗癫痫药物、针刺和引起过敏反应的注射。由于临床和组织病理学均相似,故常与 PCBLC 混淆。它可能是 PCBLC 的前驱表现,临床上可见棕红色丘疹斑块或结节可能是孤立或成群存在的,常发生于头、躯干和下肢端。其他部位的侵犯包括鼻、阴囊和乳头。肢端部分为耳垂,通常是由于蜱叮咬而传播伯氏疏螺旋体引起感染所致。

【辅助检查】

1. 组织病理学　PCBLC 的各种亚型的组织学特征很相似,每一亚型的特征对于分类都很重要。表皮在外形上正常,通常正常胶原组织将正常表皮与淋巴细胞浸润分开。在表浅的真皮组织中,早期病变一般为血管周围和腺周围浸润。旧的病损趋向于呈弥漫性,浸润从真皮层到皮下脂肪,伴或不伴反应性淋巴滤泡存在。浸润常见于底层,大量浸润可导致腺体结构破坏,可见于大量反应性 T 细胞在外周存在或与恶性 B 细胞混合存在。在旧的病损中反应性浸润通常很少,但有可能存在或不存在各种组织细胞和免疫母细胞的混合。嗜酸性粒细胞和中性粒细胞也可能存在,但典型的少见。有的有丝分裂象较多见。在浸润部位,B 细胞形态特征可从一种亚型向另一种亚型变化。

2. 免疫表型　免疫表型对于 PCBLC 的诊断很有帮助。到现在为止,最理想的标本是快速冷冻切片组织,但流式细胞分析对于轻链限制和异常表型检测更可靠。

3. 免疫基因型　对于恶性淋巴瘤,可用成熟细胞起源的子细胞表达相同的 Ig 受体以达到检测量,通过检测可观察到克隆性基因重排。Ig 重链、轻链的克隆性基因重排支持 PCBLC 的恶性特性。一些研究者认为,克隆性实验对于区分反应性炎症和恶性增殖方面是可靠的标准。这对在有少量恶性细胞浸润的病例很有帮助。

【治疗】

1. 外科手术　外科切除在 PCBLC 治疗上很有用,但还没有单用手术作为初治手段治疗 PCBLC 的研究。Wilemze 等认为,外科切除后局部复发率较高,因此,这种治疗模式不应该进行考虑。由于 PCBLC 的高复发率,所以许多人报道联合应用放疗或多药化疗。

2. 放疗　PCBLC 对于放疗很敏感,剂量为 40 Gy。

3. 化疗　有 CVP、CHOP、COP、CHVP/HV 等方案,有报道称 CHOP 方案优于 COP 方案。

4. 免疫治疗　干扰素 300 万 U,隔日皮下注射,3 个月为 1 个疗程。利妥昔单抗(美罗华)对复发的低度 NHL 患者治疗有效,可能对于进展性 PCBLC 治疗很有用。

第十节　霍奇金淋巴瘤的疗效判断

霍奇金淋巴瘤（HL）是化疗可治愈的肿瘤之一，其预后与组织类型及临床分期密切相关。淋巴细胞为主型的预后最好，而淋巴细胞消减型的预后最差。Ⅰ期与Ⅱ期5年生存率为90%以上，Ⅳ期为31.9%，伴有全身症状者预后较差。由于联合化疗和放疗已取得重要进展，早期有计划、合理的治疗，使HL的5年生存率已提高到80%左右。

霍奇金淋巴瘤的预后指数及分级见表7-1、表7-2、表7-3、表7-4。

表 7-1　Karnofsky 评分

100	正常，无症状和体征，无疾病证据
90	能正常活动，有轻微症状和体征
80	勉强可进行正常活动，有一些症状或体征
70	生活可自理，但不能维持正常生活或工作
60	生活能大部分自理，但偶尔需要别人帮助，不能从事正常工作，需要一定帮助和护理，需要给予药物治疗
50	生活不能自理，需要特别照顾和治疗
40	生活严重不能自理，有住院指征，尚不到病重
30	病重，完全失去自理能力，需要住院和积极的支持治疗
20	重危，临近死亡
10	死亡
0	

表 7-2　国际淋巴瘤预后指数（IPI）

相关因素	预后好	预后差
年龄	<60岁	>60岁
分期	Ⅰ、Ⅱ期	Ⅲ、Ⅳ期
结外侵犯部位数	0、1	>1
体能分级（ECOG标准）	0、1	2、3、4
LDH	正常	不正常

表 7-3　根据 IPI 对淋巴瘤预后进行分级

预后分级	不良因素
低危	0、1
低中危	2
高中危	3
高危	4、5

表 7-4　ECOG 体能分级标准(PS)

级　　别	体　能　状　态
0	正常生活
1	有症状、不需卧床,生活能自理
2	50%以上时间不需卧床,偶需照顾
3	50%以上时间需卧床,需特殊照顾
4	卧床不起

修订后的淋巴瘤疗效标准如下。

(1)CR　所有的病灶证据均消失。淋巴结标准:①治疗前 FDG 高亲和性或 PET 阳性;PET 阴性的任何大、小淋巴结。②FDG 亲和性不定或 PET 阴性;CT 测量淋巴结恢复至正常大小。肝脾不能触及,结节消失。重复活体组织检查结果阴性;如果形态学不能确诊,需要免疫组化结果阴性。

(2)PR　淋巴结缩小,没有新病灶。淋巴结标准:6 个最大病灶 SPD 缩小 50%以上,没有其他淋巴结增大。①治疗前 FDG 高亲和性或 PET 阳性;原病灶中有 1 或多个 PET 阳性病灶。②FDG 亲和性不定或 PET 阴性;按 CT 测量淋巴结恢复至正常大小。肝、脾:所有病灶 SPD 缩小 50%以上(单病灶最大横径缩小 50%以上),肝、脾没有增大。骨髓如果治疗前为阳性,则不作为疗效判断标准;细胞类型应该明确。

(3)SD　达不到 CR/PR 或 PD 的标准。淋巴结标准:①治疗前 FDG 为高亲和性或 PET 阳性;治疗后原病灶仍为 PET 阳性,CT 或 PET 上没有新病灶;②FDG 亲和性不定或 PET 阴性;CT 测量淋巴结大小没有改变。

(4)疾病复发或 PD　任何新增加的病灶或者病灶直径增大 50%以上。淋巴结标准:出现最大直径大于 1.5 cm 的新病灶;多个病灶 SPD 增大 50%以上;治疗前最小直径大于 1 cm的单病灶的最大直径增大 50%以上;治疗前 FDG 高亲和性或 PET 阳性者治疗后病灶 PET 阳性。肝、脾:任何病灶 SPD 增大 50%以上。骨髓出现新病灶或者复发病灶。

第十一节　非霍奇金淋巴瘤的治疗

(一)联合化疗

因非霍奇金淋巴瘤为全身性疾病,治疗上除少数局限性 NHL 可采用局部放疗外,多数患者应以联合化疗为主,并根据不同类型给予不同治疗方案。①低度恶性 NHL:近年主张用联合化疗加受犯区域放疗。②中度恶性 NHL:联合化疗加受犯区域放疗,化疗首选 CHOP 方案,必要时加用其他化疗药。复发和耐药者可选用新的较强的化疗方案或造血干细胞移植。③高度恶性 NHL:可采用治疗急性淋巴细胞白血病的方案治疗淋巴母细胞型 NHL。首次化疗获完全缓解(CR)时可进行造血干细胞移植。

1.滤泡性淋巴瘤(FL)的治疗　FL 是发病率仅次于 DLBCL 的常见恶性淋巴瘤,占总淋巴瘤病例数的 15%~20%。仅少数患者确诊时为早期(Ann Arbor Ⅰ 期或 Ⅱ 期),其标准治疗方案是放疗,可获得长期无病生存(DFS)。绝大部分患者在诊断时已达晚期(Ann Arbor Ⅲ 期或 Ⅳ 期),常规治疗方法尚无法治愈。苯丁酸氮芥和环磷酰胺是 FL 的标准治疗方案,含有蒽环类药物的方案可提高缓解率,但对总生存率没有影响。嘌呤类似物与烷化剂无交叉耐药性,近年来在 FL 的治疗中得到了广泛应用,最常用的为氟达拉滨,单药治疗较烷化剂治疗的完全缓解率增加,但无生存优势,因此多与其他药物如环磷酰胺、米托蒽醌联用,可以使 69% 的患者达到分子生物学缓解。该类药物的主要毒性是血液学毒性和免疫抑制,可导致感染发生率增加。利妥昔单抗是最早被批准用于复发或顽固的惰性 NHL 治疗的生物靶向药物,临床研究表明,治疗复发和难治 FL 的单药有效率近 50%,中位数缓解时间约为 1 年,一线治疗后利妥昔单抗维持治疗可明显延长 FL 患者的无进展生存期(PFS)。FL 对射线高度敏感,单克隆抗体可以携带高能量的射线用于治疗 FL,这种治疗方式称为放射免疫治疗。国外应用最多的是与 CD20 单抗结合的 ^{131}I tositumomab 和 ^{90}Y-ibritumomab tiuxetan。两药治疗的有效率为 60%～80%,完全缓解率为 15%～44%。随机研究表明,单次 ^{90}Y-ibritumomab 优于 4 周利妥昔单抗,有效率分别为 80% 和 56%,完全缓解率分别为 30% 和 16%。同位素标记的单抗还用于化疗后的巩固治疗,联合高剂量化疗和干细胞支持已成功用于复发、难治的 FL 治疗。造血干细胞移植是治疗 FL 的重要方法。多项大规模临床试验证实,对第 1 次 CR 后的 FL 患者实施自体造血干细胞移植(auto-HSCT),可明显提高患者 PFS,但对总生存率的影响还不确定。异基因造血干细胞移植(allo-HSCT)是唯一可能治愈晚期 FL 的手段。目前认为 auto-HSCT 治疗失败者应用 allo-HSCT 可能有效。

2.DLBCL 的一线治疗　对于局限期(localized-stage)患者(一般是指Ⅰ期和Ⅱ期),短程化疗联合辅助性受累野放疗(IFRT)是最经典的治疗方案。美国西南肿瘤协作组(SWOG)的随机对照研究表明,化疗联合 IFRT 治疗局限期 DLBCL 优于单纯化疗。但近几年,随着利妥昔单抗在临床上的应用,以环磷酰胺＋多柔比星＋长春新碱＋泼尼松(CHOP)联合利妥昔单抗组成的 R-CHOP 方案成为治疗 DLBCL 的标准方案。2007 年美国 NCCN 治疗指南推荐,对于Ⅰ期或Ⅱ期患者,如果无不良预后因素(不良预后因素为 LDH 增高、年龄大于 60 岁、ECOG 评分大于等于 2)且无巨大肿块,可用 R-CHOP 3 周期联合 30～36 Gy IFRT;这部分患者如果存在放疗禁忌证,可行 R-CHOP 6～8 周期;如存在不良预后因素,用 R-CHOP 方案 6～8 周期(联合或不联合 30～36 Gy IFRT),或用 R-CHOP 方案 3 周期联合 30～40 Gy IFRT。对于有大肿块的局限期患者,应给予 R-CHOP 方案 6～8 周期并联合 IFRT。在晚期(advanced-stage)DLBCL 患者的治疗中,化疗占主导地位,对于有大肿块的患者,可考虑放疗,但放疗效果并不确定。CHOP 方案仍然是晚期 DLBCL 的标准方案,但其治疗效果并不满意。近年有关晚期患者的治疗进展主要体现在以下几个方面。

(1)大剂量、高强度方案和剂量密集型方案　经典 CHOP 方案化疗周期为 3 周(CHOP-21 方案),针对晚期 DLBCL 疗效差的现实,将足叶乙苷引入 CHOP 方案中,组成 E-CHOP 方案,或将化疗周期缩短至 2 周(CHOP-14 方案),达到提高治疗效果的目的。E-CHOP 方案和 CHOP-14 方案均能提高晚期 DLBCL 的 CR、PFS 和 OS,但含足叶乙苷的方案的毒性更大。

(2)免疫化疗　目前使用最广泛的免疫化疗是利妥昔单抗。R-CHOP 方案治疗晚期 DLBCL 的疗效优于 CHOP,美国食品和药物管理局(FDA)已于 2006 年 2 月批准利妥昔单抗联合 CHOP 或其他含蒽环类方案一线治疗 CD20 阳性的弥漫大 B 细胞淋巴瘤。在部分经济发达国家,R-CHOP 方案已成为 DLBCL 治疗的新标准。

3.复发性 DLBCL 的治疗　大剂量化疗（HDT）联合 auto-HSCT 已经成为治疗失败复发性 DLBCL 患者的标准治疗方法。晚期复发（缓解 1 年后复发）比早期复发（预后与初始治疗失败的相近）的患者预后好。auto-HSCT 可作为预后差的高危弥漫性淋巴瘤 CR1 期巩固强化的选择，也是复发性 NHL 的标准治疗方法。auto-HSCT 治疗恶性淋巴瘤的主要问题仍然是移植后原发病复发和继发性骨髓增生异常综合征（MDS）。异基因移植的移植相关毒副反应较大，较少用于 ML，但自体移植失败者可接受异基因移植。由于患者的年龄、ECOG 评分等因素影响，并不是所有的复发性 DLBCL 患者都能接受 auto-HSCT 治疗。因此，仍需要耐受性好、毒性较小、有效的解救治疗方案。最近，利妥昔单抗作为单药在治疗失败的 DLBCL 中有一定的疗效，从而促进了它与化疗方案的联用。同时，在治疗失败的 DLBCL 患者中正在进行多项 II 期临床研究。2007 年 NCCN 治疗指南推荐，对于适合行高剂量治疗的患者，先用解救方案（可含利妥昔单抗）诱导，缓解后行高剂量治疗或临床研究。对于不适合行高剂量治疗的患者，可进行临床研究或二线方案化疗。

4.套细胞淋巴瘤（MCL）的治疗　MCL 是一种难治性疾病，特点是既具有中度或高度 ML 的侵袭性，又有低度 ML 对化疗的抵抗性。采用提高剂量强度的化疗，如大剂量化疗联合造血干细胞移植，也未必能改变其总生存率，但对初治缓解的患者可能改善其 DFS。新药利妥昔单抗联合化疗能够提高临床和分子学缓解率，但不一定能提高 DFS。在大剂量化疗联合造血干细胞移植中，利妥昔单抗作为体内净化或巩固治疗的一种方式，其效果值得进一步研究。很多新药的研究正在积极开展，以 cyclin D1 异常作为靶点的治疗很可能获得突破性进展。因此，MCL 患者最好的治疗应该是积极参加临床研究。

5.Burkitt 淋巴瘤（BL）或前体淋巴母细胞淋巴瘤（LBL）的治疗　这两类淋巴瘤的特点是肿瘤细胞增殖快，易于侵犯结外器官，特别是骨髓和中枢神经系统。采用经典 CHOP 方案治疗 BL 和 LBL 效果并不理想。儿童 BL 或 LBL 患者采用急性淋巴细胞白血病样的方案短程联合化疗取得了较好的疗效，晚期儿童 BL 或 LBL 2 年 DFS 达到 $75\% \sim 90\%$，即该治疗模式中几个策略，如环磷酰胺分割、非交叉耐药细胞毒药物交替、短程治疗、缩短治疗间隙以及积极中枢神经系统白血病预防，可能对提高治疗效果发挥了积极作用。总的来讲，关于 BL 或 LBL 的全身化疗，目前取得的共识有以下五点。

（1）根据 BL 或 LBL 的生物学特点，化疗应采用高强度、短疗程的治疗方案，剂量强度与预后相关。

（2）当采用改进后与儿童相似的高强度、短疗程的常规化疗方案后，成人和儿童的疗效相当。

（3）增加全身化疗的强度，特别是增加易透过血-脑屏障的药物如阿糖胞苷和甲氨蝶呤的剂量，结合预防性鞘内注射，可以提高患者的治愈率。

（4）即使晚期患者，包括骨髓和中枢神经系统受累的病例，采用大剂量化疗也可能治愈。

（5）BL/LBL 复发常发生在诊断后 1 年内，患者 2 年不复发可视为临床治愈。

6.成熟 T 细胞和 NK 细胞淋巴瘤　成熟 T 细胞淋巴瘤是起源于成熟 T 细胞的恶性肿瘤；NK 细胞的免疫表型和功能与 T 细胞有相似之处，因此在 REAL 和 2001 年 WHO 新分类中，将 NK 细胞淋巴瘤和 T 细胞淋巴瘤放在一起讨论。外周 T 细胞淋巴瘤的治疗沿袭侵袭性淋巴瘤的处理原则和方案，总的原则是放疗、化疗综合治疗。一般认为外周 T 细胞或

NK 细胞淋巴瘤的预后较 DLBCL 差,因此 CHOP 方案未必是治疗该病的最佳化疗方案。多在 CHOP 方案的基础上加用足叶乙苷、阿糖胞苷和铂类药物以提高疗效,也有研究者试图在初治时通过大剂量化疗联合造血干细胞移植来提高疗效,但仍未达到满意的治疗效果。2007 年 NCCN 指南推荐患者参加临床研究。目前用于治疗外周 T 细胞或 NK 细胞淋巴瘤的新药包括氟达拉滨、喷司他丁、克拉屈滨等,上述药物单药有效率为 20%~70%。除此之外,T 细胞或 NK 细胞淋巴瘤的生物治疗进展也较快,阿仑单抗(人源化 CD52 单抗)、嵌合型 CD30 单抗、白细胞介素-2 和白喉毒素的融合蛋白(denileukin diftitox)和组蛋白去乙酰化酶抑制剂(vorinostat)正在进行临床试验,有望为 T 细胞或 NK 细胞淋巴瘤的治疗提供新的思路。

(二)特殊部位 NHL 的治疗

1.边缘带 B 细胞淋巴瘤(MZL)的治疗　MZL 包括三种病理类型:结外黏膜相关组织(MALT)淋巴瘤、结内边缘带 B 细胞淋巴瘤和脾边缘带 B 细胞淋巴瘤。MALT 淋巴瘤占所有淋巴瘤的 4%~13%。最常见的原发部位为胃肠道,占全部 MALT 淋巴瘤的 45%~56%。其他较常见部位包括肺、眼、甲状腺、腮腺、皮肤和乳腺等。对于 I~II 期 MALT 淋巴瘤,放疗是最重要的治疗手段,既可取得非常好的疗效,又可保留器官功能,单纯放疗的 5 年生存率达 95% 以上,DFS 为 77%。III~IV 期患者临床并不常见,治疗原则与滤泡淋巴瘤相似,一般采用化疗,特殊情况下可以考虑局部放疗。胃 MALT 淋巴瘤的治疗方法包括手术、抗幽门螺杆菌(Hp)感染、放疗和化疗。既往的主要治疗手段为手术治疗,最近几年,保留胃功能的放疗和化疗已成为主要治疗手段。IE 期胃惰性 B 细胞 MALT 淋巴瘤对抗 Hp 感染治疗有效,若抗 Hp 感染治疗失败或 Hp 阴性的 IE~IIE 期胃 MALT 淋巴瘤单纯放疗可取得很好的治疗效果。治疗原则:非大肿块临床 IE 期、Hp 阳性患者应用抗 Hp 治疗 3 周,同时合并应用 H2 受体阻滞剂。3 个月后通过内镜做病理和 Hp 检查,如果淋巴瘤和 Hp 均阴性,则可随访观察;如果 Hp 阳性,但淋巴瘤阴性或淋巴瘤阳性而病情稳定,可考虑选用二线抗生素治疗 3 周;如果淋巴瘤未控制或者病情进展,不管 Hp 阳性还是阴性,必须考虑放疗。对于大肿块 IE 期或 IIE 期,Hp 阴性患者,首先考虑放疗。III~IV 期胃 MALT 淋巴瘤,如有胃肠道出血、大肿块、过去 6 个月内病情进展、有症状、危及器官功能或患者要求治疗,应考虑化疗或放疗。

2.原发中枢神经系统淋巴瘤(PCNSL)的治疗　PCNSL 是指原发于颅内、眼、脊髓和软脑膜等部位,不伴有全身其他部位受累的 NHL,其发病率占颅脑肿瘤的 1%~6%,在 NHL 中不足 1%。近 30 年发病率迅速上升,随着 HIV 的流行和免疫抑制剂的使用,免疫功能不全人群的 PCNSL 增多,HIV 患者发生 PCNSL 的风险较普通人群增高 1000~3600 倍。病理类型 B 细胞性淋巴瘤占 96.4%,T 细胞性占 3.6%,弥漫大 B 细胞性是其中最常见的亚型。该病颅外受累罕见,即使在病变晚期也很少发生,仅不足 7% 的患者发展至全身性 NHL 或颅外复发,患者很少死于颅外病变。未经治疗的患者中位数生存期约 1.5 个月,综合治疗的患者 5 年 OS 为 25%~42%,预后较全身性 NHL 差。与全身性 NHL 不同,病理类型对 PCNSL 的预后无影响,不同病理类型之间生存期并无统计学意义。根据多个大规模的回顾性研究和文献回顾对 PCNSL 预后因素的分析,比较肯定的预后有利因素为年龄不超过 60 岁的和一般状态良好(ECOG 评分 0~1)的,而血清 LDH 增高和脑脊液(CSF)蛋白水平增高为预后不良因素。开颅手术并非 PCNSL 治疗首选,手术目的:①取得病理结果明确诊断,指导后续治疗;②降低颅内压。在诊断明确后,放疗、化疗是很重要的治疗手段。PCNSL 化疗药物与方案的选择与全身性 NHL 不同,全身性中高度恶性 NHL 的标准一线方案 CHOP 不适用于 PCNSL。迄今为止,PCNSL 的标准化疗方案尚未确定,但原则上采用以大剂量 MTX(HD-MTX)为基础的化疗方案,MTX 为治疗 PCNSL 最有效的药物,并且在多因素分析中也是唯一与近期疗效和生存期相关的化疗药物。HD-MTX 与其他药物组成联合化疗方案可提高疗效,常用药物为大剂量阿糖胞苷。PCNSL 确诊时,脑脊髓膜种植转移的发生率为 0～50%,CSF 细胞学阳性率为 26%。脑脊髓以 HD-MTX 为基础的全身化疗、鞘内化疗加全脑放疗是目前最常采用的综合治疗模式,有效率达 80%～95%,中位 OS 达 30～40 个月,约 25% 患者获得治愈。化疗采用含 HD-MTX 方案 2～6 个疗程,全脑放疗剂量 30～40 Gy,一般不超过 50 Gy。但 60 岁以上患者的放疗相关神经毒性明显,相关病死率高,生活质量差,很大程度上抵消了综合治疗的优势。

(三)生物治疗

生物治疗是近年发展较迅速的治疗方法,包括干扰素、各种细胞因子、单克隆抗体等。抗 CD20 单抗在临床上取得了很好的疗效,与化疗联合应用时,疗效提高更为明显。

(四)骨髓或造血干细胞移植

年龄在 55 岁以下、重要器官功能正常,如属缓解期短、难治易复发的侵袭性淋巴瘤,4 个 CHOP 方案能使淋巴结缩小超过 3/4 者,可考虑全淋巴结放疗及大剂量联合化疗后进行异基因或自身骨髓(或外周造血干细胞)移植,以期获得较长缓解率和无病生存期。

(五)手术治疗

限于脾功能亢进、胃肠型 NHL 等少数情况,单克隆抗体治疗目前已可用嵌合性抗 CD20＋单克隆抗体(rituximab)治疗复发性低度恶性和中度恶性滤泡型 NHL,有效率为 50%。

(六)常见化疗方案

非霍奇金淋巴瘤常见化疗方案见表 7-5。

表 7-5　非霍奇金淋巴瘤的化疗方案

方案	药物组成及剂量	用　　法	
COP	环磷酰胺 400 mg/m² 长春新碱 1.4 mg/m² 泼尼松 100 mg/m²	静脉注射,第 1～5 日 静脉注射,第 1 日 口服,第 1～5 日	每 3 周重复
CHOP	环磷酰胺 750 mg/m² 多柔比星 50 mg/m² 长春新碱 1.4 mg/m² 泼尼松 100 mg/m²	静脉注射,第 1 日 静脉注射,第 1 日 静脉注射,第 1 日 口服,1～5 日	每 2～3 周重复
COPP	环磷酰胺 600 mg/m² 长春新碱 1.4 mg/m² 甲基苄肼 100 mg/m² 泼尼松 40 mg/m²	静脉注射,第 1 和第 8 日 静脉注射,第 1 和第 8 日 口服,1～14 日 口服,1～14 日	28 日重复

续表

方案	药物组成及剂量	用　　法
Ⅲ	A. 长春新碱 1 mg/m² 平阳霉素 4~7 mg/m² 多柔比星 35 mg/m² 环磷酰胺 350 mg/m² 甲基苄肼 100 mg/m² 泼尼松 40 mg/m² B. 长春新碱 1 mg/m² 多柔比星 35 mg/m² 环磷酰胺 350 mg/m² 甲基苄肼 100 mg/m² 泼尼松 40 mg/m²	持续静脉滴注第 1 日~第 2 日 静脉注射,第 1 日,随后持续 VD 2~6 日 静脉注射,第 1 日 静脉注射,第 1 日 口服,1~5 日 口服,1~5 日 静脉注射,第 1 日 静脉注射,第 1 日 口服,1~5 日 口服,1~5 日 A 22 日接 B 22 日再接 B 共 6 周期(34 周)
COEAP	环磷酰胺 600 mg/m² 长春新碱 1.4 mg/m² VP₁₆ 200 mg/m² 多柔比星 30 mg/m² 泼尼松 40 mg/m²	静脉注射,第 1 和 8 日 静脉注射,第 1 和 8 日 静脉注射,第 1 日 静脉注射,第 8 日 口服,1~14 日　　28 日重复

(七)非霍奇金淋巴瘤的最新诊疗进展

随着相关研究的深入,NHL 的病理分型、分期、治疗方法、疗效及预后评价等诸多方面均有了较大的进展,对提高治愈率有很大的意义。近几届 ASCO 年会上就呈现了诸多关于 NHL 诊断和治疗的研究进展。值得我们关注的焦点集中在如下几个方面:新的疗效评价标准引入了 PET 或 CT 扫描检查;temsirolimus 治疗套细胞淋巴瘤效果可见一斑;利妥昔单抗与已有化疗方案联合应用的新研究成果精彩纷呈,新的抗淋巴瘤药物层出不穷;根治 Hp 可长期缓解胃 MALT 淋巴瘤,一线自体造血干细胞移植对外周 T 细胞淋巴瘤显示有效,检测 EB 病毒可预测 T 细胞 NHL 预后,结外鼻型 NK/T 细胞淋巴瘤新的分期系统的提出等。

1.PET 在淋巴瘤疗效和预后评价中的应用　目前的研究显示,对于 DLBCL,在初始治疗后进行 PET 扫描具有重要的预后意义,但需要核医学家对扫描结果给出阳性或阴性的结论。在临床实践中,常会遇到一些不确定的情况,既不能明确是阳性,也不能肯定是阴性。美国梅奥医院的 Thomas 等纳入接受了根治性治疗的 DLBCL 患者,在患者初始治疗结束后 3~8 周进行 PET 扫描,对扫描结果和报告进行了分析,结果报告为不确定者也包含在内,希望得出不同扫描结果的预后意义。由三位不清楚患者其他临床信息的放射科肿瘤医师独立对 PET 扫描结果给出阳性、阴性或不确定的判断,当三位医师意见一致时,对该报告给出相应的结论;当三位医师意见不一致时,则将该报告结果判为不确定。研究者还根据 PET 扫描结果及国际预后指数(IPI)评分的不同,对 EFS 率和 OS 率进行了分析。结果显示,共 139 例患者被纳入评价,中位随访 31 个月。21% 的患者 PET 扫描报告为不确定。PET 报告阴性和不确定组的 3 年 EFS 率分别为 80% 和 61%。PET 报告阴性、不确定和阳性组的 3 年 OS 率分别为 86%、82% 和 51%（$P<0.0001$）。研究者认为，DLBCL 治疗后 PET 扫描报告为不确定的患者，其生存情况与阴性者更为相似。治疗前给予 IPI 评分可进一步提高预后判断的准确性。总的来讲，T 细胞 NHL（TCL）较 B 细胞淋巴瘤的预后差。PET 或 CT 扫描应用于 B 细胞淋巴瘤的资料较多。美国 M. D. Anderson 癌症中心的 Cultrera 等评价了 PET 或 CT 扫描来预测 TCL PFS 的作用。研究者对该中心 41 例 TCL 患者的 PET 或 CT 扫描结果进行了分析。患者接受 HCVIDD 方案（Hyper CVAD 方案中以脂质体多柔比星代替多柔比星）序贯甲氨蝶呤 MTX 和阿糖胞苷（Ara-C）治疗。患者在诱导化疗前 3 周、2～4 个和 6～8 个疗程后均接受 PET 或 CT 扫描进行评价。患者中位数年龄为 54 岁，85% 的患者为 Ⅲ 期或 Ⅳ 期，仅有 6 例为 Ⅰ 期或 Ⅱ 期；60% 的患者有结外累及，29% 有骨髓累及。所有患者接受了中位数 4 个疗程的治疗，8 例患者因扫描或治疗不足被排除。结果显示，33 例可评价的患者中，在 2～4 个疗程治疗后 25 例 PET 或 CT 扫描为阴性，但其中 15 例（60%）复发（中位数 PFS 为 222 日）；8 例 PET 或 CT 扫描为阳性，除 1 例在 6 个疗程后获得 CR 外，其余均发生了疾病进展（中位数 PFS 为 92 日）。时序检验显示，PET 或 CT 扫描阳性和阴性组之间 PFS 无显著性差异（$P=0.256$）。该研究表明，与 B 细胞淋巴瘤不同，对于 TCL 患者，PET/CT 也许不是一种预测持续缓解的有效手段，它在 TCL 疗效评价中的意义仍需进一步评估。

2. 套细胞淋巴瘤诊治进展　在一项开放标签式、随机对照、Ⅲ 期临床试验中，Hess 等对比了 temsirolimus 与常规治疗方案在复发或难治性套细胞淋巴瘤（MCL）中的作用。入组患者必须接受过包括烷化剂、蒽环类药物及利妥昔单抗（R）在内的 2～7 线治疗。患者按 1∶1∶1 的比例随机分为三组：temsirolimus 175 mg 静脉给药，每周 1 次连续 3 周，再给予 temsirolimus 75 mg（175/75 组）或 25 mg（175/25 组）每周 1 次的维持治疗；第三组患者则接受地西他滨、氟达拉滨、依托泊苷、长春碱或来那度胺等常规单药治疗（IC 组）。结果显示，每组 54 例，所有患者中位年龄 67 岁，81% 为男性，50% 的患者既往接受过 3 个以上化疗方案的治疗，32% 的患者接受过干细胞移植。temsirolimus 175/75 组患者与 IC 组患者相比，有更高的治疗有效率及更长的无进展生存期，在总生存期方面也有获益趋势。三组患者治疗期间最常见的 3/4 级毒性反应为血小板减少（59%、52%、36%）、贫血（20%、11%、17%）、中性粒细胞减少（15%、22%、26%）和疲劳（13%、19%、8%）。该研究提示，与常规治疗相比，temsirolimus 175/75 mg 显著提高了复发或难治性 MCL 患者的治疗有效率，延长了无进展生存期，且毒性可耐受。

3. 弥漫性大 B 细胞淋巴瘤治疗进展

（1）R-CHOP 方案　强化利妥昔单抗方案疗效更佳，对于 DLBCL，广泛接受的标准治疗为 6～8 个疗程的 CHOP 联合利妥昔单抗（R），即 R-CHOP 方案。然而，对于 R 应用的最佳剂量和疗程数仍然不是十分明确。Reiser 等进行的一项药代动力学研究显示，应用 R-CHOP 方案进行治疗，直到第 5 个疗程才达到 R 血药浓度平台。德国高度恶性非霍奇金淋巴瘤（NHL）研究组的 DSHNHL-R-CHOP-14 研究通过增加 R 的应用次数，希望更早地达到较高的 R 血药浓度。在该研究中，100 例 CD20 阳性的老年 DLBCL 患者接受 6 个疗程双周 CHOP 联合 12 次 R 方案治疗，以 RICOVER-60 研究中接受了 6 个疗程双周 CHOP 联合 8 次 R 方案治疗的 306 例患者作为对照组。结果显示，与对照组相比，研究组在化疗第 1 日就获得了 R 的血药浓度平台，并在整个治疗过程中维持着较高的药物浓度。尽管研组患者有着更多的不良预后因素,但 CR 率较对照组高(83%对 78%),治疗时进展发生率较对照组低(5%对 7%)。生存分析发现,无事件生存(EFS)和总生存(OS)两组之间无差异,但在国际预后指数(IPI)为 3～5 的高危患者中,研究组和对照组的 CR 率(81%对 68%)和 1 年 EFS 率(74%对 65%)均有显著性差异。该研究结果提示,强化的 R 方案提高了患者的 R 血药浓度,也提高了高危老年 DLBCL 患者的 CR 率和 EFS 率。

(2)EPOCH 方案 加用利妥昔单抗不增加毒性,既往研究提示,对于 HIV 相关的淋巴瘤,EPOCH 方案具有良好的效果,但当在标准的 EPOCH 方案基础上加用 R 时,患者的感染风险显著增加,是否能耐受也值得进一步探讨。美国 Levime 等开展了一项多中心随机 II 期临床试验。106 例 HIV 相关 B 细胞淋巴瘤患者(74%的患者为 DLBCL)被分为 A、B 两组,A 组 R 与 EPOCH 方案同时使用,B 组 EPOCH 方案治疗结束后给予每周一次的 R 治疗(序贯)。结果显示,两组的毒性反应,包括 3/4 级中性粒细胞减少性发热(16%对 15%)、感染(27%对 29%)和死亡(10%对 7%),均无显著性差异。A、B 组的完全缓解/完全缓解不确定率(CR/Cru 率)分别为 69%和 53%,1 年无失败生存率(FFS)分别为 78%和 68%。该研究结果提示,同期使用 R 与 EPOCH 方案不但没有增加严重毒性反应发生率,而且使疗效得到了保证。

(3)GROC 剂量密集型方案 高效低毒的挽救性方案。复发性 NHL 的治疗一般是在成功挽救性治疗的基础上加自体造血干细胞移植(ASCT)支持下的超大剂量化疗。如何探索一个更加高效低毒的挽救性方案是复发性 NHL 治疗成功的关键之一。Cabanillas 等设计了 GROC 方案,以地西他滨、奥沙利铂和 R 三药为基础,在粒细胞集落刺激因子(G-CSF)支持下,每 14 日给药一次,剂量为 R 375 mg/m² 第 1 日,地西他滨 1250 mg/m² 第 2 日,奥沙利铂 100 mg/m² 第 2 日。入组的 37 例患者均可进行评价。GROC 方案的有效率为 81%(CR 率和 PR 率均为 40.5%),2 年 OS 率和 PFS 率分别为 33%和 29%。另一令人振奋的发现是,16 例 GROC 方案患者取得了比先前方案更长的 PFS。最常见的非血液学毒性反应是可逆的转氨酶升高、部分可逆的神经毒性和腹泻。研究者认为,GROC 剂量密集型方案,对具有不良预后因素(例如年龄偏大、难治性淋巴瘤)的患者,是一个有效的挽救方案;其疗效与 DHAP、ESHAP、RICE 方案相当,且血液学和非血液学毒性较少;是否可作为复发性 NHL 的一线治疗方案值得进一步探讨。

4.抗淋巴瘤新药层出不穷 美国的 Czuczman 等报告了一项来那度胺治疗侵袭性 NHL 的国际多中心研究的结果。入组条件为具有 2 cm 以上的可测量病灶,曾经接受过至少一个方案治疗的复发或难治性侵袭性 NHL。入组患者口服来那度胺(25 mg,每日一次,第 1～21 日,每 28 日为 1 个疗程),直至疾病进展或不能耐受。结果显示,共有 46 例患者可评价疗效,有 79 例患者可评价安全性。13 例患者(28%)治疗有效,10 例(22%)疾病稳定。来那度胺的疗效与肿瘤负荷及距离末次 R 治疗的时间间隔相关。最常见的 3/4 级毒性反应为中性粒细胞减少、血小板减少、白细胞减少、贫血、脱水及疲劳。由此,对于复发或耐药的 B 细胞侵袭性 NHL,来那度胺安全有效。初步数据显示,肿瘤负荷小且距离末次 R 治疗时间间隔长的患者更可能从治疗中获益。

美国芝加哥大学的 Smith 报告了一项 temsirolimus 单药治疗复发或难治性 B 细胞淋巴瘤(非套细胞)的多中心 II 期临床研究。给药方式为 temsirolimus 25 mg 静脉给药,每周一次,计划给予 8 次。由于疾病进展或毒性反应,18 例患者接受不到 2 个疗程的治疗。2 个和 2 个以上疗程治疗者的客观有效率为 46%(26/56 例)。治疗总有效率为 35%(26/74 例),此外,还有 25 例疾病稳定。所有患者的 PFS 约 123 日,约 60%患者的 PFS 超过 100 日,2 个和 2 个以上疗程治疗者中位数 PFS 为 156 日。治疗有效者中位数缓解时间为 116 日。大部分的非血液学毒性反应为 1/2 级,有口腔炎、皮疹和代谢异常,但有 12 例患者因为肺炎、口腔炎、感染或血细胞减少而中断治疗。temsirolimus 的抗淋巴瘤作用值得进一步研究。一项 MGCD0103 治疗复发或难治性 NHL 的Ⅱ期开放标签式研究的中期分析结果如下。MGCD0103 起始剂量为 110 mg,32 例患者入组后起始剂量减为 85 mg。共 50 例患者接受了治疗,包括 33 例 DLBCL 和 17 例滤泡性淋巴瘤(FL)患者。17 例 DLBCL 患者接受了 CT 再评价,大多数出现了肿瘤缩小,包括 1 例 CR 和 3 例 PR(有效率 23.5%),有效者的 PFS 从 168 日到 336 日。5 例 DLBCL 患者疾病稳定,PFS 从 112 日到 336 日。10 例接受评价的 FL 患者中,1 例获得 PR。所有 50 例患者接受了安全性评价,85 mg 和 110 mg 组患者分别有 16%和 53%出现了 3 级以上毒性反应。最常见的 3 级以上毒性反应为疲劳、中性粒细胞减少、血小板减少和贫血。研究者认为,MGCD0103 在复发或难治性 NHL(DLBCL 和 FL)中有显著的抗肿瘤活性,其毒性也可控制。

5.利妥昔单抗须警惕感染危险 早在 2004 年,美国 FDA 就提醒 R 治疗者应注意乙肝病毒感染的情况。最近,FDA 又提醒应注意 R 所致进展性多灶性白质脑病(PML)危险。Carson 等报告了一组接受 R 治疗并发生 PML 的患者特征。在 51 例确认的患者中,2 例因 HIV 感染被排除,14 例因 PML 诊断不能确立而排除。在余下的 35 例患者中,PML 诊断后生存超过 1 年的仅 3 例(9%)。9 例进行 T 细胞研究的患者中 8 例出现 CD4/CD8 比值失调或严重的 T 细胞减少,CD4 细胞数小于 100/μL,这说明行 R 和化疗后引起的细胞免疫失调促进了 PML 的发生和发展。

6.80 岁以上的老年 NHL 美国内布拉斯加州淋巴瘤研究组(NLSG)报告了他们治疗 249 例 80 岁以上老年 NHL 的结果,患者中位数年龄为 83 岁,90%为侵袭性组织学类型,56%的患者接受了不少于 4 个疗程的化疗,90%接受了 CAPBOP 或 CNOP/CHOP±R 方案化疗,24%接受了联合放疗和化疗。30%的患者因早期退出治疗或缺乏随访未进行评价。可评价患者的有效率为 86%。中位数随访 54 个月,5 年 OS 率和 PFS 率分别为 28%和 22%,其中 206 例可评价并完成治疗计划者的 5 年 OS 率和 PFS 率分别为 29%和 25%。对于完成既定化疗的患者,年龄校正后高 IPI 评分是治疗失败的独立预测因素,而放疗和不少于 4 个疗程的化疗则可降低治疗失败的风险。以上因素也与死亡独立相关。该报告认为,以蒽环类为基础的化疗可使相当比例的 80 岁以上老年患者长期无病生存,但这种较强烈的化疗也使相当一部分患者未能完成既定治疗。

7.惰性非霍奇金淋巴瘤诊治进展 滤泡性淋巴瘤的生存近年来有显著改善。近年来的回顾性和前瞻性研究显示,滤泡性淋巴瘤(FL)的生存有所改善。美国斯坦福大学的研究者选取 1333 例 1960—2003 年间接受治疗并随访的初治 1 级和 2 级 FL 患者,分析了这些患者实际和预期生存期的情况。根据诊断时间划分为四个时期:1960—1975 年(180 例)、1976—1986 年(426 例)、1987—1996 年(470 例)、1997—2003 年(257 例)。按照伯克利病死率数据库的生存表格进行诊断时间、年龄和性别的配对以计算预期生存期。结果显示,所有 1333 例患者的中位数生存期为 13.6 年,年龄、性别和分期在不同时期无显著性差异。不同时期实际生存期的改变均远远超过预期生存期的改变,这种差异在女性更加明显。各时期的实际生存期均显著差于预期生存期($P<0.0001$)。

研究者认为,在他们中心治疗的 FL 患者的生存在 1986—2003 年间得到了显著改善,预期和实际生存期之间的差距正在逐渐缩小。这些数据对制定 FL 的临床研究策略有很好的指导作用。某研究者纳入 120 例 IE 期 GML 患者,中位数随访 122 个月。组织学检查作为评价缓解的标准,当肉眼观察正常但进一步活体组织检查可见淋巴瘤时,诊断为组织学残留病灶(hRD)。结果显示,根除 Hp 后,80%(96/120 例)的患者获得完全组织学缓解(CR),其中 80%(77/96 例)的患者获得持续性 CR(CCR)。预计平均生存期为 147 个月。17%(16/96 例)的患者在中位数随访 32 个月(范围为 3~68 个月)时出现 hRD,实行观察性等待的策略后,除 1 例外,所有患者均获得第二次 CR。值得注意的是,24 例患者发生了不少于 1 种继发性肿瘤,包括 8 例淋巴瘤和 21 例实体肿瘤,其中有 5 例获得 CCR 的患者发生了胃癌。研究者认为,大多数患者根除 Hp 后获得了 CCR,但要警惕这些患者可能发生继发肿瘤。相当多的 CR 患者出现 hRD、B 细胞单克隆和 t(11;18)。因此,在保证密切随访的前提下,采取观察性等待的策略似乎是可取的。

8. T 细胞或 NK 细胞淋巴瘤治疗进展　外周 T 细胞淋巴瘤(PTCL)是一组常规化疗效果较差的罕见恶性疾病。清髓性治疗和自体造血干细胞移植(ASCT)在其治疗中的地位尚不明确。Reimer 教授等进行了一项前瞻性多中心 II 期临床试验,探索一线 ASCT 治疗 PTCL 的疗效。患者在 4~6 个疗程 CHOP 方案后接受 Dexa BEAM 或 ESHAP 方案诱导治疗及干细胞采集。完全缓解(CR)或部分缓解(PR)的患者在清髓性放疗和化疗(超分割的全身放疗及大剂量环磷酰胺化疗)后接受 ASCT。共 83 例患者入组该研究,66%(55/83 例)的患者接受了移植,不能接受移植的主要原因为疾病进展。意向治疗分析(ITT)显示,接受了清髓性治疗患者的总反应率为 66%(CR 率和 PR 率分别为 56% 和 8%)。中位数随访 33 个月后,仍有 43 例患者存活。CR 患者的 3 年总生存(OS)率及无进展生存(PFS)率分别为 53% 和 36%。研究结果提示,一线 ASCT 对 PTCL 有确切疗效,但这还需要随机试验予以证实,也需要进一步改进移植前的治疗以提高移植率。依托泊苷药代动力学分析药物的人体代谢存在较大差异,传统的剂量计算方法是按患者体表面积进行的。欧洲成年淋巴瘤研究组(GELA)报告了在同种骨髓移植(ABMT)后接受大剂量 BEAM 方案(卡莫司汀＋阿糖胞苷＋依托泊苷＋美法仑)化疗的恶性淋巴瘤患者中依托泊苷的药代动力学参数。91 例一线治疗或复发患者入组了这项开放式多中心前瞻性研究。BEAM 方案包含了依托泊苷 100 mg/m²,每日 2 次,连续 4 日。结果显示,依托泊苷清除率(etoCL)的个体差异性为 26.3%。所有患者的中位数依托泊苷浓度-时间曲线下面积(AUC)为 906.5 mg/(L·h),该数值不受治疗阶段的影响。体表面积和 etoCL 之间无相关性。研究者认为,尽管所有患者均接受根据体表面积计算的相同剂量的依托泊苷,但个体间 AUC 的差异显著,部分患者的系统浓度超过其他患者的 4 倍,这对治疗效果和耐受性会产生重要影响。T-NHL 预后可由外周血 EBV DNA 浓度预测 EB 病毒(EBV)与鼻咽癌等多种恶性肿瘤相关,在 T 细胞非霍奇金淋巴瘤(T-NHL)中的检出率较 B 细胞 NHL 高,外周血游离 EBV DNA 浓度与鼻咽癌的诊治和预后可能有密切的关系。一项研究结果显示,所有患者外周血游离 EBV DNA 中位数浓度为 13400 拷贝数/毫升,阳性率为 39.2%,各亚型淋巴瘤的阳性率之间有显著性差异($P<0.001$),以结外鼻型 NK/T 细胞性淋巴瘤为最高(69.4%)。与阴性患者相比,外周血游离 EBV DNA 阳性者的 CR 率较低(38.8% 对 57.0%,$P=0.037$),复发率较高(42.1%

对 18.2%，$P=0.045$）。随着外周血游离 EBV DNA 浓度升高，所有患者的 5 年 DFS 率和 OS 率均呈线性下降。所有患者 VCA-IgA 和 EA-IgA 阳性率分别为 30.6% 和 1.6%，两者均与患者疗效和预后无显著性相关。结果提示，相对于血清 EBV 抗体，外周血游离 EBV DNA 浓度更能预测 T-NHL 预后。

9.结外鼻型 NK/T 细胞淋巴瘤的新分期系统　虽然目前结外鼻型 NK/T 细胞淋巴瘤常规治疗疗效较差，但仍有部分患者可得到治愈。若能在首次治疗前确定高危和低危病例，将有重大临床意义。高危病例常规治疗效果较差，故及早探索适当的治疗可能是提高疗效的关键。低危病例常规治疗已有较满意的效果，不必再承受因提高化疗强度带来的严重毒副反应。在恶性肿瘤中最常用于预测疗效及预后的是分期系统，但目前的 Ann Arbor 分期系统是为 HL 而设计的，在 NHL 中应用已发现有明显的缺陷。

林桐榆等提出了一个针对结外鼻型 NK/T 细胞淋巴瘤的新分期系统，并分析了该系统的预后价值。按照新分期系统，T_3/T_4 被认为有肿瘤局部侵袭。将无淋巴结受累的局限性病变中无局部侵袭和有局部侵袭者分别定义为 Ⅰ 期和 Ⅱ 期，将局限性病变伴颈部淋巴结受累者定义为 Ⅲ 期，有播散病变者均定义为 Ⅳ 期。所有患者按 Ann Arbor 分期系统，Ⅰ～Ⅳ 期患者的比例分别为 55%、31%、3% 和 11%，而根据新的分期系统，则分别为 29%、26%、32% 和 13%。与 Ann Arbor 系统相比，新的分期系统能更均衡地将患者分入各期。新分期 Ⅰ～Ⅳ 期患者的 5 年生存率分别为 67%、45%、32% 和 11%，该生存差异具有显著性（$P<0.001$）。新的分期系统能较准确地预测结外鼻型 NK/T 细胞淋巴瘤患者的预后，并可为进一步的分层治疗打下基础，显示出良好的应用前景。

参考文献

[1] 黄玉柱，杨惠泉. 毛细胞白血病的研究进展[J]. 中国综合临床，2013，29(9)：1003-1005.

[2] 杨文娟，李增军，齐军元. 克拉屈滨治疗毛细胞白血病三例并文献复习[J]. 白血病·淋巴瘤，2013，22(2)：98-100.

[3] Neukirchen J，Schoonen W M，Strupp C，et al. Incidence and prevalence of myelodysplastic syndromes：data from the Dusseldorf MDS-registry[J]. Leuk Res，2011，35(12)：1591-1596.

[4] Hyjek E，Vardiman J W. Myelodysplastic/myeloproliferative neoplasms[J]. Semin Diagn Pathol，2011，28(4)：283-297.

[5] Lim S N，Lee J H. Allogeneic hematopoietic cell transplantation in adult patients with myelodysplastic/myeloproliferative neoplasms[J]. Blood Res，2013，48(3)：178-184.

[6] Hata T，Miyazaki Y. The classification and therapy of myelodysplastic/myeloproliferative neoplasms(MDS/MPN) [J]. Nihon Rinsho，2012，70(2)：342-346.

[7] Dinardo C D，Daver N，Jain N，et al. Myelodysplastic/myeloproliferative neoplasms，unclassifiable (MDS/MPN，U)：natural history and clinical outcome by treatment strategy[J]. Leukemia，2014，28(4)：958-961.

[8] Cagnetta A，Adamia S，Acharya C. Role of genotype-based approach in the clinical management of adult acute myeloid leukemia with normal cytogenetics[J]. Leuk Res，2014，38(6)：649-659.

[9] Karuturi M，Hosing C，Fanale M，et al. High-dose chemotherapy and autologous stem cell transplantation for nodular lymphocyte-predominant Hodgkin lymphoma[J]. Biol Blood Marrow Transplant，2013，19(6)：991-994.

[10] Chen R C，Chin M S，Ng A K，et al. Early-stage，lymphocyte-predominant Hodgkin's lymphoma：patient outcomes from large singer-institution series with long follow-up[J]. J Clin Oncol，2010，28(1)：136-141.

[11] Andersen N S，Pedersen L B，Laurell A，et al. Preemptive treatment with rituximab of molecular relapse after autologous stem cell transplantation in mantle cell lymphoma[J]. J Clin Oncol，2009，27(26)：4365-4370.

[12] Ardelli B F. Transport proteins of the ABC systems superfamily and their role in drug action and resistance in nematodes[J]. Parasitol International，2013，3(6)：3095-3103.

[13] Chatterjee S，Chakraborty P，Banerjee K，et al. Selective induction of apoptosis in various cancer cells irrespective of drug sensitivity through a copper chelate，copper

N-（2hydroxy acetophenone）glycinate：crucial involvement of glutathione［J］. BioMetals，2013，7（4）：129-138.

[14] Xu S，Zhang Y F，Carew M W，et al. Multidrug resistance protein 1（ABCC1）confers resistance to arsenic compounds in human myeloid leukemic HL-60 cells［J］. Archives of Toxicology，2013，87（6）：1013-1023.

[15] Venè R，Castellani P，Delfino L，et al. The cystine/cysteine cycle and GSH are independent and crucial antioxidant systems in malignant melanoma cells and represent druggable targets［J］. Antioxid Redox Signal，2011，15（9）：2439-2453.

[16] You B R，Park W H. Arsenic trioxide induces human pulmonary fibroblast cell death via increasing ROS levels and GSH depletion［J］. Oncology Reports，2012，28（2）：749-757.

[17] Shen S C，Lee W R，Yang LY. Quercetin enhancement of arsenic-induced apoptosis via stimulating ROS-dependent p53 protein ubiquitination in human HaCaT Keratinocytes［J］. Experimental Dermatology，2012，21（5）：370-375.

[18] Stępnik M，Ferlińska M，Smok-Pieniążek A，et al. Assessment of the involvement of oxidative stress and Mitogen-Activated Protein Kinase signaling pathways in the cytotoxic effects of arsenic trioxide and its combination with sulindac or its metabolites：sulindac sulfide and sulindac sulfone on human leukemic cell lines［J］. Medical Oncology，2012，29（2）：1161-1172.

[19] Medeiros B C. Facts about FCE（Fludarabine，Cytarabine，Etoposide）in Acute Myeloid Leukemia［J］. Acta Haematol，2013，131（4）：200-201.

[20] Suzushima H，Wada N，Yamasaki H. Low-dose cytarabine and aclarubicin in combination with granulocyte colony-stimulating factor for elderly patients with previously untreated acute myeloid leukemia［J］. Leukemia Research，2010，34（5）：610-614.

[21] Zhu H H，Jiang H，Huang X J，et al. Cytarabine，aclarubicin and granulocyte colony-stimulating factor regimen represents an effective and safe salvage regimen for patients with acute myeloid leukemia refractory to first course of induction chemotherapy［J］. Leukemia Lymphoma，2013，54（11）：2452-2457.

[22] Döhner H1，Estey E H，Amadori S，et al. Diagnosis and management of acute myeloid leukemia in adults：recommendations from an international expert panel，on behalf of the European Leukemia Net［J］. Blood，2010，115（3）：453-474.

[23] Zhang X，Li Y，Zhang Y，et al. Etoposide in combination with low-dose CAG（cytarabine，aclarubicin，G-CSF）for the treatment of relapsed or refractory acute myeloid leukemia：a multicenter，randomized control trial in southwest China［J］. Leukemia Research，2013，37（6）：657-664.